Pr David Khayat

Caroline Rostang

Avec la collaboration de

Nathalie Hutter-Lardeau

Les Recettes gourmandes du Vrai Régime anticancer

Odile Jacob

Sommaire

Autour de l'ail et de l'oignon

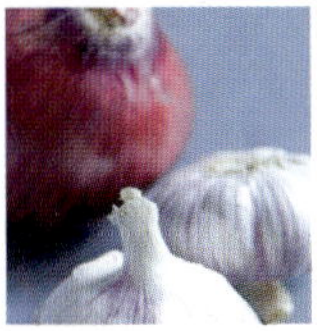

130

Autour de la quercétine

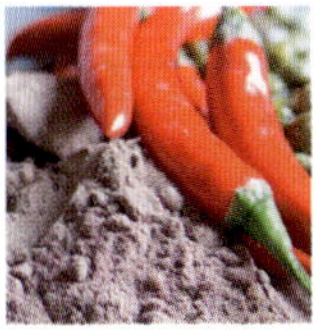

168

Autour des graines, fibres et algues

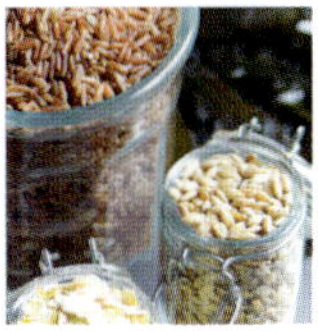

198

Autour des shots et des boissons

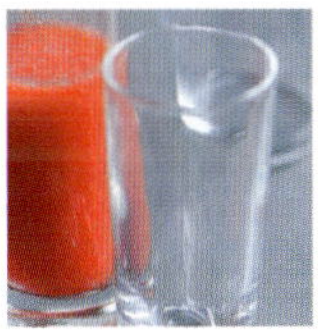

232

En pratique 247

Avant-propos

Au moment où je prenais la plume et me décidais à écrire Le Vrai Régime anticancer, *je ne me doutais pas que ce livre aurait un retentissement aussi important, ni même du succès mondial qu'il a occasionné. Je ne m'en doutais pas car j'avais oublié de tenir compte de deux éléments qui sont apparus évidents aux yeux de tous ceux qui ont acheté ce livre et se sont mis à le lire.*

La première de ces évidences est que le cancer, décidément, n'arrive pas à devenir une maladie comme les autres. Il fait peur, et cette peur se renforce chaque jour au contact de tous ces proches, ces parents, ces amis, ces relations professionnelles ou même, plus généralement, de toutes ces personnalités publiques dont on annonce régulièrement la mort par cancer.

La deuxième raison est plus subjective. Elle tient à ce sentiment insidieux qui, subrepticement, tend à nous conditionner chaque jour un peu plus dans nos comportements alimentaires. Ce sentiment, c'est que la santé est dans notre assiette. En d'autres termes : ce que nous mangeons peut nous rendre malades car, nous sommes, au total, un peu ce que nous mangeons !

De la qualité des aliments, de leur équilibre, des poisons qu'ils contiennent éventuellement dépendront quelque part, bien sûr, la qualité, la solidité, la résistance aux processus de cancérisation de nos cellules. Mais tout autant de leurs mélanges, de la façon dont ils ont été cuisinés ou fabriqués. Tout cela aussi va jouer un rôle et être éventuellement responsable de notre risque, augmenté ou diminué, de développer un jour un cancer. Ou, plus important encore à mes yeux, de protéger ou non nos enfants de cette terrible maladie.

Plus encore, et c'est sans doute l'une des originalités de notre propos, tout va dépendre de la façon dont vous allez digérer ces aliments. Et là, la preuve est faite et saute aux yeux de tous : nous ne sommes pas égaux par rapport à l'alimentation. Pour un même apport calorique, certains vont grossir, d'autres pas. Certains vont digérer les épices ou le lait frais, d'autres non.

Et comme, à l'évidence aussi, nous ne sommes pas tous égaux face au cancer (sur 7 fumeurs, 1 développera un cancer du poumon, et 6 non, par exemple), pourquoi voudrait-on vous faire croire qu'il existerait un régime universel, valable pour tous les hommes et les femmes, les fumeurs et les non-fumeurs, les jeunes et les plus âgés et qui serait capable de vous protéger du cancer ? Cela est faux, archifaux, et c'est faire insulte au bon sens que de l'affirmer. Chaque type d'individu a des risques différents de développer un cancer. Chaque personne dispose d'un capital enzymatique qui va conditionner le devenir des aliments qu'il consomme et donc, quelque part, son risque personnel de cancer.

J'ai écrit ce nouveau livre, Les Recettes gourmandes du Vrai Régime anticancer, pour vous donner les moyens de mettre en pratique, chaque jour, ce véritable régime anticancer, une stratégie alimentaire personnalisée pour prévenir autant que possible cette terrible maladie qu'est le cancer. J'ai essayé de le faire de manière simple, compréhensible par tous les lecteurs. Étant moi-même cancérologue, travaillant depuis *trente ans auprès des malades, et parvenant avec plus ou moins de chance à me battre aux côtés de tant de patients cancéreux, j'ai été confronté à tant d'échecs, de souffrances et de désespoir – mon but est de donner enfin sa chance à la prévention. Parvenir à éviter cette terrible maladie qu'est le cancer sera certainement le meilleur moyen de la faire disparaître et enfin, grâce à cela, de ne plus la laisser nous priver de tout ceux que nous aimons.*

Alors, voilà ! Prévenir, autant que cela est possible, le risque de développer un cancer en veillant à notre alimentation est bien un objectif légitime et accessible. Veillez à éviter de donner à nos enfants des repas potentiellement à risque, mieux leur apprendre ce qui est bon et ce qui l'est moins pour que, plus tard, ils soient plus à même de préparer une cuisine « santé », c'est protéger nos enfants et nos petits-enfants.

Faut-il pour autant se priver du plaisir de manger de « bons plats » ? Doit-on nécessairement, dès lors que l'on parle de recettes « santé », ne manger que des plats qui n'en sont pas et se priver d'une saine gourmandise ? La souffrance dans l'alimentation serait-elle obligatoire dès qu'il s'agit de vivre plus vieux ou d'éviter telle grave maladie ? Cette souffrance, cette privation de plaisirs serait-elle rédemptrice ? Non, pas du tout ! Rien de tout cela n'est vrai !

Avec mon amie Caroline Rostang, jeune mère de famille et qui, par un atavisme évident (elle est la fille d'un grand chef parisien), cuisine à merveille, nous avons décidé de vous prouver le contraire. On peut manger anticancer en se régalant. On peut le faire aussi sans que ce soit compliqué, ni cher !

Avec le souci permanent d'être simple, à la fois dans les recettes, dans la recherche des bons produits ou même dans les gestes à accomplir, nos 102 recettes gourmandes du vrai régime anticancer sont accessibles à tous, même aux cuisiniers débutants.

Surtout, vous le verrez en pratiquant vous-même ces recettes, comme je l'ai fait moi-même tout au long de la préparation de cet ouvrage, vous allez vous régaler et régaler vos enfants.

Alors, bon appétit et très bonne santé!!

Professeur David Khayat

Introduction

Le cancer est devenu en France la première cause de mortalité. Un homme sur deux, une femme sur trois en Europe sont ou seront touchés par le cancer dans leur vie. Toutes les deux ou trois minutes, un nouveau cas de cancer est diagnostiqué en France. Des milliers de morts, des centaines de milliers. Dix millions dans le monde en 2020, dans dix ans à peine, d'après l'OMS.

Et, avec les années qui passent, ces morts ne sont plus anonymes, ils prennent le visage de gens aimés, nos pères, nos mères, nos femmes, nos amis, nos héros... et ces visages qui disparaissent chaque jour davantage nous font peur, nous angoissent et nous incitent à chercher à comprendre ce qu'est un cancer, d'où il vient, ce qui le provoque, comment il fait pour être aussi difficile à vaincre.

Avec 350 000 nouveaux cas chaque année et 150 000 morts, c'est véritablement un fléau grave contre lequel il convient de lutter par tous les moyens. Parmi ces moyens, il y a la prévention. Et pour pouvoir prévenir le cancer, il faut d'abord savoir à quoi il est dû. On sait aujourd'hui qu'environ 30 % des tumeurs malignes dans notre pays sont dues au tabac. Donc, premier élément : essayer d'arrêter de fumer. Deuxième cause de cancer : les hormones (30 %). Les hormones naturelles : les œstrogènes chez la femme, la testostérone chez l'homme, sont responsables des cancers dits hormono-dépendants, qu'il s'agisse des cancers du sein chez la femme ou des cancers de la prostate chez l'homme. Les 40 % de causes de cancers restants vont être divisées en deux : d'une part 20 % pour à la fois les causes héréditaires, les maladies infectieuses, comme les cancers de l'estomac, du col de l'utérus ou du foie, par exemple, les rayonnements ionisants, comme pour le mélanome, la pollution ; et, d'autre part, 20 % pour l'alimentation. Donc, parler d'alimentation, parler des liens entre l'alimentation et le cancer, c'est réellement important, c'est parler finalement de 20 % des cancers.

Prévenir le cancer par notre alimentation

Si 20 % des cancers sont dus à l'alimentation, il est clair que travailler sur l'alimentation pour essayer de prévenir le cancer est important. Mais on a du mal à comprendre comment le fait de manger certains aliments comme une orange, un steak, des frites, une salade... peut réellement produire un effet cancérigène, c'est-à-dire la transformation maligne d'une cellule à l'intérieur de notre corps.

Ce concept, loin d'être infondé, trouve de plus en plus de preuves scientifiques qui viennent, en corollaire, en consolider la pertinence. En effet, expliqué tout simplement, le cancer c'est une cellule, sur 1 million de milliards (10^{15}) de cellules qui constituent le corps humain, qui, un jour, pour des raisons que j'explique un peu dans *Le Vrai Régime anticancer*, mais plus encore dans le précédent, *Les Chemins de l'espoir,* aux éditions Odile Jacob, devient maligne, et se met à proliférer à l'infini jusqu'à constituer une tumeur et progressivement envahir le corps du malade.

Or, chaque jour de notre vie, de la plus petite enfance jusqu'au moment de rendre l'âme, chacun d'entre nous fabrique environ 70 millions de nouvelles cellules. Des cellules neuves fabriquées pour remplacer les cellules qui, vieillies ou abîmées, sont détruites à chaque instant dans notre corps. Le risque, bien sûr, est qu'un jour, sans le vouloir, nous fabriquions une nouvelle cellule défectueuse, fragile, susceptible donc de devenir maligne et d'entraîner l'apparition d'un cancer. Une cellule, un jour, sur 70 millions de nouvelles cellules ! Avouez que le risque est loin d'être mince...

Mais posez-vous la question : avec quoi, avec quels matériaux fabriquons-nous ces 70 millions de nouvelles cellules chaque jour ? Simplement avec ce que nous mangeons quotidiennement : les protéines, les glucides, les lipides, les vitamines et les oligo-éléments, les minéraux, etc. contenus dans les aliments.

Une science en développement

La science qui travaille sur ces liens entre alimentation et cancer s'appelle la « nutrigénomique ». C'est une science jeune, qui n'a malheureusement, pour l'instant, pas donné toutes les clés qui nous permettraient de bien comprendre les liens entre alimentation et cancer. Il y en a pour autant un, qui est assez évident : la cellule, lorsqu'elle respire, provoque l'apparition de radicaux libres. Ces radicaux oxygénés sont extrêmement caustiques et

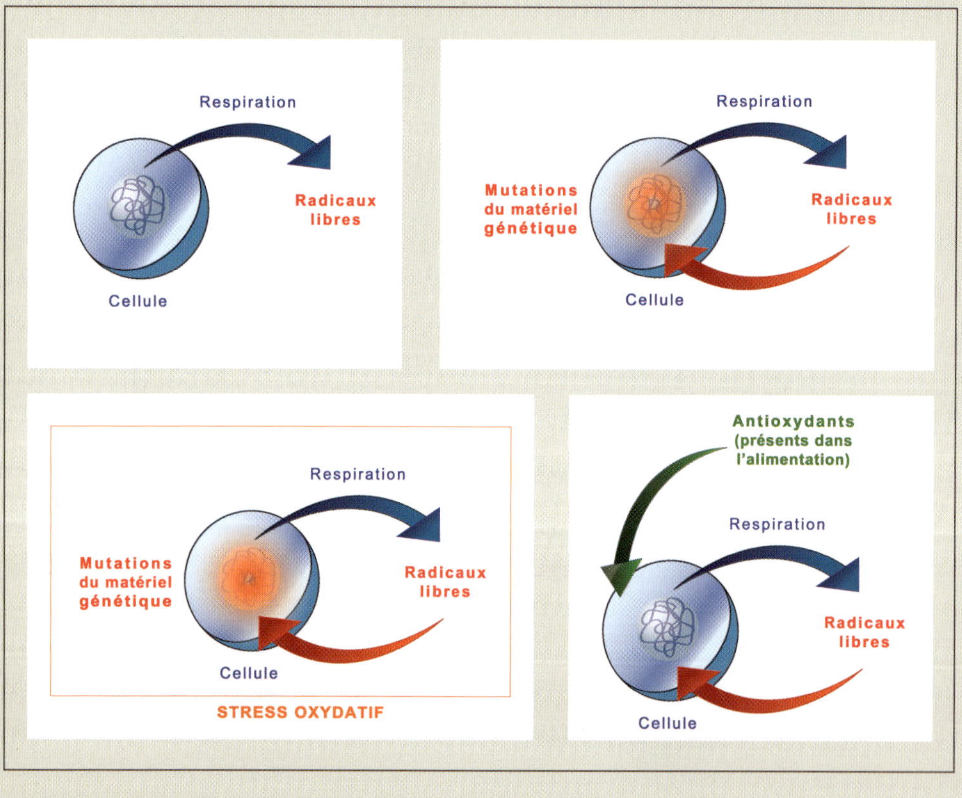

capables d'altérer la qualité du patrimoine génétique, en provoquant des réactions chimiques qui vont modifier réellement ce matériel génétique, les chromosomes, et provoquer ce que l'on appelle des mutations. Il est donc extrêmement important, face à ce phénomène que l'on appelle communément le « stress oxydatif », d'avoir des antioxydants pour essayer de réparer ces mutations, ces lésions sur notre patrimoine génétique. Or on trouve ces antioxydants essentiellement dans l'alimentation. Nous avons donc là un lien apparemment clair, intéressant, logique entre ce que nous mangeons et le risque que nous développions, par ce que nous mangeons, un cancer.

Tous différents

On peut donc travailler sur l'alimentation pour essayer de prévenir le cancer, mais ce n'est pas simple. Nous ne sommes pas tous égaux par rapport au risque de cancer : en France, par exemple, pour 1 femme qui développera un cancer du sein, 7 y échapperont. De même, nous ne sommes pas tous égaux par rapport à l'alimentation : si nous mangeons, vous et moi la même chose, peut-être que je vais grossir et vous pas ; si nous mangeons un plat épicé ou un grand bol de lait, peut-être que l'un d'entre nous va le digérer, l'autre pas. Dans ces conditions, il serait illusoire de penser que nous pourrions être égaux face à « alimentation et cancer ». Nous atteignons là un degré de complexité qui est considérable et qui fait qu'il n'y a pas *un seul régime anticancer*, mais *des attitudes alimentaires* qui peuvent contribuer à diminuer notre risque de cancer et qui vont être éminemment variables selon les individus.

À chacun son attitude

Il y a, par exemple, des bonnes attitudes à adopter pour les femmes jeunes, dont le corps est bourré d'hormones femelles, et il y a des attitudes qui vont être probablement différentes pour les femmes plus âgées, des attitudes plus adaptées pour les hommes, des attitudes pour les fumeurs et des attitudes autres pour les non-fumeurs. Il n'y a pas un régime universel, un régime miracle qui permettrait à tous les individus de réduire leurs risques de cancer.

Par ailleurs, il est important de penser que ce que nous mangeons ne concerne pas seulement la nature des aliments. La question n'est pas uniquement de savoir s'il vaut mieux manger une pomme ou une poire. L'origine des produits a également son importance. Par exemple, sur la viande, on constate que 100 grammes de bifteck français, c'est 145 calories et 4 grammes de lipides, alors que 100 grammes de bifteck américain, en moyenne, c'est 295 calories (le double) et 24 grammes de lipides ! Ainsi, l'origine du produit va jouer sur sa valeur en matière de prévention ou, au contraire, d'augmentation de risque de cancer.

Il faut enfin tenir compte du mode de préparation. On sait aujourd'hui, notamment, que la préparation des aliments dans un wok, ustensile qui permet de monter à des températures considérables de l'ordre de 300 °C, alors qu'une poêle plate monte à des températures d'environ 120 °C, va provoquer, avec certains aliments, l'apparition d'amines aromatiques, d'hydrocarbures polycycliques, qui sont des produits hautement cancérigènes.

Différents facteurs entrent donc en ligne de compte : qui nous sommes, le patrimoine génétique que nous avons, comment nous digérons les aliments, mais également la nature des aliments, leur origine et leur mode de préparation.

Aliments bénéfiques et aliments à risque

Toutes ces informations sur les liens entre alimentation et cancer sont développées dans mon précédent livre, *Le Vrai Régime anticancer*, publié chez Odile Jacob. Mais prenons quelques exemples pour illustrer notre propos...

Le poisson : est-il cet aliment miracle qui protège de tout ?

Selon l'Anses, l'Agence nationale de sécurité sanitaire alimentation environnement travail, ce n'est pas le cas. Si vous allez sur le site de l'Asens, vous verrez qu'en fait, en France, un certain nombre des poissons que nous mangeons sont hautement contaminés. Il s'agit de ceux qui sont au sommet de la chaîne alimentaire, comme le flétan, l'espadon, le siki, le thon rouge et le saumon, qu'il soit d'ailleurs d'élevage ou sauvage. Ces poissons contiennent des métaux lourds dans des concentrations considérables qui, parfois, dépassent même le seuil de définition des gisements miniers. Les saumons, par exemple, sont responsables en France de 70 % de la contamination de nos concitoyens par ce que l'on appelle les POP, les polluants organiques persistants, des substances organiques hautement cancérigènes comme le pyralène ou la dioxine, qui, lorsqu'ils pénètrent dans le corps, y restent ensuite pendant quinze à vingt ans, provoquant leur effet cancérigène. Mais heureusement, il existe aussi des espèces de poissons généralement plus faiblement contaminés par ces métaux lourds ou ces POP et qui ne présentent donc pas de risque.

La viande : pourquoi l'a-t-on diabolisée ?

En réalité, aucune étude n'a jamais démontré de façon claire et évidente que la consommation de viande rouge raisonnable entraînait une augmentation du risque de cancer, notamment de cancer du côlon. La viande rouge, notamment lorsqu'elle est mangée peu cuite, ce qui est la tradition dans notre pays, n'entraîne en réalité aucune augmentation du risque de cancer du côlon.

Le vin : quelle consommation s'autoriser ?

Toutes les études (il y en a une vingtaine) qui travaillent sur le risque lié à la consommation modérée de vin montrent qu'en réalité il n'y a pas d'augmentation du risque de cancer de la cavité buccale. Consommer en moyenne 2 verres de vin par jour pour les femmes et 3 verres pour les hommes reste une consommation qui n'entraîne aucune augmentation du risque de cancer de la bouche. D'autant que nous savons aujourd'hui que 60 à 70 % de ces cancers de la bouche sont dus en réalité à un virus d'HPV, le papillomavirus, le même virus qui donne le cancer du col de l'utérus. Concernant les autres cancers (foie, œsophage, sein ou côlon), c'est la consommation excessive de vin (équivalente à plus de 30 grammes d'éthanol pur par jour) qui peut augmenter leur risque d'apparition. Cela a d'ailleurs été montré dans les études qui ont porté sur le risque de cancer du côlon chez les adventistes du septième jour, des chrétiens, extrêmement rigoureux dans leur alimentation strictement végétarienne et dénuée d'alcool et qui ont le même risque de cancer du côlon que ceux qui boivent un peu de vin et mangent de la viande rouge.

Les dérivés du bêta-carotène (vitamine A)

Sous forme de compléments alimentaires ou présents notamment dans les carottes et les pêches, ils peuvent, à l'inverse, être dangereux. Consommés de façon importante chez les fumeurs et anciens fumeurs, ils peuvent multiplier par 3 le risque du cancer du poumon.

La vitamine E

Elle peut également avoir des conséquences graves. Une étude appelée *Select* menée aux États-Unis et portant sur 30 000 volontaires suivis pendant une dizaine d'années a montré que les hommes qui consommaient de la vitamine E, qu'on trouve notamment dans les huiles de poisson, voyaient augmenter de façon très importante (30 à 40 %) leur risque de développer un cancer de la prostate. Pour cette raison, cette étude a été arrêtée prématurément.

Les bons produits

Il y a en revanche, dans la nature, de très bons produits qui peuvent aider à réduire le risque de certains cancers, comme le jus de grenade. Une très belle étude faite chez les patients opérés d'un cancer de la prostate, suivis pour dépister la rechute, a permis de montrer qu'au début de la rechute, la prise de jus de grenade en quantité importante permettait de réduire ce risque de rechute ou de retarder son arrivée.

Il y a donc dans la nature à la fois des produits qui sont très bons et qui peuvent en partie réduire le risque de cancer, et d'autres qui peuvent être dangereux et qu'il faut savoir non pas éliminer définitivement de notre alimentation, mais consommer avec modération.

Pour autant, il s'agit d'être clair : encore une fois, il n'y a pas de régime miracle, il n'y a pas de régime universel. En utilisant les recettes de ce livre, vous ne réduirez votre risque de cancer probablement que de quelques petits pour cent. Mais quelques petits pour cent par rapport à une maladie de ce type, c'est toujours bon à prendre !

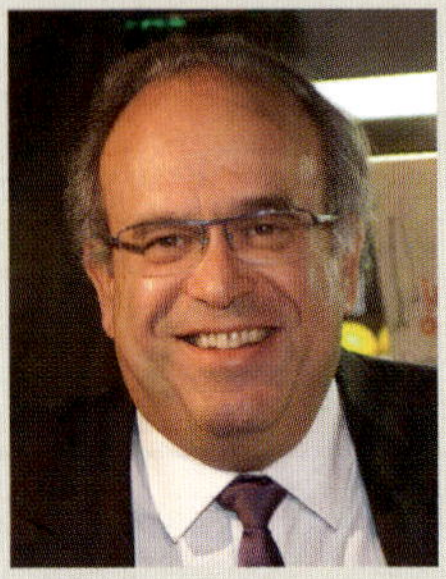

Les règles d'or pour réduire le risque de cancer

Avant de choisir les recettes qui vous feront plaisir, n'oubliez pas quelques règles simples et quelques gestes utiles.

D'une manière générale

■ **Ne fumez pas** : n'oubliez pas que le tabac est cancérigène dès la première cigarette.

■ **Diversifiez votre alimentation :** ne vous privez de rien. Il peut y avoir des dangers à consommer trop régulièrement et en trop grande quantité certains produits potentiellement cancérigènes.

■ **Adaptez votre bilan énergétique :** augmentez votre activité physique et réduisez votre apport de calories. Ne grignotez pas entre les repas.

■ **Faites du sport.**

En cuisine

■ **Diversifiez les modes de cuisson :** les cuissons à la vapeur ou mijotées sont bien meilleures pour la santé.

■ **Consommez de préférence des produits artisanaux, du terroir, issus d'une agriculture raisonnée** : préférez toujours des produits avec le moins de pesticides possible.

■ **Lavez soigneusement** fruits et légumes, et même avec un peu de savon, avant de les rincer.

■ **Épluchez** fruits et légumes, impérativement choux et salades.

■ **Videz le sang** de la viande avant de la faire cuire. Et même si cela peut surprendre, passez-la sous l'eau avant de la préparer.

■ **Ne mangez pas** la peau de la volaille chaque fois que vous en consommez.

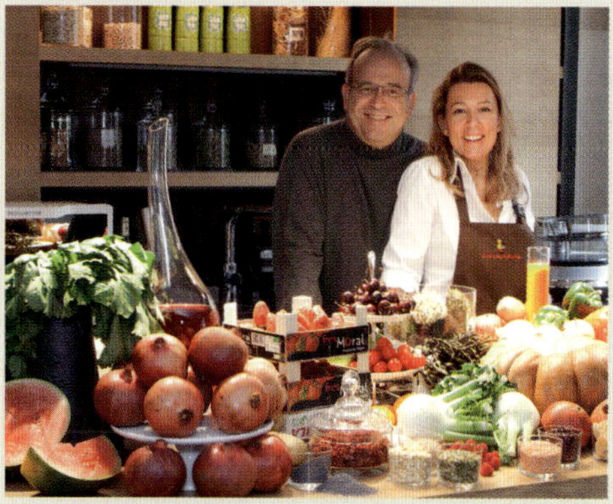

Les cuissons anticancer

La cuisson est pour un aliment le passage de l'état cru à l'état cuit. Ce phénomène modifie son aspect extérieur, voire sa couleur, sa texture et sa saveur, faisant naître des arômes qui éveillent les papilles.

Pour les cuissons anticancer, il faut retenir 3 principes importants :

- Vider au maximum le sang des viandes avant de les cuire, par la technique du dégorgement.
- Cuisiner avec peu de matières grasses, pour la quantité de calories qu'elles apportent, et aussi parce que les matières grasses cuites sont nocives pour l'organisme.
- Éviter les grillades et le barbecue car la flamme transforme les graisses animales en benzopyrène, une substance cancérigène !

Petit glossaire des cuissons

Dégorger : c'est éliminer l'eau de végétation de certains légumes qui ne sont pas toujours digestes (par exemples les concombres, les cornichons, les aubergines) en les saupoudrant de sel ou de sucre avant de les cuisiner.

C'est assaisonner les viandes avant cuisson également pour les vider d'une partie de leur sang (surtout pour les viandes rouges). Cela peut ôter un peu de sa saveur à la viande, mais ce geste est nécessaire pour une cuisine anticancer.

C'est également éliminer les impuretés et le sang d'une viande, en utilisant de l'eau froide acidulée au vinaigre ou au citron ou de l'eau courante. L'opération consiste à faire tremper la viande dans ce liquide et à changer l'eau jusqu'à ce qu'elle soit claire !

Blanchir : c'est plonger quelques instants dans l'eau bouillante, salée ou non, certains aliments pour en éliminer l'acidité et l'âcreté : ail, oignon, choux, etc. ; pour pouvoir les peler plus rapidement (tomates, pêches) ; pour en supprimer l'excès de sel.

Mouiller : c'est verser une quantité de liquide (eau, lait, bouillon, alcool) sur une préparation pour prolonger une cuisson ; pour la parfumer ; pour la réhydrater en la parfumant (baba, génoise) ; pour assouplir une cuisson.

Les cuissons préconisées pour une cuisine anticancer

Le cru : permet de conserver toutes les vitamines et nutriments aux aliments !

Pocher : cuire doucement un aliment par une immersion dans un liquide frémissant ou bouillant.

Cuisson vapeur : procédé de cuisson où les aliments ne sont pas cuits par la chaleur directe du feu mais par celle de la vapeur produite par un liquide bouillant – eau ou bouillon.

Cuisson en papillote : on enferme hermétiquement l'aliment choisi dans une feuille de papier sulfurisé, huilé en pinçant les bords pour qu'il n'y ait pas de déperdition de chaleur. Au moment de l'ouverture, les parfums contenus dans la papillote sont concentrés et exacerbés.

Cuisson à l'étouffée : c'est un peu le même principe que la papillote. Les aliments sont enfermés dans une cocotte fermée et cuits à petit feu avec leur eau de végétation. À l'intérieur du récipient, la vapeur provient de l'eau des aliments, elle se condense au contact du couvercle en fines gouttelettes qui retombent au fond où elles s'évaporent à nouveau. La température de cuisson ne dépasse pas 100 °C. Cette technique préserve les qualités nutritives des produits, puisque la cuisson est douce et régulière. Cette cuisson est conseillée pour les grosses pièces qui risqueraient de se dessécher, si elles étaient rôties au four.

Cuisson en croûte de sel : c'est aussi une variante de la cuisson à l'étouffée, la vapeur d'eau contenue dans l'aliment enfermé dans une croûte de sel permet la cuisson sans adjonction d'autres parfums et sans aucune perte d'arôme.

Le braisage : on fait colorer l'aliment dans un peu de matière grasse pour le saisir, puis on ajoute une garniture aromatique (carottes, céleri, oignon, ail) et un liquide de mouillement (eau, bouillon, vin) plus ou moins abondant. Puis on cuit longtemps et doucement en arrosant régulièrement afin de faire l'échange entre les différents éléments aromatiques contenus dans le plat de cuisson, cocotte, faitout, plaque à rôtir.

Rôtir ou poêler : opération qui consiste à cuire rapidement une viande ou des légumes avec peu de matière grasse. L'aliment cuisant rapidement, il conserve tous ses arômes et ses vitamines.

Astuce anticancer : pour les viandes rouges, penser à appuyer sur la viande après cuisson afin de libérer le sang qui y reste encore.

Friture : cette méthode de cuisson est en général à proscrire dans le cadre d'une cuisine anticancer, car la matière grasse est absorbée par les aliments frits ; d'où une méthode de cuisson très, très riche en calories. Cependant pour les inconditionnels des frites et beignets, il existe aujourd'hui dans le commerce des appareils vendus par différents fabricants, type « Actifry », qui permettent de faire 1 kilo de frites avec une seule cuillerée d'huile. La magie de la technologie au service de notre alimentation.

Bon appétit!

Vos nutriments anticancer*

Principe actif	Source naturelle
Thé vert (polyphénols, EGCG)	Thé vert (*Camellia sinensis*).
Curcuma	Poudre de curcuma (*Curcuma longa*).
Lutéoline	Artichaut, brocoli, céleri, chou, épinards, poivron vert, feuilles de grenade, menthe poivrée, tamarin et chou-fleur.
Resvératrol	Vin rouge, raisin (surtout dans la peau), mûrier, arachides, vignes, pins.
Génistéine	Soja et produits issus du soja, trèfle rouge (*Trifolium pretense*), pistaches de Sicile (*Pistachia vera*).
Grenade	Grenade, jus de grenade, pépins de grenade et huile de pépins de grenade (*Punica granatum*).
Lycopène	Tomate, goyave, églantine, pastèque, papaye, abricot et pamplemousse rose. Abondant surtout dans les tomates rouges et dans les produits préparés à base de tomates.
Acide ellagique	Jus de grenade et huile de pépins de grenade, différentes noix, chèvrefeuille vert (*Lonicera caerulea*), fraises et autres baies, écorce d'Arjun (*Terminalia arjuna*), feuilles et fruits de *T. bellerica* et écorce, feuilles et fruits de *T. muelleri.*
Lupéol	Mangue, olive, figue, fraise, raisin rouge.
Acide bétulinique	Largement répandu dans le règne végétal. Les sources les plus abondantes sont *Betula spp* (bouleau), *Ziziphus spp*, *Syzigium* spp, *Diospyros spp*, et *Paeonia spp.*
Ginkgolide B	Ginkgo biloba.

* Sources et mécanismes d'action des différents composants naturels promoteurs, Ruhul Amin A. R. M., Kucuk O., Khuri F. R., Shin D. M., « Perspectives for cancer prevention with natural compounds », *Journal of Clinical Oncology*, 2009, 27, 18.

Mécanisme d'action	Activité sur les cancers de...
Antioxydant, antimutagène, antiprolifération, anti-inflammation, antiangiogenèse, immuno-modulation.	Peau, poumon, cavité orale, tête et cou, œsophage, estomac, foie, pancréas, intestin grêle, côlon, vessie, prostate, glande mammaire.
Antioxydant, antiprolifération, anti-inflammation, antiangiogenèse, immuno-modulation.	Peau, poumon, cavité orale, tête et cou, œsophage, estomac, foie, pancréas, intestin grêle, côlon, vessie, prostate, glande mammaire, lymphome, voile du palais, col de l'utérus.
Anti-inflammation, antiallergie, antiprolifération, antioxydant.	Ovaire, estomac, foie, côlon, sein, bouche, adénocarcinome de l'œsophage, prostate, poumon, nasopharynx, col de l'utérus, leucémie, peau et pancréas.
Antioxydant, antiprolifération, antiangiogenèse, anti-inflammation.	Ovaire, sein, prostate, foie, utérus, leucémie, poumon, estomac.
Antioxydant, antiprolifération, antiangiogenèse, anti-inflammation.	Prostate, sein, peau, côlon, estomac, foie, ovaire, pancréas, œsophage, tête et cou.
Antioxydant, antiprolifération, antiangiogenèse, anti-inflammation.	Prostate, peau, sein, poumon, côlon, bouche, leucémie.
Antioxydant, antiprolifération, antiangiogenèse, anti-inflammation, immuno-modulation.	Prostate, poumon, sein, estomac, foie, pancréas, cancer colorectal, tête et cou, peau.
Antioxydant, antiprolifération, anti-inflammation.	Neuroblastome, peau, pancréas, sein, prostate, côlon, intestin, œsophage, vessie, bouche, leucémie, foie.
Antioxydant, antimutagenèse, anti-inflammation, antiprolifération.	Peau, poumon, leucémie, pancréas, prostate, côlon, foie, tête et cou.
Anti-inflammation, apoptose, immuno-modulation.	Peau, ovaire, côlon, cerveau, carcinome cellulaire du rein, utérus, prostate, leucémie, poumon, sein, tête et cou.
Antioxydant, antiangiogenèse.	Ovaire, sein, cerveau.

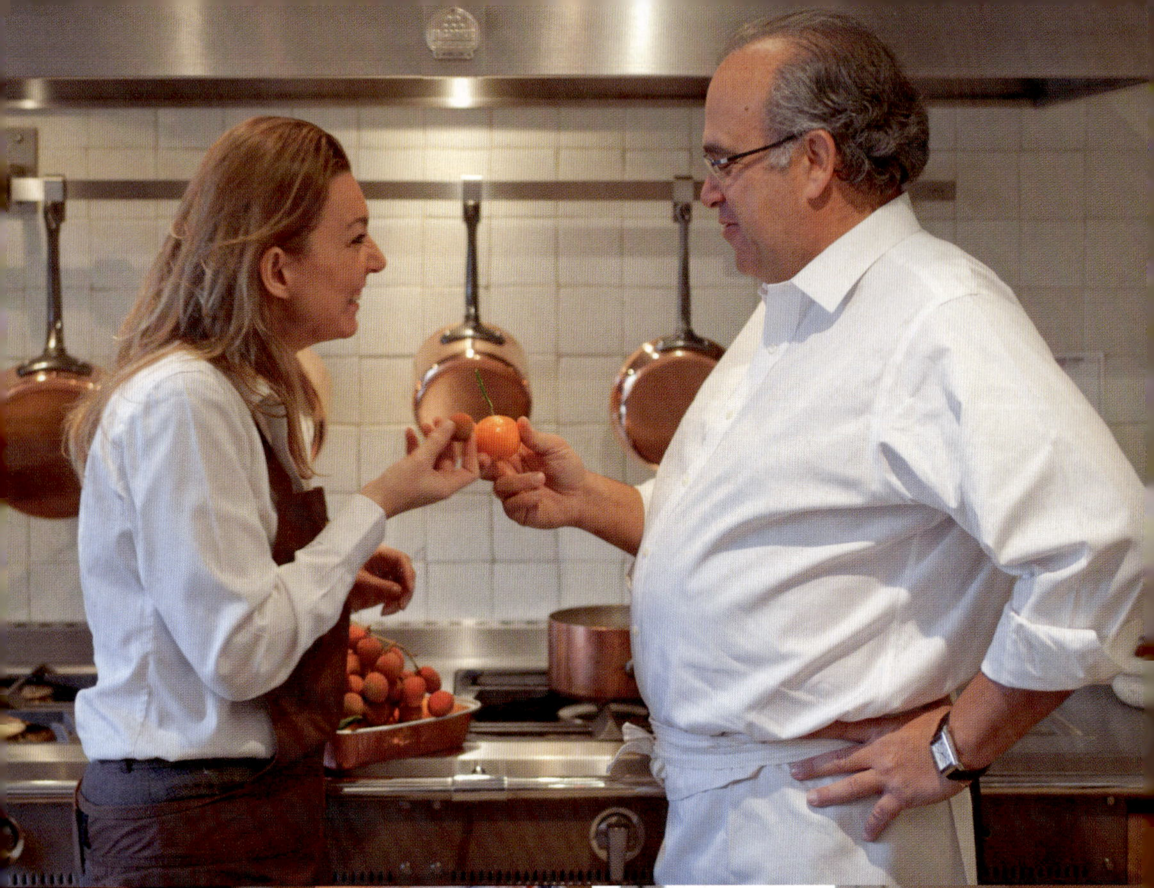
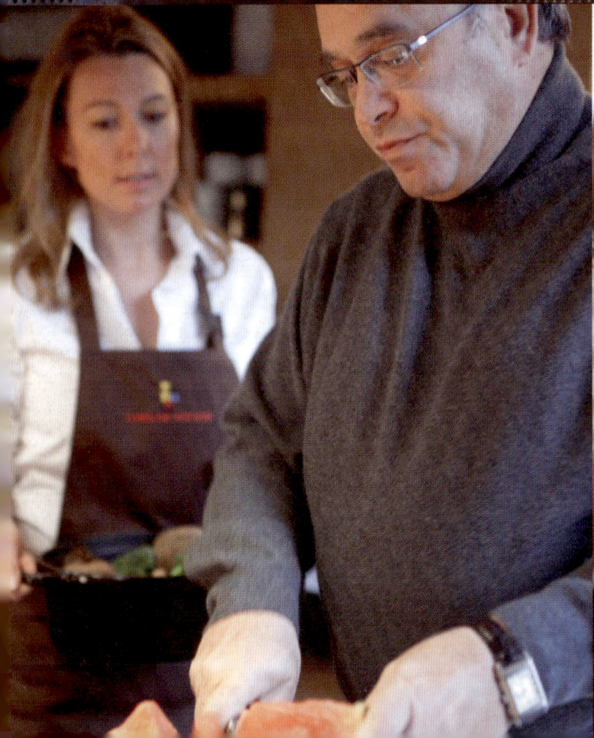
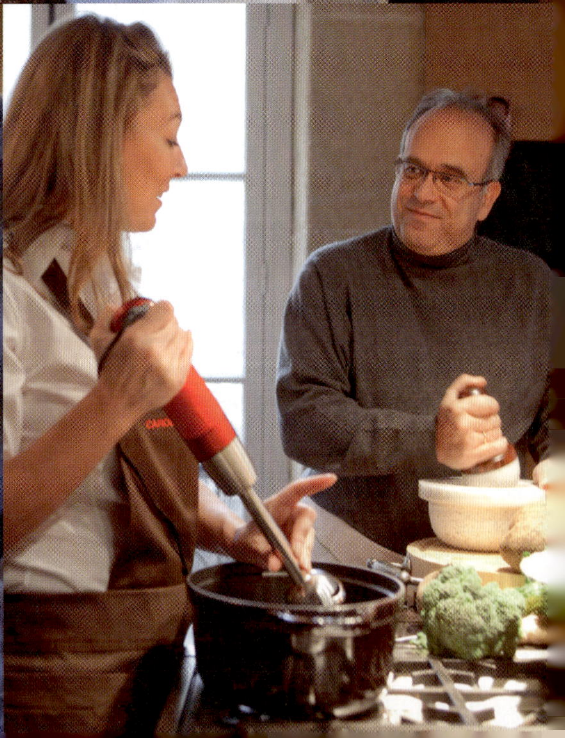

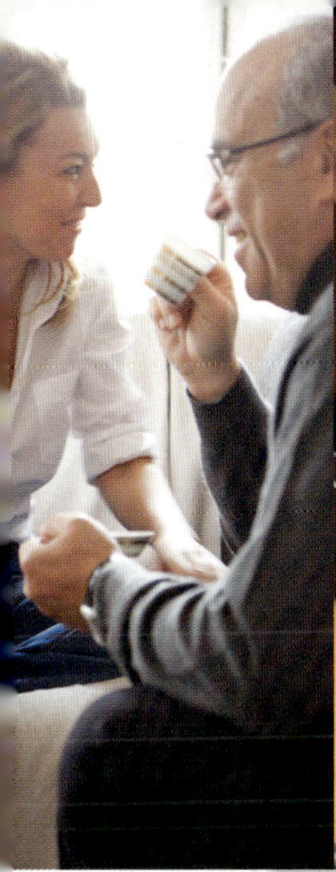
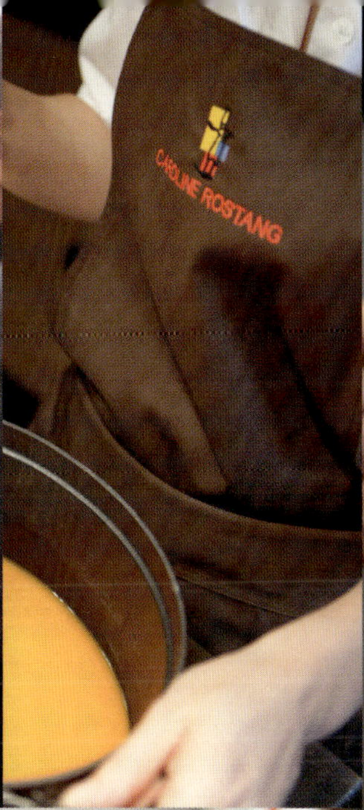
CAROLINE ROSTANG
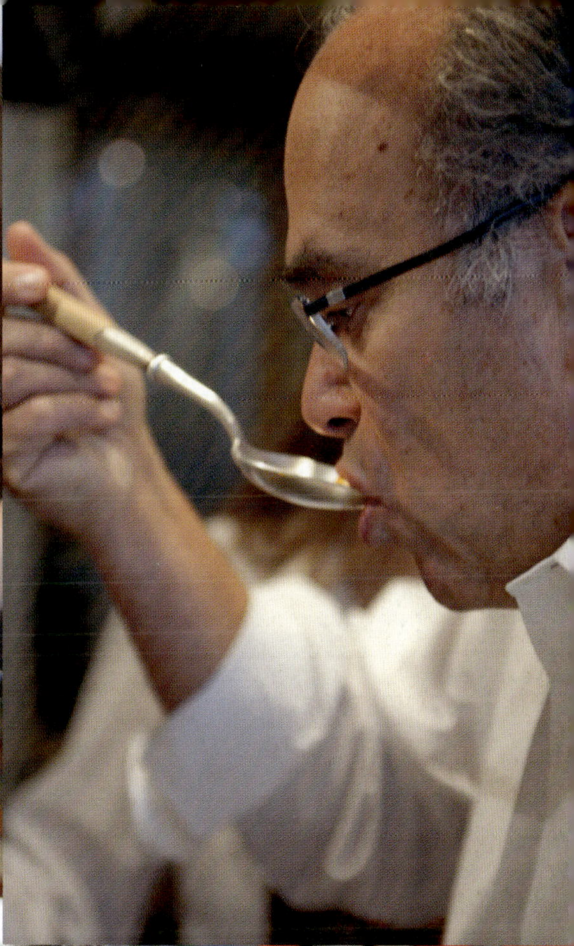
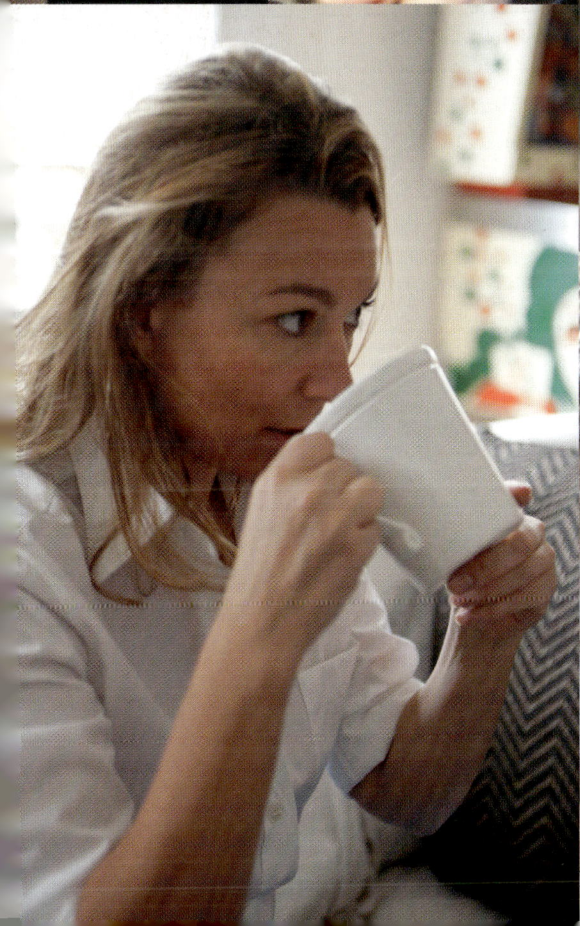
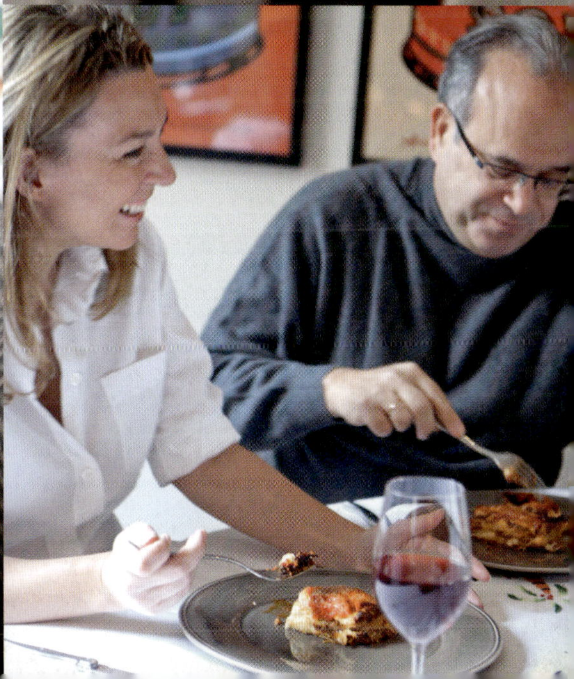

les recettes anticancer

Les recettes de ce livre ont été créées en fonction des huit principaux aliments anticancer. Les pictogrammes ci-dessous précisent la nature des recettes et comment vous pourrez les intégrer à vos repas.

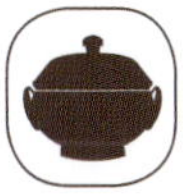 Soupe

 Entrée

 Plat végétarien

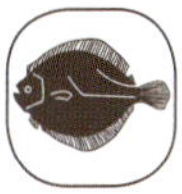 Plat de poisson

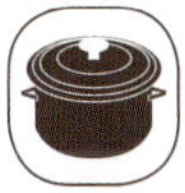 Plat de viande

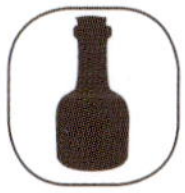 Condiment

 Dessert

 Shots et boissons

La valeur nutritionnelle ainsi que l'apport en lipides, glucides et protéines est donné pour chaque recette sous la forme suivante :

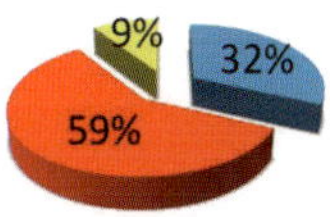

VN : 168 kcal/p.

VN = valeur nutritionnelle, en kilocalories par portion

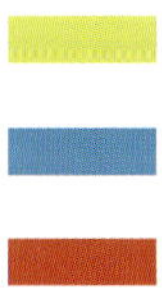

lipides

glucides

protéines

autour de la grenade

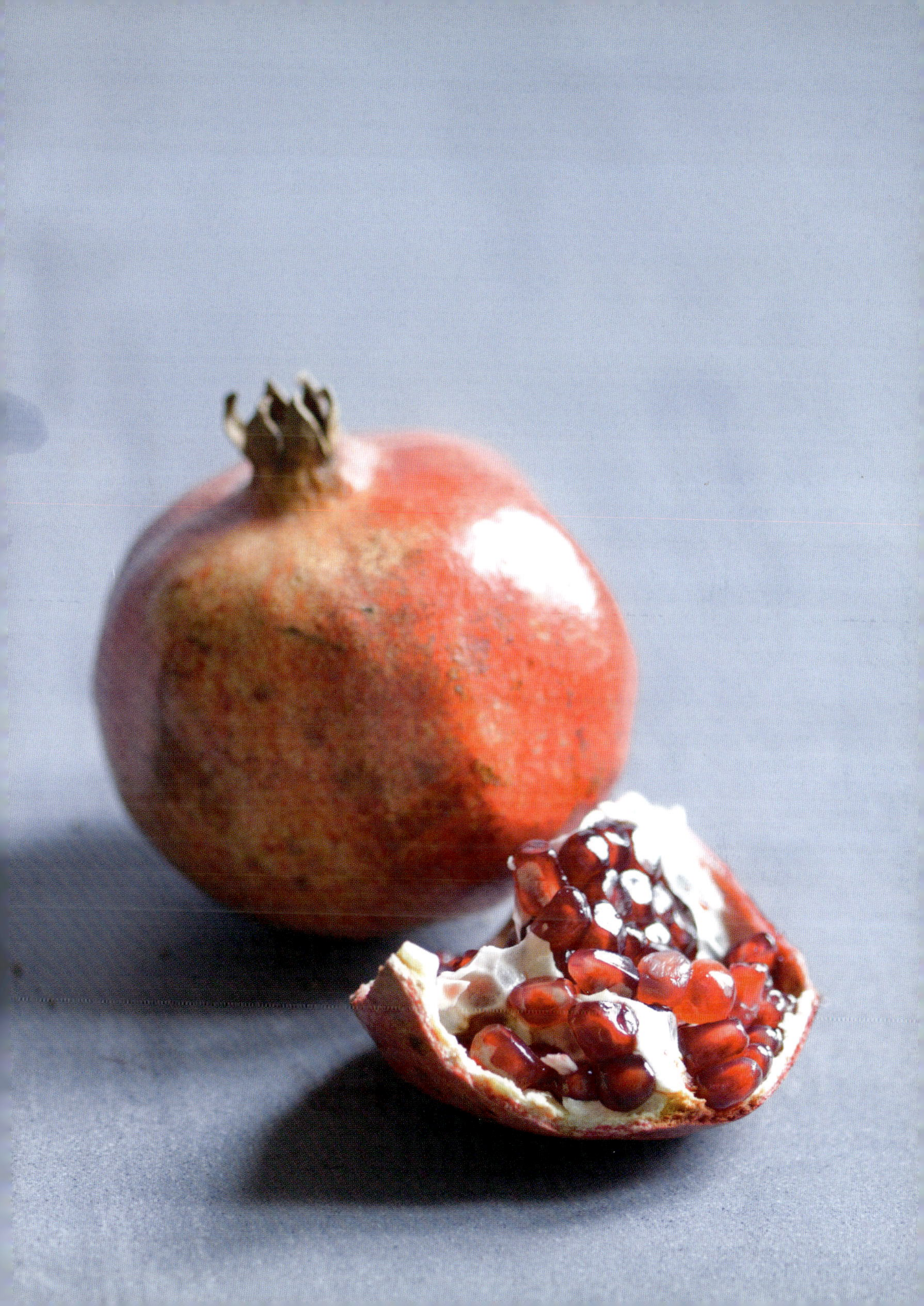

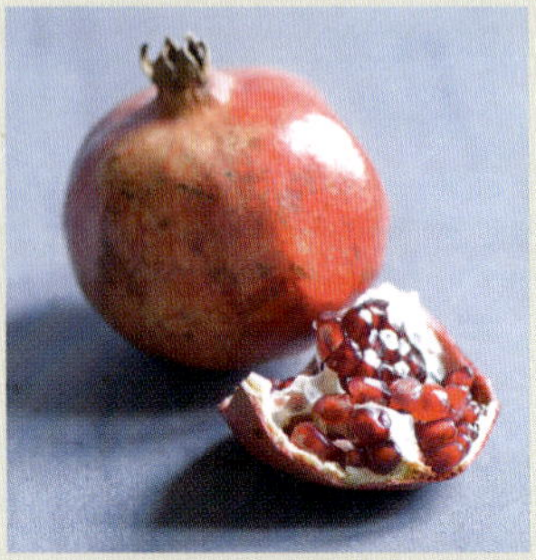

Les bienfaits de la grenade

La grenade (appelée aussi pomme-grenade et *pomegranate* en anglais) appartient à la famille des puninacées. Son nom scientifique, *Punica granatum*, du latin *granatus*, signifie « abondant en grains ». C'est une baie composée de multiples pépins entourés de la pulpe rouge caractéristique : les arilles.

Provenant du Moyen-Orient et plus précisément d'Iran, la grenade a été l'un des premiers fruits cultivé dans cette région, il y a 5 000 à 6 000 ans. Elle présentait l'énorme avantage pour les voyageurs de se conserver longtemps grâce à son épaisse écorce, sans risque d'altération au cours du transport. Sa pulpe riche en eau permettait également de se réhydrater. Ces multiples avantages expliquent qu'elle se soit rapidement répandue vers l'est (Afghanistan, Inde et Chine) et vers l'ouest (Égypte). Aujourd'hui, elle est cultivée dans les régions tropicales et subtropicales sèches de l'Europe, de l'Afrique et de l'Asie, ainsi qu'en Amérique.

La grenade est un fruit associé à de nombreux mythes et croyances. Symbole de fertilité en Mésopotamie, elle prend ensuite du sens pour les trois grandes religions monothéistes : elle représente la nostalgie de la Terre promise pour les Hébreux en exil, la perfection divine pour les chrétiens, un antidote contre la haine et l'envie pour les musulmans. Certaines légendes disent même que le fruit cueilli par Ève dans l'arbre défendu serait une grenade, et pas une pomme !

On tirait autrefois de l'encre de la pulpe rouge des arilles, mais aujourd'hui les variétés sélectionnées ont des arilles blancs. Il existe plusieurs variétés de grenadiers qui se distinguent par l'acidité ou le caractère sucré de leurs fruits, par leur taille et par la couleur de leur écorce.

Atouts nutritionnels

La particularité de la grenade réside dans sa richesse en antioxydants (ellagitanins et anthocyanines) : son pouvoir antioxydant est trois à quatre fois supérieur à celui du vin rouge et du thé. Ces antioxydants agissent de manière synergique.

La grenade crue contient également une quantité intéressante de vitamine B6 et de vitamine C, possédant également des vertus antioxydantes (voir encadré ci-après).

Cuisiner et consommer la grenade

La grenade se trouve aujourd'hui facilement sur les marchés et dans les supermarchés. Elle peut être consommée crue, sous forme de perles croquantes dans une salade verte ou une salade de fruits, ajoutées dans un cocktail ou en décoration gourmande pour un mets délicat.

Les avantages du jus de grenade

Le jus de grenade, de préférence bio, concentre toutes les vertus bénéfiques de la grenade. En effet, son procédé de fabrication industriel permet l'extraction des tanins hydrosolubles contenus dans la peau du fruit (partie qui concentre les antioxydants). Les jus de grenade montrent donc une activité antioxydante supérieure à celle du fruit lui-même.
En revanche, la consommation du fruit cru permet de bénéficier des bienfaits de la vitamine B6, sensible à la lumière et de la vitamine C, thermosensible.

Le fruit frais se conserve quelques semaines à quelques mois. Les arilles frais se conservent un an au congélateur.

On trouve aussi en épicerie fine les arilles séchés, entiers ou en poudre, qui sont notamment utilisés dans la cuisine indienne.

À noter que le sirop de grenadine et donc le fameux diabolo grenadine sont surtout riches en sucre.

Propriétés anticancer de la grenade

La grenade est riche en puissants antioxydants : ellagitanins et anthocyanines, ces derniers la pigmentant et lui donnant sa couleur rouge. Or les antioxydants (vitamines, minéraux ou pigments) aident l'organisme à lutter contre la production de radicaux libres, à l'origine du vieillissement cellulaire et donc de certains cancers.

Les études au laboratoire montrent par ailleurs que le jus de grenade ou ses extraits pourraient ralentir la progression de certains cancers, comme ceux de la prostate, du côlon et du sein. Le jus de grenade a la plus forte activité antiproliférative sur des cellules de cancer du côlon cultivées au laboratoire, avec une inhibition de 30 à 100 %.

L'administration de jus de grenade semble retarder les récidives du cancer de la prostate : la consommation quotidienne de jus de grenade par des patients ayant été opérés d'un cancer de la prostate retarde le temps de doublement de la PSA, un marqueur de récidive présent dans le sang, à cinquante-quatre mois alors qu'il n'est que de quinze mois chez les personnes ne consommant pas de jus de grenade.

L'administration par voie orale de jus de grenade à des souris chez lesquelles on induit un cancer du poumon permet de réduire de 66 % la taille des tumeurs après huit mois de traitement en comparaison du groupe témoin qui ne recevait pas de jus de grenade (*Le Vrai Régime anticancer*, p. 188).

Autres bénéfices santé

Outre ses effets potentiels sur le cancer, les études scientifiques montrent que la consommation régulière de jus de grenade interviendrait dans la prévention des maladies cardio-vasculaires, en agissant sur les lésions d'athérosclérose, la circulation sanguine, le taux de cholestérol chez des hypercholestérolémiques, la pression sanguine chez des hypertendus. Ces propriétés sont attribuées à ses antioxydants.

Le jus de grenade pourrait également avoir un effet neuroprotecteur, notamment vis-à-vis des lésions dues aux problèmes lors de la naissance ou des signes de la maladie d'Alzheimer. Cela n'est pour l'instant observé que chez l'animal et doit encore être validé chez l'humain.

La grenade posséderait également des vertus anti-inflammatoires, antibactériennes et antivirales.

Valeurs nutritionnelles (pour 100 g)

Énergie (kcal)	74,2
Eau (g)	81
Protéines (g)	0,95
Glucides (g) Dont sucres (g)	16,2 16,2
Lipides (g)	0,3
Fibres (g)	1

Minéraux	
Sodium (mg)	3
Magnésium (mg)	3
Phosphore (mg)	8
Potassium (mg)	259
Calcium (mg)	3
Manganèse (mg)	0
Fer (mg)	0,3
Cuivre (mg)	0,07 (7 % des AJR*)
Zinc (mg)	0,12
Sélénium (µg)	0,6
Iode (µg)	0,9

Vitamines	
Bêta-carotène (µg)	20
D (µg)	0
E (mg)	0,55
C (mg)	11,4 (14,3 % des AJR*)
B1 (mg)	0,03
B2 (mg)	0,03
B3 (mg)	0,3
B5 (mg)	0,59 (9,8 % des AJR*)
B6 (mg)	0,2 (14,3 % des AJR*)
B9 (µg)	6
B12 (µg)	0

Source : Valeurs nutritionnelles base CIQUAL, grenade fraîche.
*AJR : apports journaliers recommandés.

Shot de betterave à la grenade, salade croquante de fenouil

préparation 20 min / facile / bon marché

Ingrédients pour 6 personnes : *2 betteraves cuites • 3 cuil. à soupe de jus de grenade bio • 1 cuil. à soupe de vinaigre balsamique • 5 cuil. à soupe d'huile équilibrée (p. 226) • 1 petit fenouil • le jus de 1/2 citron • 1 botte de ciboulette • 1 petit bol de glaçons • sel et poivre* ***Matériel :*** *blendeur • soupière*

■ Éplucher les betteraves et les couper en cubes. Les déposer dans le bol du blendeur avec le jus de grenade, le vinaigre balsamique, 2 cuillerées à soupe d'huile équilibrée, les glaçons, du sel et du poivre. Bien mixer : le mélange doit avoir la consistance d'un gaspacho. Goûter et rectifier l'assaisonnement. Conserver au frais.

■ Laver le fenouil et retirer la première couche. Couper le reste en fines lamelles et les assaisonner avec 3 cuillerées à soupe d'huile équilibrée, le jus de citron, du sel et du poivre.

■ Laver et sécher la ciboulette, la couper finement.

■ Servir la soupe de betterave parsemée d'un peu de salade de fenouil et de ciboulette.

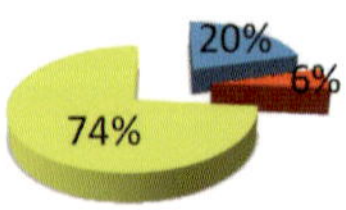

■ VN : 126 kcal/p.

Atouts nutritionnels et propriétés anticancer
Cette recette allie la douceur de la betterave au croquant du fenouil. Source de vitamine B9, elle aide à renforcer le système immunitaire.
Fenouil et betteraves apportent des fibres au rôle protecteur vis-à-vis de certains cancers.

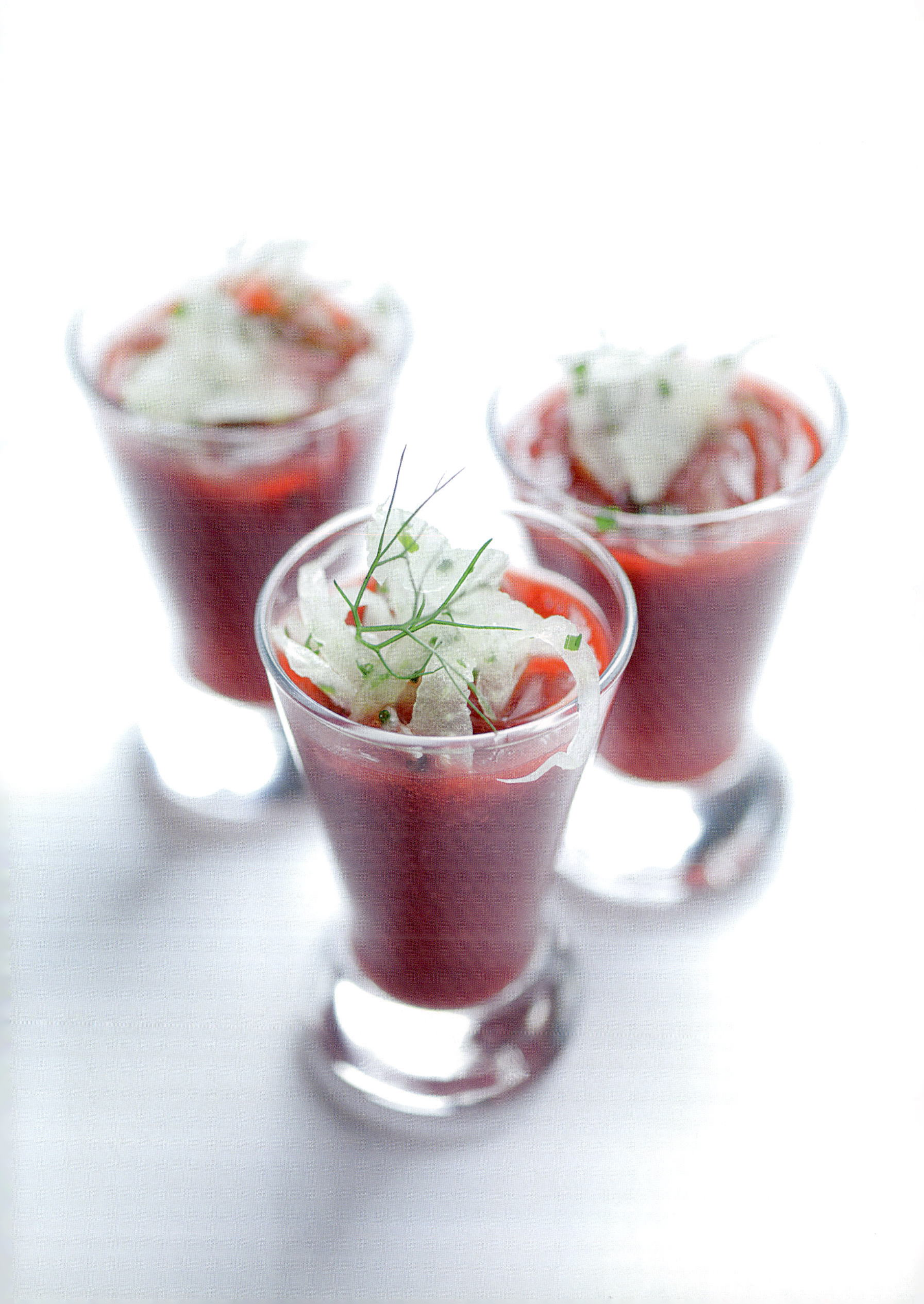

Coleslaw de chou pomme et chou rouge aux baies de goji

préparation 25 min / marinade 4 à 5 h / cuisson 1 min / assez facile / bon marché

Ingrédients pour 4 personnes : *300 g de chou rouge • 300 g de chou pomme • 30 g de raisins secs • 30 g de baies de goji • 15 cl de vinaigre de vin • 1 jaune d'œuf • 1 cuil. à soupe de moutarde • 15 cl d'huile équilibrée (p. 226) • 5 cl de jus de grenade • 5 g de sirop d'érable* ***Matériel*** *: bol • saladier • poêle • passoire*

■ Laisser gonfler les raisins secs pendant 2 heures dans de l'eau chaude.

■ Émincer finement chaque chou séparément.

■ Faire chauffer 10 cl de vinaigre dans une poêle et y faire sauter le chou rouge 2 ou 3 fois (moins de 1 minute). Le laisser ensuite s'égoutter et refroidir dans une passoire.

■ Confectionner une mayonnaise avec le jaune d'œuf, la moutarde et l'huile équilibrée, y ajouter le jus de grenade puis le sirop d'érable.

■ Mélanger les deux choux avec la mayonnaise, les raisins secs et les baies de goji. Cette salade est meilleure quand le chou a le temps de macérer 4 ou 5 heures à l'avance.

Atouts nutritionnels et propriétés anticancer
Le traditionnel coleslaw, revisité avec plusieurs variétés de chou, apporte bêta-carotène et vitamine C, 2 puissants antioxydants. Le chou contenant de la provitamine A et des fibres est protecteur vis-à-vis de certains cancers comme celui du côlon.

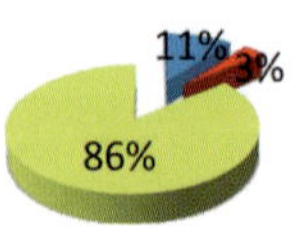

■ VN : 381 kcal/p.

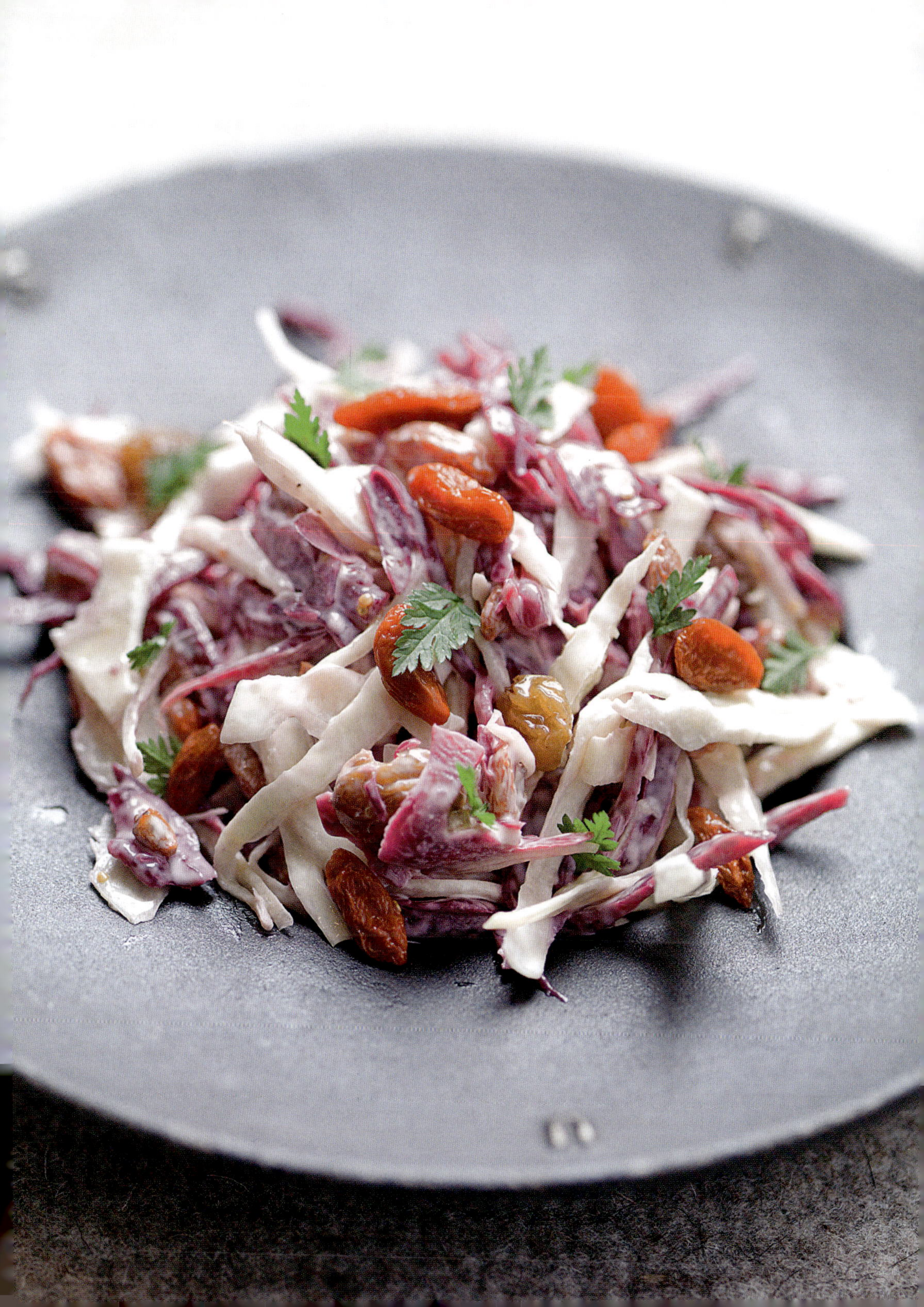

Pickles de légumes au jus de grenade

préparation 50 min / cuisson 20 min / facile / raisonnable

Ingrédients pour 4 personnes : *60 g de betterave rouge • 60 g de betterave jaune • 30 g de carotte sanguine • 30 g de carotte jaune • 30 g de carotte blanche • 30 g de piment doux • 30 g de chou-fleur vert • 30 g de chou-fleur orange • 30 g de chou-fleur violet • 30 g de radis rose • 30 cl de jus de grenade • 8 cl de vinaigre de câpres • 8 cl d'eau • 2 pincées de sel • poivre • 1 pincée de sucre* ***Matériel :*** *casserole • grande passoire • louche • bocaux*

■ Laver au savon, rincer et éplucher les légumes. Les faire cuire dans de l'eau salée jusqu'à ébullition.

■ Dans une casserole, déposer les légumes, le vinaigre de câpres, le jus de grenade, le sel, le sucre et le poivre. Faire porter à ébullition puis arrêter la cuisson. Laisser de côté jusqu'à complet refroidissement.

■ Bien égoutter les légumes puis les mettre dans les bocaux avec une louche du jus de cuisson. Conserver au frais avant de servir.

Atouts nutritionnels et propriétés anticancer
Un festival de légumes et de couleurs tout en légèreté pour cette recette riche en provitamine A et en fibres. Pratique et original pour un apéritif délicieux et coloré.
Ces légumes colorés présentent des pigments aux propriétés antioxydantes puissantes.

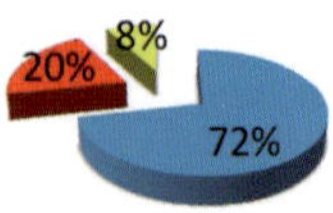

■ VN : 40 kcal/p.

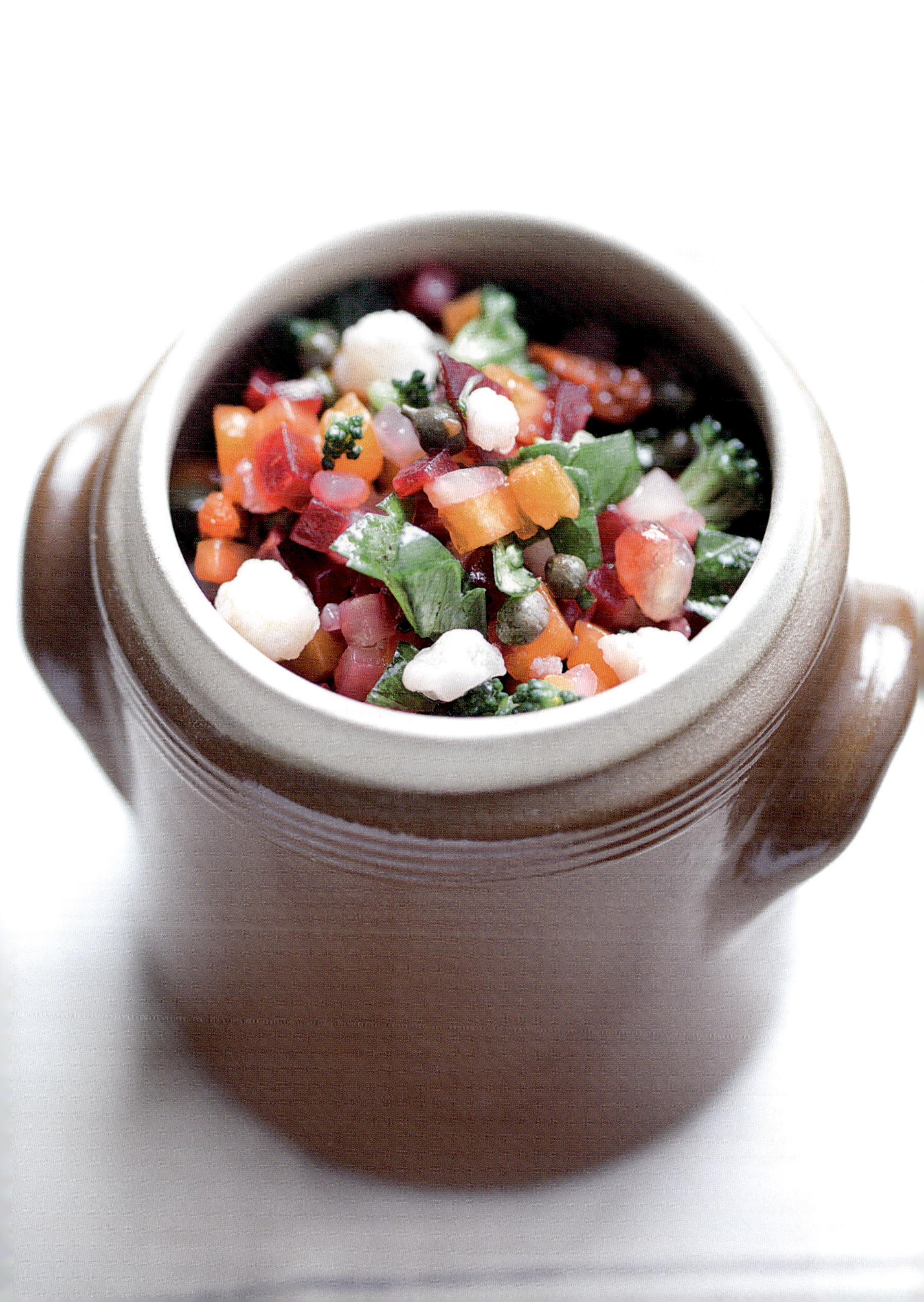

préparation 20 min / cuisson 35 min / repos 1 h / assez facile / bon marché

Socca tiède, escabèche d'oignons rouges au jus de grenade et anchois frais

Ingrédients pour 4 personnes : *100 g d'anchois frais* • Pour la socca : *100 g de farine de pois chiches* • *37 cl d'eau* • *10 cl d'huile équilibrée* *(p. 226)* • *sel* • Pour l'escabèche : *200 g d'oignons rouges* • *1/2 citron* • *5 cl de vin blanc* • *5 cl de jus de grenade* • *3 cl d'huile équilibrée* • *1 feuille de laurier* • *1 branche de thym*
Matériel : *casserole* • *saladier* • *poêle à blinis*

■ Pour l'escabèche, faire fondre les oignons émincés dans l'huile équilibrée; ajouter un filet de jus de citron, le vin blanc, le jus de grenade, le thym et le laurier. Assaisonner, faire cuire doucement à couvert jusqu'à ce qu'il n'y ait plus de liquide.

■ Pour la socca, mélanger la farine, l'eau et l'huile. Saler et laisser reposer une heure. Faire cuire, dans une poêle à crêpe ou à blinis, des galettes de 2 à 3 mm d'épaisseur (pas trop colorées).

■ Nettoyer et découper les anchois en filets. Assaisonner. Poser l'escabèche sur les galettes tièdes et recouvrir d'anchois frais.

Atouts nutritionnels et propriétés anticancer
Osez les crêpes salées aux anchois frais, source de vitamine B12, à l'action antifatigue, d'acides gras oméga-3 protecteurs et d'oignon rouge au puissant rôle antioxydant. Ce dernier présente des anthocyanes, pigment naturel appartenant à la famille des flavonoïdes.

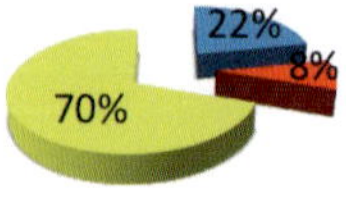

■ VN : 416 kcal/p.

Taboulé vert multigrain

préparation 20 min / cuisson 40 min / facile / raisonnable

Ingrédients pour 4 personnes : *40 g de boulgour d'épeautre • 40 g de quinoa • 40 g d'orge perlé • 40 g de millet • 3 tomates • 1 citron • 1/2 botte d'oignons nouveaux • 1/2 botte de persil plat • 1/4 de botte de menthe • 10 cl d'huile d'olive • 1 grenade • sel et poivre* ***Matériel :*** *casserole • saladier*

■ Rincer et faire cuire les graines, l'une après l'autre, à l'eau bouillante salée : épeautre et orge perlé 45 minutes, millet 30 minutes, et quinoa 15 minutes. Égoutter et laisser refroidir.

■ Laver les tomates, enlever le pédoncule, couper en morceaux, ôter l'intérieur (pulpe et pépins), couper la chair avec la peau en petits dés.

■ Laver les oignons nouveaux (vert et blanc), les couper en fines lamelles.

■ Laver et couper finement la menthe et le persil plat.

■ Ouvrir les grenades et récupérer les grains.

■ Mélanger le tout avec l'huile et le jus de citron. Rectifier l'assaisonnement, servir bien frais.

Atouts nutritionnels et propriétés anticancer
(Re)découvrez le goût des céréales d'antan avec ce taboulé riche en fibres, auxquelles s'ajoutent de petites graines craquantes. Les céréales complètes ont une teneur plus élevée en fibres au rôle protecteur vis-à-vis de certains cancers.

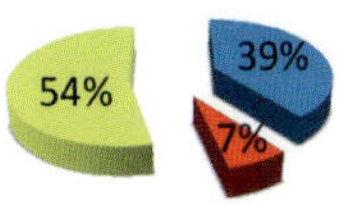

■ VN : 431 kcal/p.

Chili tout rouge végétarien, oignon rouge, jus de grenade et betterave rouge

préparation 20 min / trempage 1 nuit / cuisson 45 min / facile / bon marché

Ingrédients pour 4 personnes : *400 g de haricots rouges • 300 g d'oignons rouges • 300 g de betterave rouge • 1 boîte de tomates pelées (250 g) • 10 cl d'huile équilibrée (p. 226) • 3 gousses d'ail • 1/4 de botte de persil plat • 15 g de piment chipotle (mexicain) ou de harissa maison (p. 193) • 3 g de cumin • 25 cl de jus de grenade • sel* ***Matériel :*** *saladier • sauteuse*

■ Mettre les haricots à tremper au moins une nuit. Les faire cuire 2 à 3 heures à l'eau. Assaisonner l'eau vers la fin de cuisson.

■ Éplucher et hacher les oignons, les betteraves et l'ail.

■ Faire revenir le tout à l'huile équilibrée. Ajouter la tomate, le piment en purée, le cumin, le jus de grenade. Faire cuire 20 minutes. Ajouter les haricots et faire cuire encore 20 minutes.

■ Ajouter le persil plat ciselé à la fin.

Atouts nutritionnels et propriétés anticancer

Un chili sans viande, idéal pour un dîner léger ou pour les végétariens. Il fournit des protéines végétales, des glucides complexes et des fibres. Riche en matières grasses, il peut être complété par une salade pour en faire un repas équilibré.

Ce chili revisité avec la betterave et l'oignon rouge est intéressant pour ses fibres et ses antioxydants.

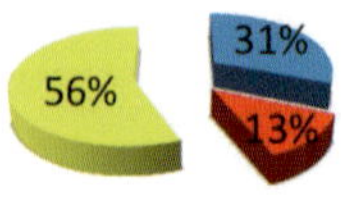

■ VN : 383,5 kcal/p.

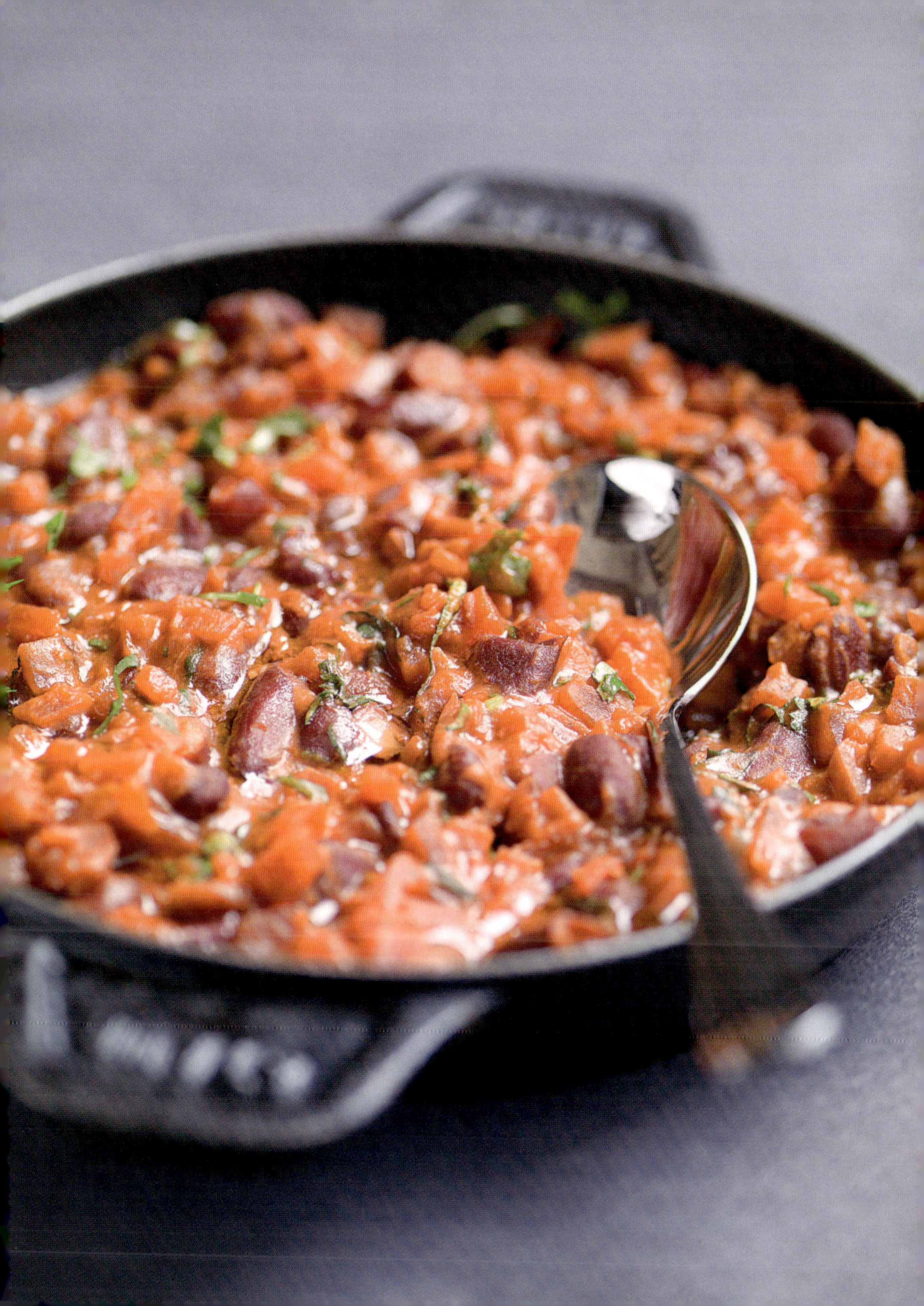

Canard à la grenade et à la noix (*Fesendjan* de Nahal Tajadod Carrière)

préparation 30 min / cuisson 3 h 30 / assez difficile / cher

Ingrédients pour 6-8 personnes : *1 canard de 2,5 kg découpé en morceaux • 3 oignons • 1 cuil. à café de curcuma • 2 cuil. à soupe d'huile • 1/2 citron • 750 g de cerneaux de noix • 3 cuil. à soupe de concentré de grenade • 3 cuil. à café de sucre • 1 pincée de safran • sel et poivre* ***Matériel :*** *mixeur • grande casserole • cocotte*

■ Émincer 2 oignons, les faire dorer dans une casserole avec 1 cuillerée d'huile parsemée de curcuma. Ajouter les morceaux de canard. Verser un demi-verre d'eau et le jus du citron. Couvrir et laisser cuire environ 1 heure à feu doux.

■ Moudre les cerneaux de noix au mixeur ; pour éviter que les noix collent à la paroi du mixeur, ajouter 2 cuillerées d'eau. Peler et couper le troisième oignon en petits morceaux et le faire dorer à l'huile dans une cocotte ; ajouter la pâte de noix puis verser, lentement, 3 verres d'eau. Attendre une demi-heure pour que le mélange prenne.

■ Ajouter le concentré de grenade et faire cuire à feu moyen pendant 1 heure. Ajouter alors les morceaux de canard (sans les oignons), assaisonner en sel et poivre, et, selon le goût, ajouter 2 ou 3 cuillerées de sucre et une pincée de safran. Laisser cuire à feu doux pendant 1 heure.

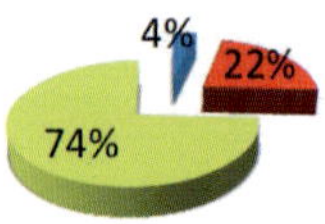

■ VN : 952 kcal/p.

Atouts nutritionnels et propriétés anticancer
Le canard est riche en bonnes graisses (mono-insaturées), et les noix en acides gras poly-insaturés. Le canard est source de cuivre et de zinc à l'action antioxydante, qui luttent contre les radicaux libres.

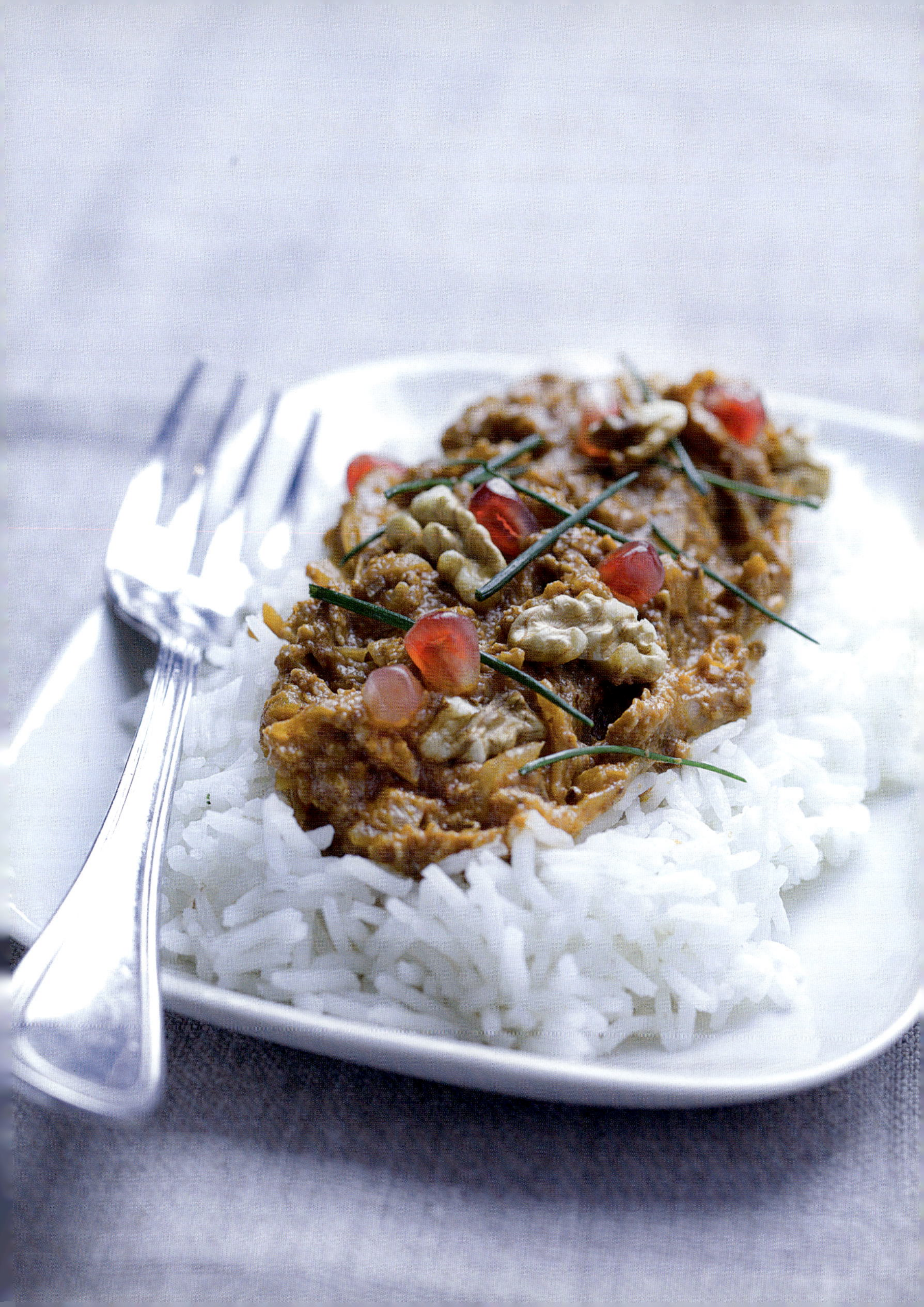

Civet de lièvre mariné au jus de grenade, sauce vin rouge

préparation 1 h / repos 2 à 3 jours / cuisson 2 h / assez difficile / assez cher

Ingrédients pour 4 personnes : *1 kg de lièvre • 150 g d'oignons • 150 g de carottes • 400 g de champignons de Paris • 1 tête d'ail • 50 cl de jus de grenade • 1 l de vin rouge • 1 cuil. à soupe de sucre • 1 branche de thym • 1 feuille de laurier • 8 grains de poivre • 8 baies de genièvre • 10 cl d'huile équilibrée (p. 226) • 1 cuil. à soupe de fécule de pomme de terre* **Matériel :** *plat pour marinade • faitout*

■ Deux à trois jours à l'avance, découper le lièvre, le faire mariner avec les oignons coupés en quatre, les carottes en dés, l'ail juste écrasé, le jus de grenade et 25 cl de vin rouge, le thym, le laurier, les baies de genièvre, quelques grains de poivre. Laisser 2 à 3 jours au frais en remuant les morceaux une fois par jour.

■ Le jour même, égoutter pendant 2 à 3 heures le lièvre et la garniture. Faire sauter le tout avec l'huile équilibrée dans un grand faitout. Verser la marinade et le reste de vin, ajouter le sucre, laisser mijoter environ 2 heures.

■ Poêler les champignons coupés en quatre dans un filet d'huile. Les ajouter au lièvre un quart d'heure avant la fin de sa cuisson.

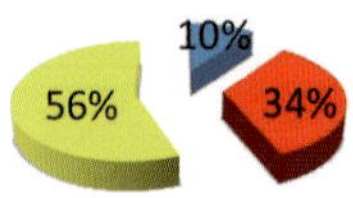

■ VN : 732 kcal/p.

- Passer le jus de cuisson dans une passoire, remettre à cuire jusqu'à ce qu'il réduise d'un tiers. Ajouter alors petit à petit la fécule délayée dans un peu d'eau. Remettre le tout à chauffer dans la sauce.
- Servir avec une fricassée de légumes et fruits d'automne.

Atouts nutritionnels et propriétés anticancer
Cette recette traditionnelle est revisitée avec un duo de jus de grenade et de vin rouge pour une sauce encore plus fruitée. Le lièvre est riche en protéines indispensables à l'entretien musculaire, en fer associé aux transporteurs de l'oxygène dans l'organisme et en phosphore qui contribue à structurer les os du squelette.
Le vin rouge est une très bonne source de polyphénols aux effets bénéfiques sur la santé par leur rôle antioxydant, intéressant pour prévenir certains cancers.

Anchoïade

préparation 15 min / facile / bon marché

Ingrédients pour 4 personnes : *200 g d'anchois à l'huile • 1 gousse d'ail • 50 g de moutarde forte • 20 cl de vinaigre de vin • 15 cl de jus de grenade • 60 cl d'huile équilibrée (p. 226)* ***Matériel :*** *blendeur • pot en verre hermétique*

■ Mixer les anchois égouttés avec l'ail, la moutarde, le vinaigre et le jus de grenade. Ajouter l'huile doucement de manière à obtenir une vinaigrette liée légèrement épaisse.

■ À utiliser comme assaisonnement pour une salade ou une viande blanche servie froide.

Atouts nutritionnels et propriétés anticancer

Bénéficiez des atouts combinés de l'anchois, de l'huile équilibrée et de l'ail avec cette recette. L'anchois, riche en cuivre et en sélénium, se marie idéalement avec l'huile d'olive, riche en acides gras mono-insaturés, et à l'ail, au rôle protecteur du système cardio-vasculaire. Le cuivre et le sélénium présents dans l'anchois sont des oligoéléments qui protègent les cellules de l'action néfaste des radicaux libres.

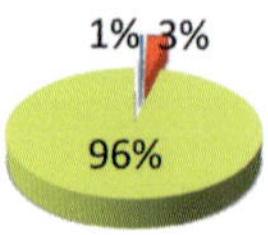

■ VN : 483 kcal/100g

Confiture d'oignons rouges au jus de grenade

préparation 10 min / cuisson 2 h / facile / bon marché

Ingrédients pour 4 personnes : *800 g d'oignons rouges • 400 g de sucre • 1 l de jus de grenade frais • poivre du moulin*
Matériel : *casserole • papier sulfurisé pour la cuisson*

■ Éplucher les oignons, les couper finement. Une astuce : couper les oignons en rondelles, ils garderont une texture plus ferme, moins compotée.

■ Dans une casserole, porter à ébullition les oignons, le sucre, le jus de grenade et le poivre puis faire cuire 2 heures à feu doux recouvert de papier sulfurisé.

Atouts nutritionnels et propriétés anticancer
Idéale pour accompagner vos repas festifs, notamment foie gras et fromage, cette confiture ne contient que 20 g de sucre pour 100 g, contrairement à une confiture classique qui compte 60 à 70 % de glucides.
L'oignon et la grenade associent leurs pouvoirs antioxydants pour protéger les cellules de votre organisme des agressions.

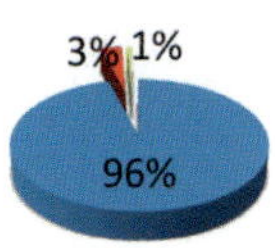

■ VN : 85 kcal/100 g

Sauce vierge à la grenade

préparation 10 min / facile / raisonnable

Ingrédients pour 4 personnes : *1 tomate non traitée • 1 citron • 1 grenade • 5 feuilles de basilic • 10 cl d'huile équilibrée (p. 226) • sel et poivre* ***Matériel :*** *bol*

■ Dans un bol, verser l'huile équilibrée.

■ Laver au savon, rincer et sécher la tomate. La couper en quatre. L'évider de la pulpe et des pépins puis couper la chair en petits dés.

■ Vider la grenade et incorporer les grains aux dés de tomates. Presser le citron.

■ Hacher finement le basilic.

■ Mélanger les tomates, le basilic et le jus de citron à l'huile équilibrée. Assaisonner de sel et de poivre. Conserver au frais.

Atouts nutritionnels et propriétés anticancer

Une sauce originale, idéale pour accompagner poissons et viandes, qui a l'avantage d'apporter une grande quantité de bons acides gras (mono-insaturés).

La base d'huile d'olive de l'huile équilibrée est largement utilisée dans le régime méditerranéen et reconnue pour ses effets bénéfiques sur la santé.

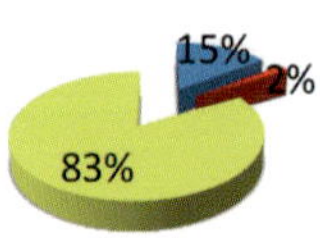

■ VN : 258 kcal/p.

Vinaigrette antioxydante

préparation 5 min / facile / bon marché

Ingrédients pour 4 personnes : *90 g de moutarde forte • 15 g de sel fin • 3 g de poivre du moulin • 1 œuf • 30 cl de jus de grenade • 60 cl d'huile de pépins de raisin • 10 cl d'huile d'olive*
Matériel : *blendeur*

- Mixer tous les ingrédients.
- Garder au frais dans une bouteille en plastique.

Atouts nutritionnels et propriétés anticancer
Une sauce originale aux notes fruitées. Majoritairement présente, l'huile de pépins de raisin est riche en acides gras poly-insaturés alors que l'huile d'olive présente, elle, une teneur plus importante en acides gras mono-insaturés.
La grenade possède un pouvoir antioxydant élevé grâce à ses anthocyanines et ses ellagitanins.

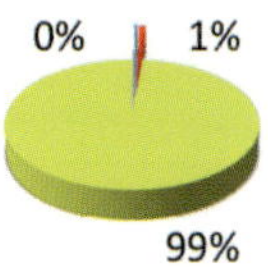

VN : 539 kcal/100 g

Granité pastèque, fraise, framboise

préparation 10 min / congélation : 2 à 5 h / facile / raisonnable

Ingrédients pour 4 personnes : *800 g de pastèque • 10 cl de jus de grenade • 150 g de fraises • 80 g de framboises • 60 g de miel* ***Matériel :*** *blendeur • congélateur*

■ Enlever la peau de la pastèque et les pépins. Couper grossièrement sa chair et la mixer avec les autres ingrédients. Augmenter ou réduire la quantité de miel suivant la teneur en sucre des fruits.

■ Verser le mélange dans un récipient et placer au congélateur de 2 à 5 heures.

■ Une fois la préparation congelée, la gratter à l'aide d'une fourchette ou d'une cuillère pour obtenir le granité. Servir ausitôt dans un verre givré. Ajouter si vous le souhaitez quelques fraises et framboises fraîches.

■ Moins la recette est sucrée, plus elle est rafraîchissante.

Atouts nutritionnels et propriétés anticancer
Un dessert rafraîchissant pour éveiller les papilles. La pastèque très riche en eau présente un faible apport énergétique et contient du bêta-carotène. La fraise et la framboise, fruits rouges de l'été par excellence, ont une bonne teneur en vitamine C.
La vitamine C des fruits rouges s'associe au bêta-carotène de la pastèque pour une forte activité antioxydante.

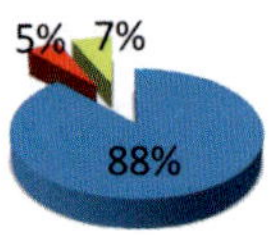

■ VN : 128 kcal/p.

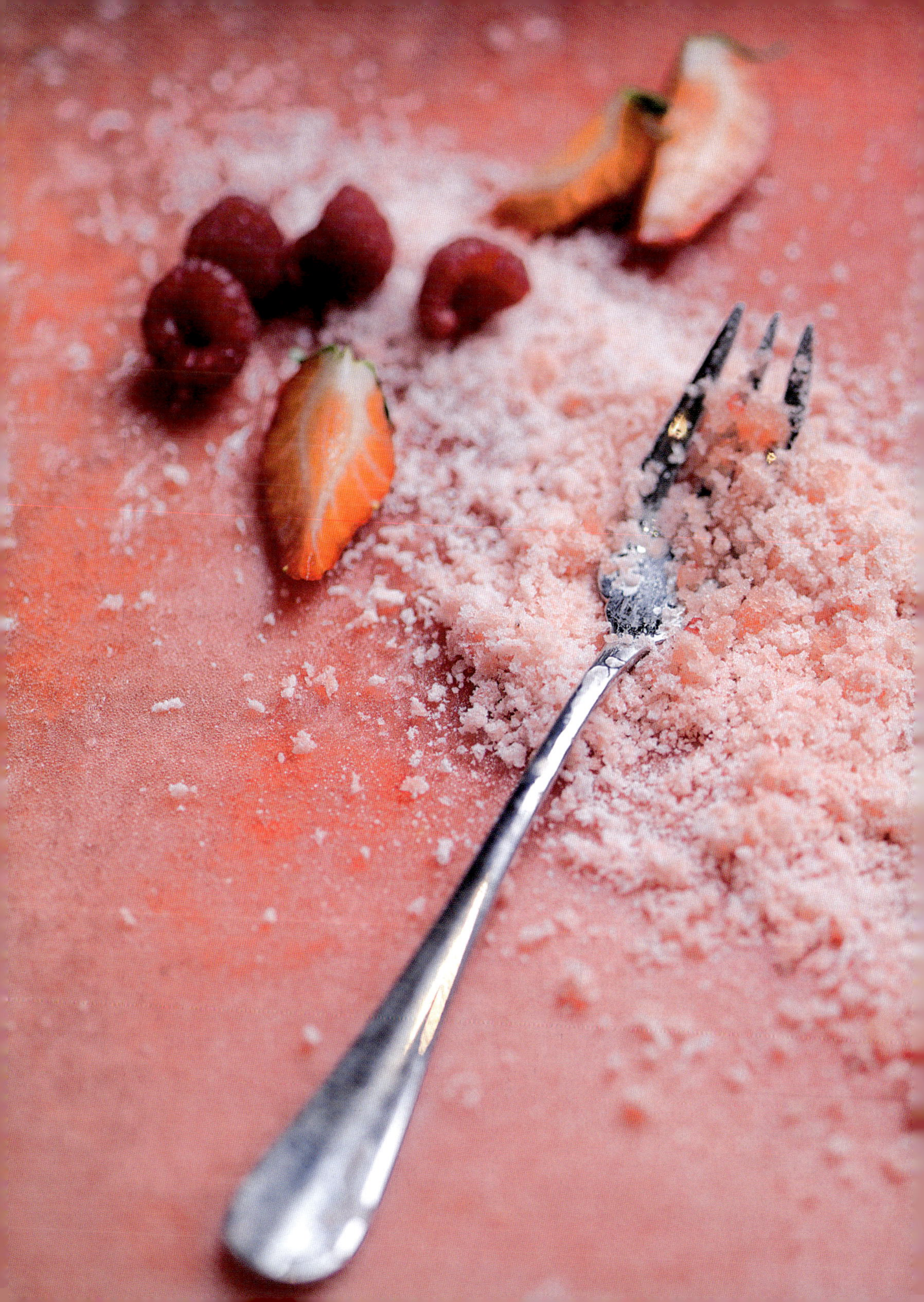

Ratafia de fruits rouges à la grenade

préparation 10 min / marinade 2 h / cuisson 10 à 15 min / repos 1 nuit / facile / assez cher

Ingrédients pour 6 personnes : *100 g de fraises • 100 g de framboises • 100 g de mûres • 100 g de cerises • 120 g de sucre • 20 cl de vin rouge • 10 cl de jus de grenade* ***Matériel :*** *saladier • casserole*

- Laver et dénoyauter les cerises, les couper en deux ainsi que les fraises.
- Laver les autres fruits et les mélanger tous avec 30 g de sucre. Laisser reposer pendant 2 heures.
- Pendant ce temps, faire cuire le vin rouge avec le reste du sucre (10 à 15 minutes d'ébullition).
- Verser le sirop bouillant sur les fruits, puis laisser refroidir. Ajouter le jus de grenade.
- Placer le tout au frais pendant une nuit.

Atouts nutritionnels et propriétés anticancer
Fraises, framboises, mûres et cerises : ces douceurs de l'été, riches en eau et à faible valeur énergétique, se retrouvent dans un dessert savoureux qui ne fera pas culpabiliser les personnes attentives à leur poids.
Le mélange de fruits rouges est l'allié idéal car il est riche en pigments anthocyaniques au fort pouvoir antioxydant.

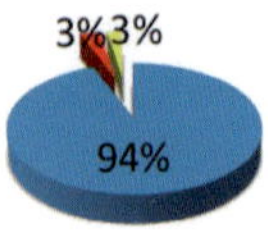

■ VN : 131 kcal/p.

Salade orange, pamplemousse, cannelle et grenade

préparation 25 min / assez facile / raisonnable

Ingrédients pour 6 personnes : *6 oranges • 2 pamplemousses • 1 grenade • 10 g de sucre • 5 g d'eau de fleur d'oranger • 5 g de cannelle*
Matériel : *saladier • plat de service*

■ Laver et peler à vif les oranges et les pamplemousses. Ôter les quartiers un par un à l'aide d'un petit couteau; les mélanger avec le sucre et l'eau de fleur d'oranger.

■ Récupérer les grains de grenade et les incorporer à la salade d'agrumes.

■ Présenter dans un plat. Parsemer de cannelle en poudre.

Atouts nutritionnels et propriétés anticancer
Un dessert frais et léger pour terminer vos repas en douceur, mais avec une note épicée de cannelle. Les agrumes peu caloriques par leur richesse en eau contiennent une grande quantité de vitamine C et de bêta-carotène mais aussi de fibres.
La vitamine C et le bêta-carotène couplés au cuivre et au zinc de la cannelle donnent à cette recette des bienfaits antioxydants non négligeables.

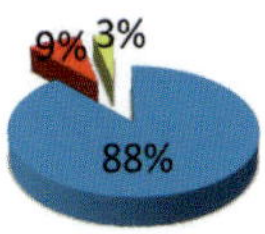

■ VN : 120 kcal/p.

Verrine grenade, framboise et thé vert matcha (de Cécile Khayat)

préparation 1 h + 20 min / cuisson 15 min / assez difficile / rasionnable

Ingrédients pour 6 personnes : *200 g de framboises • 4 blancs d'œufs • 45 g de sucre en poudre • 125 g de poudre d'amandes • 1 cuil. à café de thé vert matcha • 25 g de farine • 130 g de sucre glace • 1 cuil. à café de pâte de pistache • 45 cl de jus de grenade • 2 feuilles de gélatine • 4 cuil. à café de miel* **Matériel :** *tamis • bol • casserole • moule de 20 à 30 cm • 6 verrines*

■ La veille, confectionner une dacquoise pistache : pour cela, préchauffer le four à 180 °C (th. 6). Tamiser ensemble la poudre d'amandes, le sucre glace et la farine dans un bol. Fouetter les blancs d'œufs et ajouter le sucre en poudre en plusieurs fois. Incorporer délicatement le mélange des différentes poudres, le thé vert puis ajouter la pâte de pistache.

■ Verser la pâte obtenue dans un moule rectangulaire d'environ 20 x 30 cm. Enfourner et laisser cuire environ 15 minutes.

■ Découper des disques de la taille des verrines une fois la dacquoise cuite et refroidie. Les placer au fond des verrines.

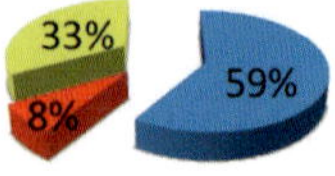

■ VN : 335 kcal/p.

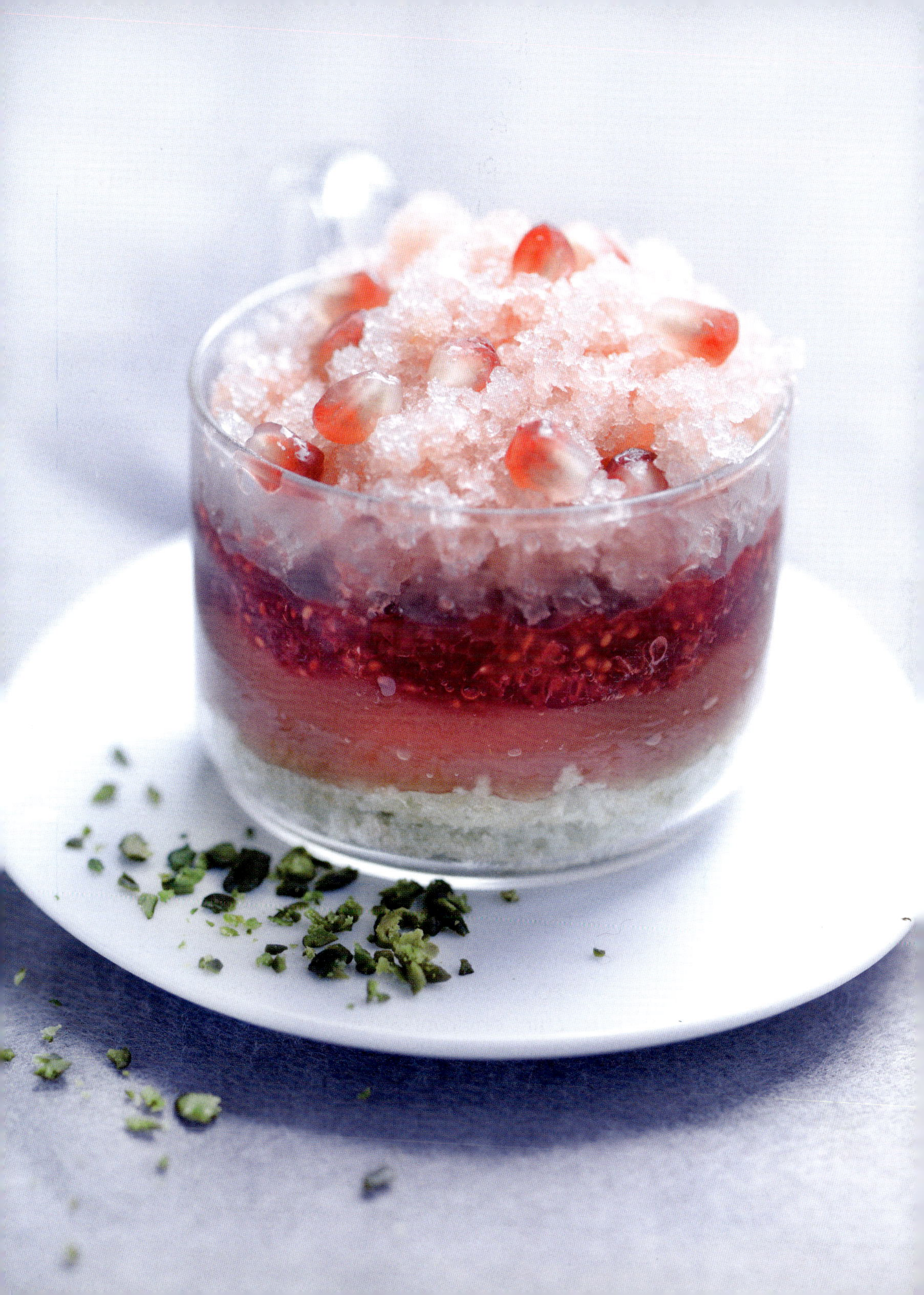

■ Préparer ensuite la gelée de grenade : faire ramollir les feuilles de gélatine dans un bol d'eau bien froide. Faire chauffer 20 cl de jus de grenade dans une casserole pour y faire fondre la gélatine égouttée. Mélanger. Verser cette préparation dans les verrines en une couche aussi épaisse que celle de la dacquoise. Entreposer au réfrigérateur jusqu'au lendemain.

■ Préparer le granité de grenade : faire chauffer le jus de grenade restant puis y faire fondre 2 cuillerées à café de miel. Verser le mélange dans un contenant assez large, fermer et laisser au congélateur jusqu'au lendemain.

■ Le jour même, écraser légèrement les framboises et y ajouter le miel restant afin d'en retirer l'acidité. Les répartir dans les verrines.

■ Enfin, gratter le granité de grenade avec une fourchette pour obtenir une consistance proche de la glace pilée. En recouvrir la couche de framboises dans les verrines et déguster aussitôt.

Atouts nutritionnels et propriétés anticancer

Une verrine quasi dopante qui combine les vertus antioxydantes des anthocyanines de la framboise aux propriétés anticancer du jus de grenade.

Ce dessert à la couleur soutenue et aux accents estivaux est un cocktail d'antioxydants et de nutriments qui vous donneront l'énergie de la jeunesse. Gourmand, il est à consommer après un repas léger.

autour du

curcuma

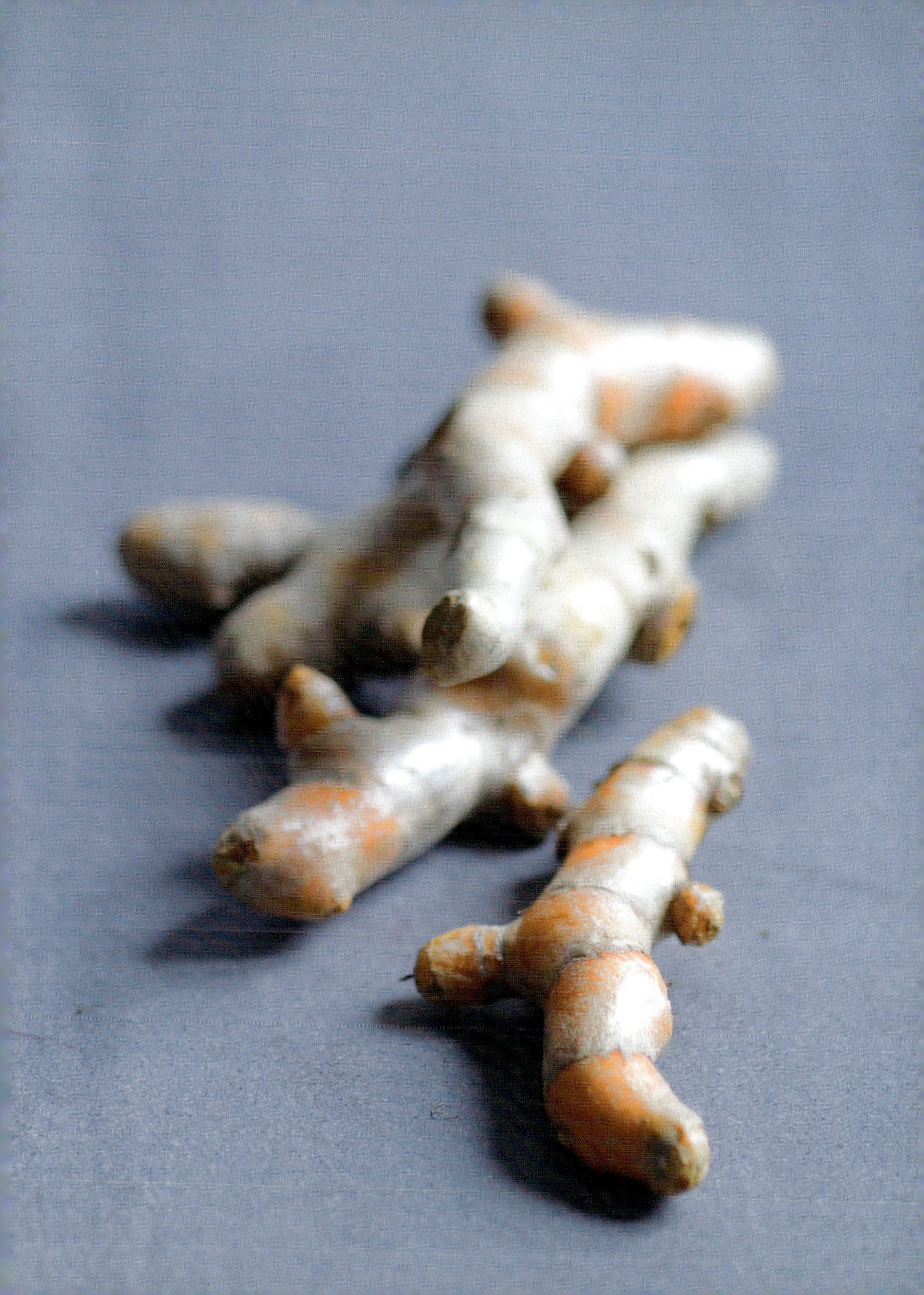

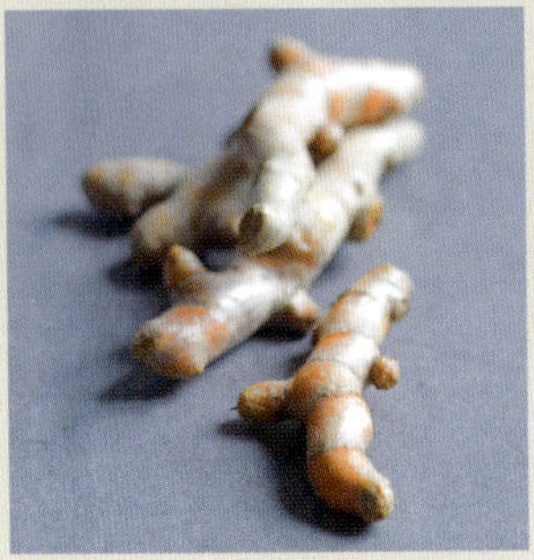

Les bienfaits du curcuma

Connu depuis l'Antiquité pour ses vertus médicinales, le curcuma est un colorant jaune obtenu en broyant la racine (rhizome) du *Curcuma longa*, une plante herbacée originaire du sud de l'Asie. Il appartient à la famille des zingibéracées, comme le gingembre et le galanga.

Aussi appelé le safran des Indes, il est cultivé en Inde, en Chine, dans l'île Maurice et à la Réunion. Une fois le rhizome déterré, il est bouilli, pelé, séché puis réduit en poudre. Ce pigment est utilisé en tant que colorant et teinture, mais c'est sa saveur qui fait son succès. Il est notamment l'un des principaux ingrédients du curry. Cette épice fut importée en Europe par les Romains lors de la conquête de la Gaule au Ier siècle av. J.-C.

Sa saveur poivrée et très aromatique relève le goût des plats, mais il permet également de conserver la fraîcheur, la valeur nutritive et la saveur des aliments. Il était utilisé comme additif alimentaire bien avant la mise au point des conservateurs de synthèse.

Il est utilisé en médecine ayurvédique et dans les médecines traditionnelles asiatiques pour stimuler la digestion ; il augmente notamment la sécrétion biliaire.

Ses atouts nutritionnels

Étant donné la faible quantité de curcuma utilisée en cuisine, il n'est pas pertinent de parler de sa composition nutritionnelle en termes de vitamines, minéraux et fibres.

Bien qu'il contienne certains nutriments en quantités très intéressantes, les quantités réellement apportées sont minimes et négligeables par rapport au reste de l'alimentation.

Il contient des curcuminoïdes, dont la curcumine, qui sont de puissants antioxydants. Toutefois, des effets favorisant l'oxydation (pro-oxydants) sont observés à forte dose, et il existe des doutes sur les effets à long terme de doses importantes de curcuma, qui pourraient entraîner des effets indésirables. Y compris, peut-être donc, une augmentation et non une diminution du risque de cancer. Consommez-en mais, comme toujours, n'en abusez pas !

Cuisiner et consommer le curcuma

La pipérine, qui donne sa saveur piquante au poivre, améliore l'absorption des curcuminoïdes chez l'animal et chez l'homme. Pour profiter au maximum des bienfaits du curcuma, il est donc recommandé de l'associer à du poivre noir. Il existerait également une synergie entre le curcuma et le thé vert : expérimentalement, la combinaison de curcumine et d'EGCG (contenue dans le thé vert) serait 8 fois plus efficace pour la destruction des cellules cancéreuses que lorsque ces deux substances agissent de manière isolée. L'effet maximal serait obtenu en consommant le poivre, le thé vert et le curcuma de manière séquentielle ; c'est-à-dire à des horaires différents : le poivre avant le repas, le curcuma au cours du repas et le thé vert une heure après le repas.

La dose thérapeutique pour soulager les troubles digestifs s'élève à 1,5 à 3 g par jour, équivalent à environ 1 cuillerée à thé de curcuma par jour. C'est la quantité que consomment les Indiens grâce au curry. La dose nécessaire à la prévention du cancer n'est pas connue précisément, mais elle semble un peu supérieure.

Le curcuma peut donc être ajouté en poudre dans les plats de viande, poisson, crustacés et légumes. La poudre permet également de donner de l'onctuosité aux sauces.

Des propriétés prometteuses

On l'a dit, le curcuma contient des curcuminoïdes, des pigments jaunes aux propriétés antioxydantes puissantes qui permettent de lutter contre les radicaux libres responsables du « stress oxydatif » et donc des cancers. Des études épidémiologiques montrent que certains types de cancers sont plus rares (côlon, sein, prostate, poumon) dans les pays asiatiques où le curcuma est très consommé.

Le curcuma, bon pour les fumeurs

Un essai préliminaire a montré que la consommation de curcuma pourrait diminuer la production des substances cancérigènes chez les fumeurs. Dans une étude menée sur 25 sujets à risque de cancer ou de rechute, 7 patients ont vu leurs lésions précancéreuses régresser en prenant de la curcumine (à très haute dose : jusqu'à 8 g par jour) pendant trois mois.

La curcumine inhiberait la prolifération des cellules cancéreuses grâce à une action à différents moments de leur développement. Elle inhibe la formation des métastases et le développement des vaisseaux sanguins qui nourrissent les tumeurs.

Elle favorise aussi la fabrication d'enzymes qui participent à l'élimination des cellules cancéreuses. Elle aurait une activité qui inhibe la croissance des tumeurs. Elle favoriserait également l'apoptose des cellules cancéreuses, c'est-à-dire leur suicide spontané.

Les propriétés anti-inflammatoires et antioxydantes du curcuma seraient également impliquées dans la prévention du cancer.

Les études chez l'animal suggèrent également que la curcumine pourrait prévenir plusieurs cancers (poumon, côlon, estomac, foie, peau, sein, œsophage, lymphomes, leucémies). Certaines montrent des effets prometteurs du curcuma dans la prévention du cancer du côlon, notamment en luttant contre le développement des polypes qui font le lit du cancer.

Dans une étude clinique chez l'homme, la totalité des patients ont vu le nombre et la taille de leurs polypes diminuer après six mois de traitement avec du curcuma et de la quercétine.

Le curcuma protégerait également la muqueuse de l'estomac contre la bactérie *Helicobacter pylori*. C'est elle qui augmente le risque de cancer de l'estomac. Il favorise également la détoxification de certaines substances cancérigènes, les rendant ainsi inoffensives.

Le curcuma dans les traitements du cancer

Le curcuma est aujourd'hui étudié pour ses effets en traitement du cancer. La curcumine semble en effet s'attaquer assez spécifiquement aux cellules cancéreuses, ne faisant pas de mal aux cellules normales. Les doses utilisées sont largement supérieures aux doses alimentaires (jusqu'à 8 g par jour) et cet effet curatif est donc difficile à évaluer.

Après un repas, c'est dans le tube digestif que la plus grande concentration de curcumine est atteinte après un traitement par voie orale. C'est pourquoi des essais sur le cancer colorectal à un stade avancé ont été entrepris mais, à la vérité, à ce jour, ils ne sont pas concluants.

Un essai portant sur 21 patients atteints d'un cancer du pancréas avancé a montré des effets positifs chez deux patients pour 8 g par jour. Ces fortes doses sont bien tolérées.

Enfin, la curcumine pourrait être utile en tant que traitement adjuvant du cancer. En effet, elle pourrait augmenter les effets thérapeutiques de la radiothérapie et de la chimiothérapie en rendant les cellules cancéreuses plus sensibles à ces traitements. Elle atténuerait en effet le phénomène MDR (Multi-Drug Resistance) qui explique souvent pourquoi les traitements classiques deviennent inefficaces. Elle permettrait aussi de réduire les effets indésirables liés à ces traitements.

De nombreux essais cliniques sont en cours pour vérifier les effets préventifs et thérapeutiques du curcuma.

D'autres bénéfices santé

- Stimulation de la digestion par augmentation des sécrétions biliaires. L'Organisation mondiale de la santé a reconnu l'efficacité des rhizomes de curcuma en traitement de la dyspepsie ; c'est-à-dire des troubles digestifs de type maux d'estomac, nausées, perte d'appétit, sensations de surcharge. Une étude laisse aussi supposer que le curcuma pourrait soulager les symptômes du syndrome de l'intestin irritable.

- Traitement des troubles inflammatoires de type douleurs arthritiques, rhumatismales ou menstruelles. Dans un essai, la curcumine s'est révélée aussi efficace sur l'arthrite rhumatoïde que la phénylbutazone, un médicament anti-inflammatoire vendu en pharmacie.

- Guérison des ulcères, eczéma, blessures, lésions causées par la gale.

- Le curcuma est aussi traditionnellement utilisé pour traiter l'aménorrhée, c'est-à-dire l'arrêt anormal des règles. Les scientifiques estiment donc que les femmes enceintes ne devraient pas consommer de fortes doses de curcuma ou de caroténoïdes.

- Des essais sont en cours pour évaluer l'intérêt potentiel de la curcumine dans le cadre de la maladie d'Alzheimer.

Valeurs nutritionnelles (pour 100 g)

Énergie (kcal)	354
Eau (g)	11,4
Protéines (g)	7,8
Glucides (g) Dont Sucres (g)	64,9 3,2
Lipides (g)	9,9
Fibres (g)	21,1

Minéraux	
Sodium (mg)	38
Magnésium (mg)	193
Phosphore (mg)	268
Potassium (mg)	2525
Calcium (mg)	183
Manganèse (mg)	7,8
Fer (mg)	41,4
Cuivre (mg)	0,6
Zinc (mg)	4,3
Sélénium (µg)	4,5

Source : Valeurs nutritionnelles base USDA, curcuma.

Vitamines	
Bêta-carotène (Qg)	0
D (Qg)	0
E (mg)	3,1
C (mg)	25,9
B1 (mg)	0,2
B2 (mg)	0,2
B3 (mg)	5,1
B5 (mg)	5,1
B6 (mg)	1,8
B9 (Qg)	39
B12 (Qg)	0

Lentilles corail en curry de curcuma

préparation 15 min / cuisson 20 min / facile / bon marché

Ingrédients pour 6-8 personnes : *300 g de lentilles corail* • *300 g d'oignons* • *30 g de gingembre frais* • *300 g de carottes* • *300 g de pommes de terre* • *300 g de courgettes* • *50 cl de lait de coco* • *1 botte de coriandre* • *50 g de noix de cajou grillées et salées* • *3 cuil. à soupe de raisins secs* • *sel* • Pour les épices à curry : *1 cuil. à café bombée de curcuma en poudre* • *4 cuil. à café de garam masala (mélange d'épices indiennes)* • *1 bâton de cannelle* • *1 cuil. à café bombée de cumin en poudre* • *5 cl d'huile équilibrée (p. 226)* • Pour le condiment : *1 oignon rouge* • *1 boîte de tomates pelées (250 g)* • *1 barquette de germes de radis blanc*
Matériel : *casserole*

■ Laver, peler les carottes, les oignons et les pommes de terre. Faire chauffer l'huile à feu moyen dans une casserole à fond épais et y faire revenir toutes les épices, puis ajouter les oignons émincés finement. Lorsqu'ils deviennent translucides, ajouter le gingembre épluché et coupé en fines lamelles et les carottes en fines rondelles. Laisser cuire doucement pendant 10 minutes environ.

■ Verser le lait de coco et un petit verre d'eau, puis ajouter les raisins secs et les pommes de terre coupées en petits morceaux et saler. Ajouter au bout

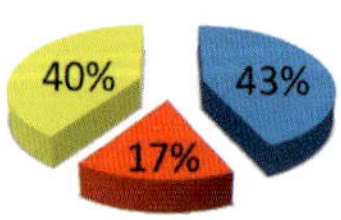

■ VN : 363 kcal/p.

de 10 minutes les lentilles corail, puis 5 minutes après les courgettes coupées en petits morceaux. Laisser mijoter à couvert jusqu'à ce que tout soit moelleux. Vérifier l'assaisonnement.

- Préparer le condiment : couper les tomates en petits morceaux, peler et ciseler l'oignon rouge ; les mélanger avec les germes de radis blancs.

- Servir le curry de lentilles avec le condiment.

Atouts nutritionnels et propriétés anticancer

Les lentilles, qui donnent une couleur jaune orangée à ce plat légèrement épicé, sont riches en protéines végétales. Source de fibres, elles facilitent la régulation du transit intestinal. Un plat riche en antioxydants.

Riz basmati à l'indienne

préparation 45 min / cuisson 10 min / facile / bon marché

Ingrédients pour 6-8 personnes : *250 g de riz basmati • 35 cl d'eau • 2 clous de girofle • 2 capsules de cardamome • 1 bâton de cannelle • 1 cuil. à soupe d'huile équilibrée (p. 226) • 2 g de curcuma frais râpé (en épicerie fine) • sel* **Matériel :** *casserole • saladier • passoire*

■ Rincer le riz puis le faire tremper pendant 30 minutes dans de l'eau. Laisser égoutter dans une passoire pendant 15 minutes environ.

■ Pendant ce temps, jeter les clous de girofle, les graines de cardamome sorties des capsules et le curcuma râpé dans l'huile chaude ; laisser infuser sans chauffer. Ajouter le riz égoutté, puis 2 minutes plus tard verser l'eau et saler. Maintenir à petite ébullition à couvert pendant 10 minutes, arrêter le feu et couvrir pour quelques minutes encore.

■ Égrainer le riz avec une fourchette.

Atouts nutritionnels et propriétés anticancer
Une cuisson aromatique du riz pour changer. Cet accompagnement garantit un apport énergétique sous forme de glucides complexes. Le riz, riche en certaines vitamines du groupe B, peut ainsi convenir en garniture légère d'un poisson ou d'une viande blanche. Un plat riche en antioxydants.

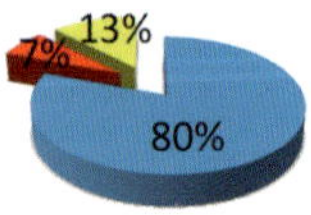

■ VN : 121 kcal/p.

Bar en croûte de sel et algues multicolores

préparation 10 min / cuisson 30 min / repos 20 min / facile / cher

Ingrédients pour 4 personnes : *1 bar de 1,5 à 2 kg ● 1,5 kg de gros sel gris, de Guérande par exemple ● 200 g d'algues multicolores ● 3 blancs d'œufs ● huile d'olive ou sauce vierge (p. 52) ● 3 g de curcuma frais* ***Matériel :*** *grand saladier ● plaque du four*

■ Préchauffer le four à 180 °C (th. 6).

■ Râper finement le curcuma. Le mélanger dans un grand saladier avec le sel gris, les algues et les blancs d'œufs. Malaxer vigoureusement. Étaler cette préparation sur une plaque allant au four et en envelopper le bar. Enfourner et faire cuire pendant 30 minutes.

■ Laisser reposer de 15 à 20 minutes. Casser la croûte de sel, ôter le sel et servir au fur et à mesure à l'aide d'une cuillère.

■ Accompagner d'un filet d'huile d'olive ou de sauce vierge. Ce plat peut aussi s'accompagner d'une sauce vierge à la grenade.

Atouts nutritionnels et propriétés anticancer
Dans cette recette colorée, le bar, riche en protéines, phosphore et iode, relevé par la saveur du curcuma sera un plaisir pour les yeux et les papilles. Étonnez vos convives en l'accompagnant d'une sauce vierge à la grenade. Ce cocktail de vitamines B6, C et E représente une source non négligeable d'antioxydants. Par cette richesse, le curcuma et la grenade favorisent la prévention de certains cancers par leur action antivieillissement sur les cellules.

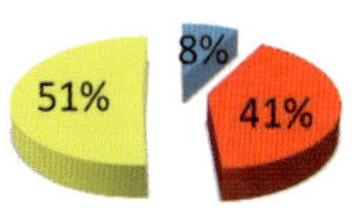

■ VN : 745 kcal/p.

préparation 10 min / marinade 24 h / congélation 1 nuit / assez facile / cher

Carpaccio de lotte, curcuma, citron vert et graines de grenade

Ingrédients pour 4 personnes : *1 kg de queue de lotte (demander au poissonnier d'ôter la peau) • 20 g de curcuma frais (en épicerie fine) • 20 g de gingembre frais • 1/2 gousse d'ail • 20 g de galanga frais • 1 citron vert • 2 cl de jus de grenade • 100 g de grains de grenade • 30 g d'alfalfa • 20 cl d'huile équilibrée (p. 226) • sel et poivre du moulin* ***Matériel :*** *mixeur • plat pour la marinade • film alimentaire*

■ Deux jours à l'avance, râper finement le curcuma frais, le gingembre, le galanga et l'ail. Mixer ces condiments avec le jus de citron vert, le jus de grenade, du sel et l'huile équilibrée. Placer les queues de lotte dans un plat contenant la marinade et laisser reposer pendant 24 heures au réfrigérateur en retournant régulièrement le poisson.

■ La veille, égoutter la lotte, la rouler dans du film alimentaire et l'entreposer une nuit au congélateur.

■ Le jour même, couper la lotte en tranches fines après avoir retiré le film alimentaire, et disposer celles-ci dans les assiettes. Badigeonner légèrement de marinade, poivrer puis décorer de grains de grenade et d'alfalfa.

Atouts nutritionnels et propriétés anticancer
La lotte, riche en protéines, phosphore et iode, a une faible teneur en matières grasses. Les graines de grenade, où se concentrent les antioxydants de ce fruit, sont un atout antivieillissement de nos cellules. Un plat light et riche en antioxydants.

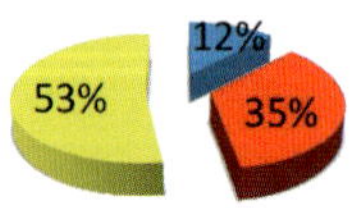

■ VN : 446 kcal/p.

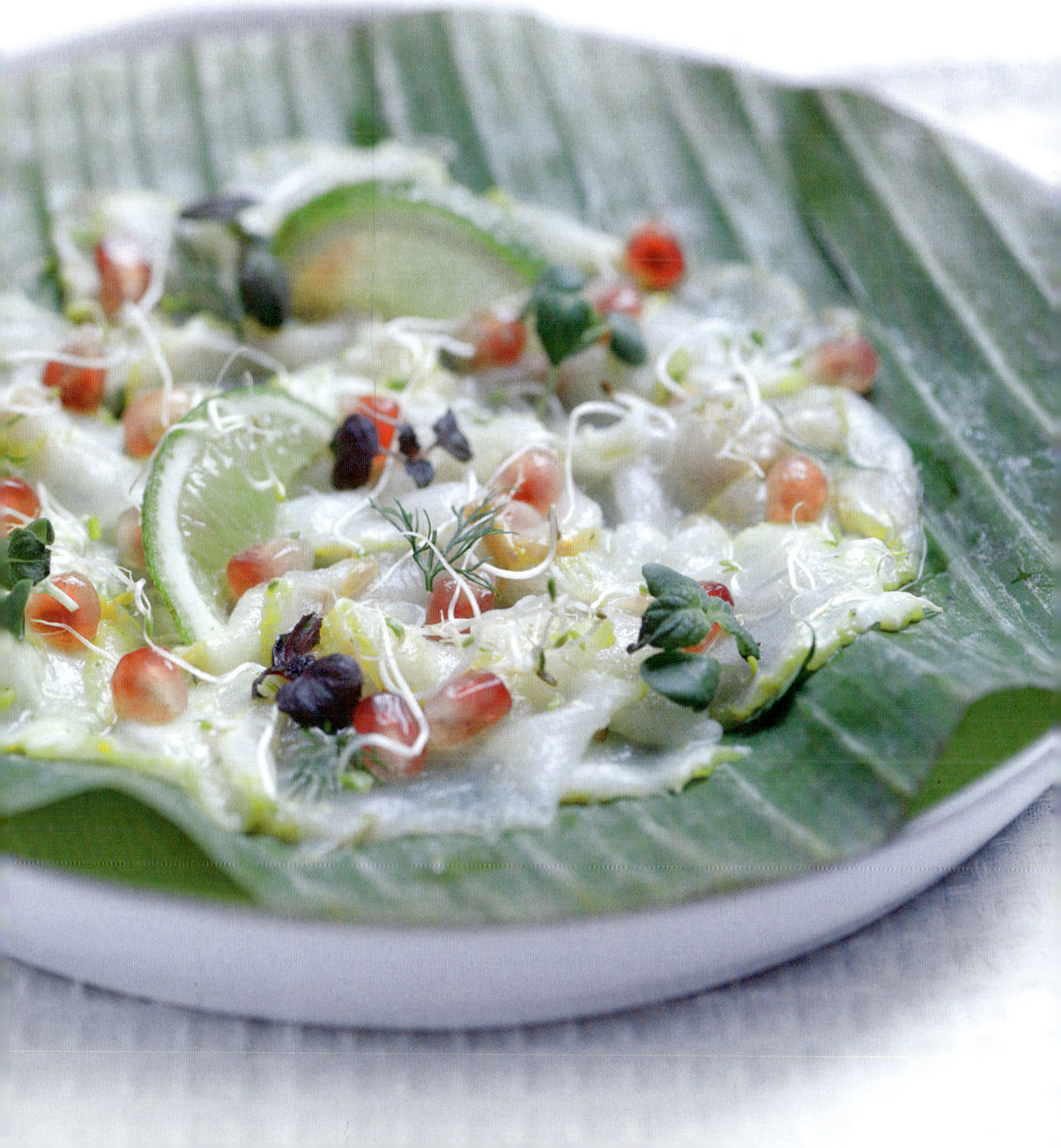

Curry de brocoli chinois, oignons rouges et volaille au curcuma frais

préparation 30 min / marinade 2 h / cuisson 40 min / difficile / raisonnable

Ingrédients pour 4 personnes : *2 cuisses de volaille ● 400 g de brocoli chinois ● 200 g d'oignons rouges ● 3 dl de bouillon de volaille ● 5 cl d'huile équilibrée (p. 226) ● 5 g de curcuma frais (en épicerie fine) ● 2 gousses d'ail ● 10 g de gingembre ● 1/2 bâton de cannelle ● 4 g de cardamome verte ● 1 piment rouge ● 25 g de curry en poudre ● le jus de 1 citron vert ● 200 g de tomates ● 300 g de patates douces ● 1/4 de botte de coriandre ● sel et poivre* ***Matériel :*** *plat pour la marinade ● casserole ● sauteuse*

■ Désosser les cuisses de volaille, les dégraisser, enlever la peau, puis tailler la chair en morceaux. Les mettre dans un plat avec le tiers de la poudre de curry et le jus de citron vert. Laisser mariner pendant 2 heures.

■ Fendre les têtes de brocoli en deux ou en quatre suivant la grosseur, puis les faire cuire légèrement croquants à l'eau bouillante salée. Les plonger dans de l'eau glacée pour préserver leur couleur verte.

■ Démarrer le curry : peler et couper les oignons en petits morceaux, les faire revenir dans la sauteuse à l'huile équilibrée

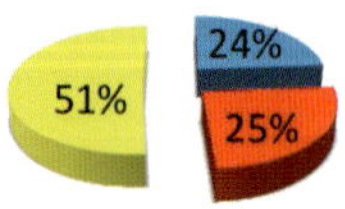

■ VN : 488 kcal/p.

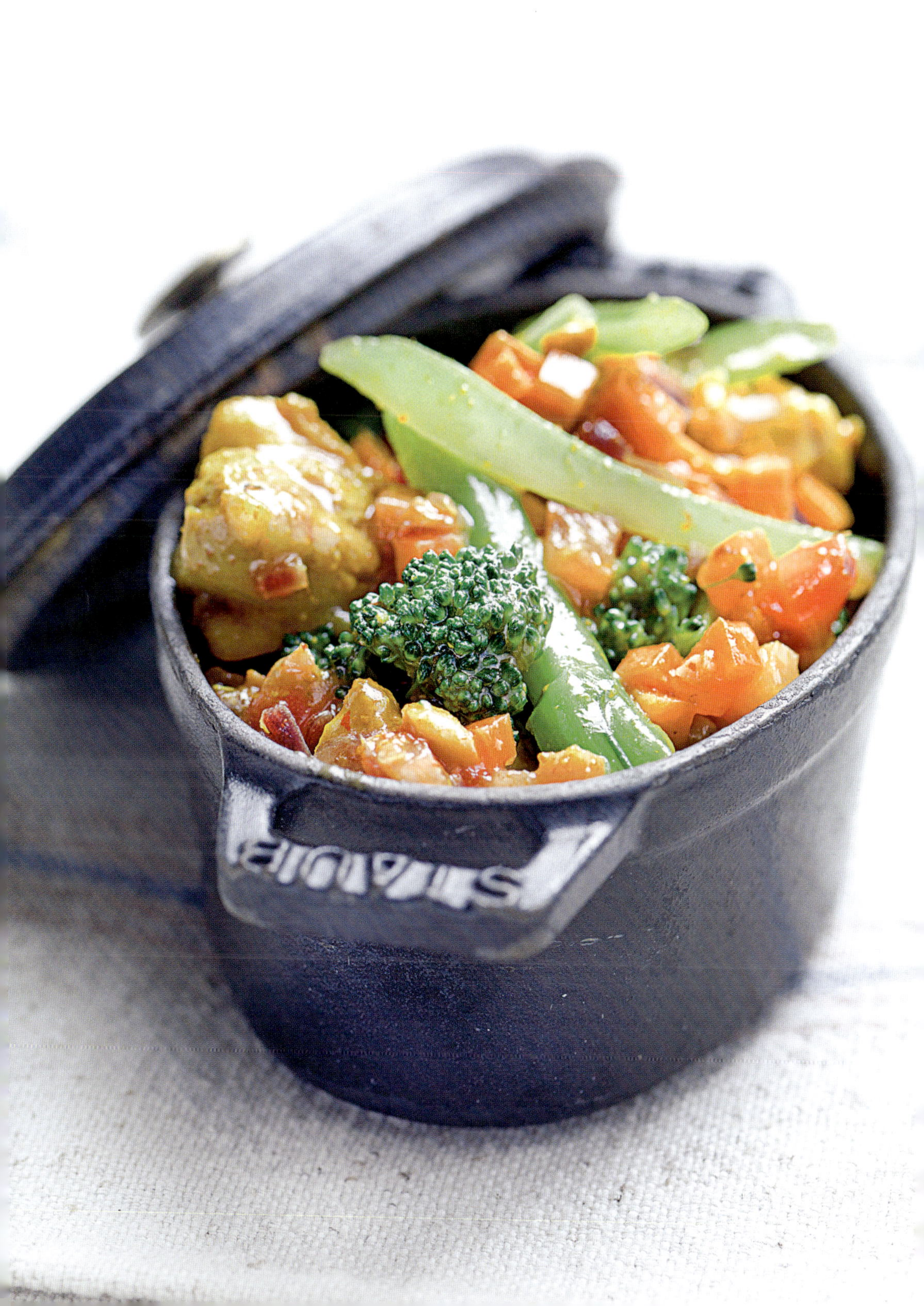

pendant 5 minutes. Ajouter l'ail écrasé, le curcuma et le gingembre hachés finement, la cannelle, la cardamome, le reste de curry en poudre, puis le piment haché. Faire cuire 2 ou 3 minutes à feu doux.

■ Ajouter les tomates coupées en morceaux, la volaille, laisser cuire 15 minutes.

■ Ajouter les patates douces pelées et coupées en dés, couvrir d'eau à hauteur et faire cuire doucement 15 à 20 minutes. Faire réduire la sauce si besoin et rectifier l'assaisonnement. Parsemer de coriandre coupée avant de servir.

Atouts nutritionnels et propriétés anticancer
La viande de volaille apporte du phosphore, du sélénium et de la vitamine B6. Le rouge de l'oignon renferme des antioxydants. Le brocoli, source de fibres, est riche en eau, en bêta-carotène, en vitamines C et B9. Cette recette relevée et colorée conjugue plaisir gourmand et maintien de la ligne. Elle peut se préparer à l'avance.
Un plat de résistance léger, riche en antioxydants, antiradicaux libres et source de fibres.

préparation 20 min / cuisson 25 min / assez facile / raisonnable

Boulettes de bœuf, gingembre, graines de lin et curcuma

Ingrédients pour 4 personnes : *400 g de bœuf à hacher • 100 g de chou chinois • 5 cl d'huile équilibrée (p. 226) • 5 g de gingembre • 1 gousse d'ail • 6 cl de vinaigre de riz • 40 g de graines de lin • 4 feuilles de livèche • 10 feuilles de basilic thaï • 3 g de curcuma • sel et poivre* ***Matériel :*** *grande casserole • passoire • sauteuse • mixeur/hachoir • saladier*

■ Éplucher, laver au savon, rincer et couper le chou chinois. Le plonger 10 secondes dans de l'eau bouillante salée. L'égoutter et bien le presser pour éliminer tout le liquide.

■ Faire cuire pendant 30 minutes à l'eau bouillante salée les graines de lin, puis bien les égoutter. Hacher finement l'ail, le gingembre et le curcuma. Couper finement la livèche et le basilic thaï.

■ Dégraisser et hacher la viande. La mélanger avec le chou, les graines de lin, les herbes et épices. Vérifier l'assaisonnement en sel et poivre, confectionner des boulettes. Les poêler dans un filet d'huile. Pour une cuisson à point, compter 10 minutes ; bien cuit, 15 minutes. À déguster avec un riz basmati (p. 72) ou une purée de brocoli.

Atouts nutritionnels et propriétés anticancer

Les graines de lin font le plein de bons acides gras. Le bœuf, source de fer, est riche en protéines, phosphore et vitamines B3 et B12.

Un plat également riche en fibres, qui favorisent l'absorption du cholestérol et activent le transit intestinal.

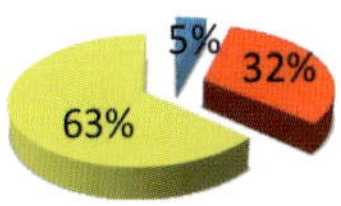

■ VN : 287 kcal/p.

Couscous d'épeautre aux épices, épaule d'agneau fondante et citron confit

préparation 35 min / cuisson 3 h 30 / assez difficile / assez cher

Ingrédients pour 4 personnes : Pour l'épaule d'agneau : *1 kg d'épaule désossée et dégraissée • 1 tête d'ail • 400 g de carottes • 200 g d'oignons • 100 g de tomates • 200 g de fenouil • 40 g de citron beldi • 10 cl d'huile équilibrée (p. 226) • 1 cuil. à café de cumin en poudre • 1 cuil. à café de ras el-hanout • 3 g de curcuma frais (en épicerie fine) • 1 l de bouillon de volaille • thym • 2 feuilles de laurier • 30 g d'olives noires • 1 cuil. à café de miel* • Pour le couscous d'épeautre : *40 g de semoule d'épeautre par personne • 1 citron vert • 150 g de tomates • 1/2 botte d'oignons nouveaux • 1 poivron vert • 1/2 botte de coriandre • 1/4 de botte de persil • 1/2 botte de menthe • 10 cl d'huile équilibrée • 1 cuil. à café de ras el-hanout • le jus de 1 citron (facultatif) • sel et poivre* ***Matériel :*** *cocotte allant au four • saladier • papier d'aluminium*

■ Rouler l'épaule d'agneau puis la ficeler, saler et poivrer. La faire revenir à l'huile équilibrée dans une cocotte jusqu'à ce qu'elle soit bien colorée.

■ Ajouter la garniture taillée en dés (carotte, oignons, ail écrasé) et bien colorer le tout. Ajouter ensuite la tomate, le ras el-hanout, le cumin, le thym, le laurier et le curcuma râpé. Mouiller avec le bouillon de volaille aux trois quarts de la hauteur. Couvrir d'un papier d'aluminium. Enfourner et faire cuire pendant 3 heures environ à 140 °C (th. 4-5) en tournant l'épaule d'agneau toutes les 15 minutes.

■ Pendant ce temps, couper les citrons beldi en petits quartiers, écraser les olives.

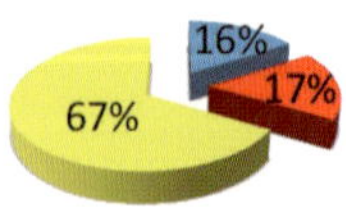

■ VN : 1214 kcal/p.

■ Nettoyer le fenouil, l'émincer et le faire cuire à l'eau en veillant à ce qu'il reste croquant. Mettre de côté.

■ Retirer délicatement l'épaule quand elle est devenue « moelleuse » et enlever la ficelle. Faire réduire le jus sur feu doux jusqu'à ce qu'il devienne sirupeux, puis ajouter le citron confit, les olives, le fenouil, le miel. Laisser mijoter 5 ou 6 minutes en remettant l'épaule d'agneau. Rectifier l'assaisonnement.

■ Préparer le couscous 30 minutes avant de servir. Faire gonfler la semoule avec de l'eau tiède quelques minutes. Ajouter l'huile équilibrée, du sel et du poivre.

■ Tailler le poivron en petits dés et couper finement les herbes. Couper les tomates en quartiers, les épépiner, les tailler en petits dés. Peler le citron vert et le couper en petits dés également. Couper les oignons nouveaux en entier (avec le vert) en petits morceaux. Ajouter le tout à la semoule avec le ras el-hanout. Saler, poivrer, et ajouter du jus de citron si besoin. Tenir au chaud.

Atouts nutritionnels et propriétés anticancer

Faites le plein d'énergie! L'épeautre y contribue grâce à sa forte teneur en glucides complexes. La viande d'agneau, mise en valeur par les épices, est riche en protéines et vitamines B3 et B12. Le citron confit apporte sa touche de vitamine C.

Un plat de résistance très gourmant, riche en antioxydants.

Filet de bœuf mariné façon gravlax

préparation 15 min / marinade 3 jours / assez facile / assez cher

Ingrédients pour 4 personnes : *600 g de filet de bœuf (pas trop épais)* : Pour la marinade : *10 cl de jus de grenade* ● *1/2 citron vert* ● *5 g de curcuma frais (en épicerie fine)* ● *20 g de gingembre frais* ● *1 gousse d'ail* ● *30 g de câpres* ● *3 g de poivre long* ● *1/2 cuil. à café de piment d'Espelette en poudre* ● *1/4 de botte d'aneth* ● *18 g de fleur de sel* ● *30 g de sucre en poudre* ● Pour la salade : *40 g de roquette* ● *40 g de tofu* ● *40 g de pousses de soja* ● *1/2 botte de coriandre* ● *5 ml d'huile équilibrée (p. 226)*
Matériel : *plat pour la marinade* ● *film alimentaire*

■ Hacher le curcuma, l'ail, le gingembre, l'aneth et les câpres. Râper le zeste du citron vert, écraser le poivre long. Dans un plat, réunir tous les ingrédients de la marinade et mélanger.

■ Dégraisser puis ficeler le filet de bœuf pour lui donner une forme bien ronde et allongée. Le déposer dans la marinade et laisser au moins 3 jours au réfrigérateur, couvert d'un film alimentaire, en le tournant régulièrement.

■ Le jour même, bien égoutter le filet de bœuf, le sécher dans du papier absorbant, puis le tailler en tranches fines. À déguster avec la salade de tofu, roquette, pousses de soja et coriandre assaisonnée d'huile.

Atouts nutritionnels et propriétés anticancer
Le filet de bœuf, riche en protéines, phosphore, vitamines B3 et B12, est aussi source de fer. Le jus de grenade associé au curcuma garantit un apport majeur en antioxydants. Les pousses de soja et la roquette compléteront vos apports en fibres.

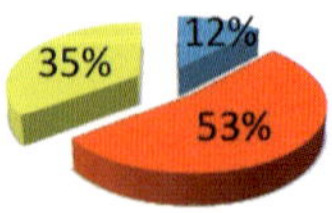

■ VN : 312 kcal/p.

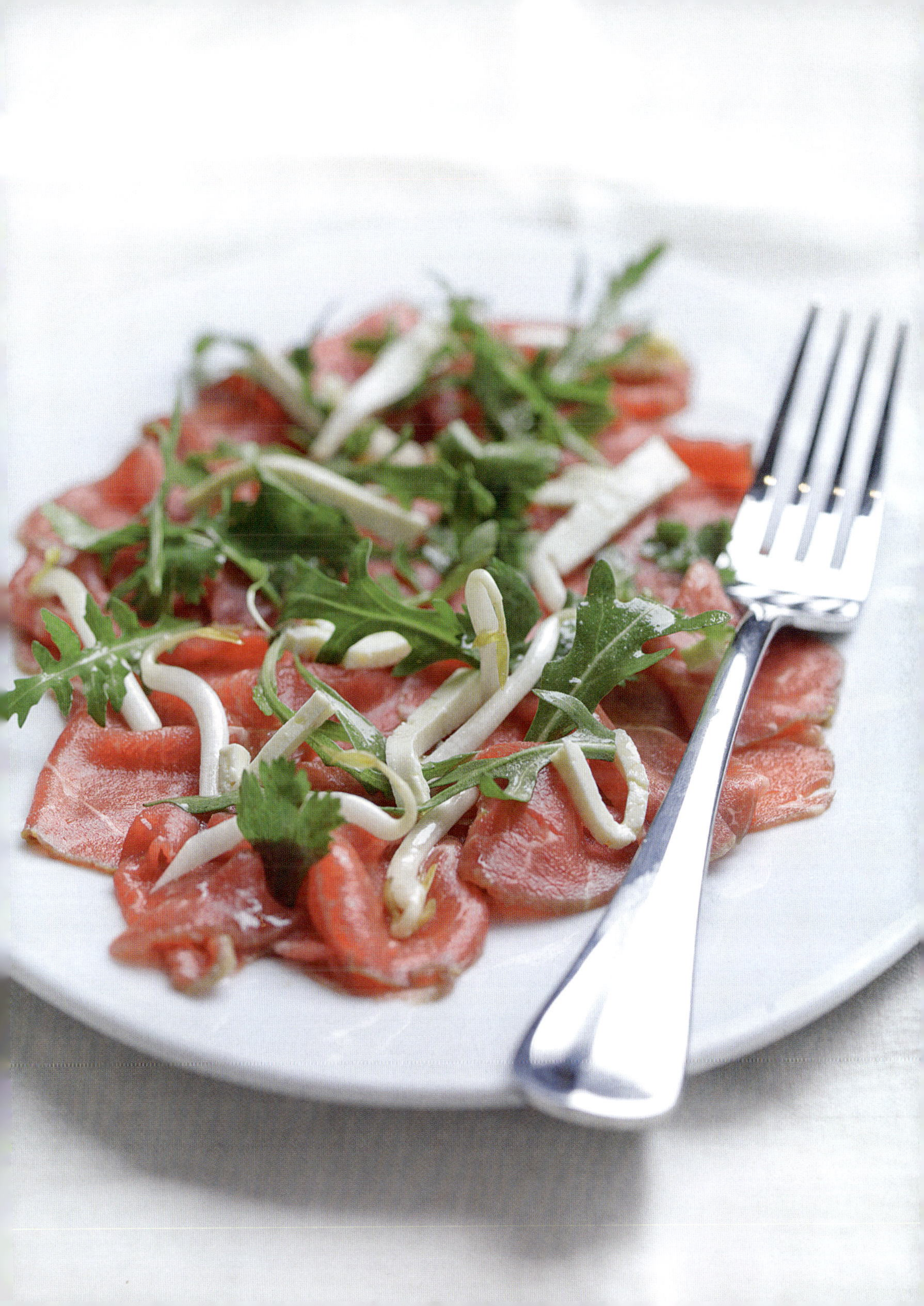

autour du thé vert

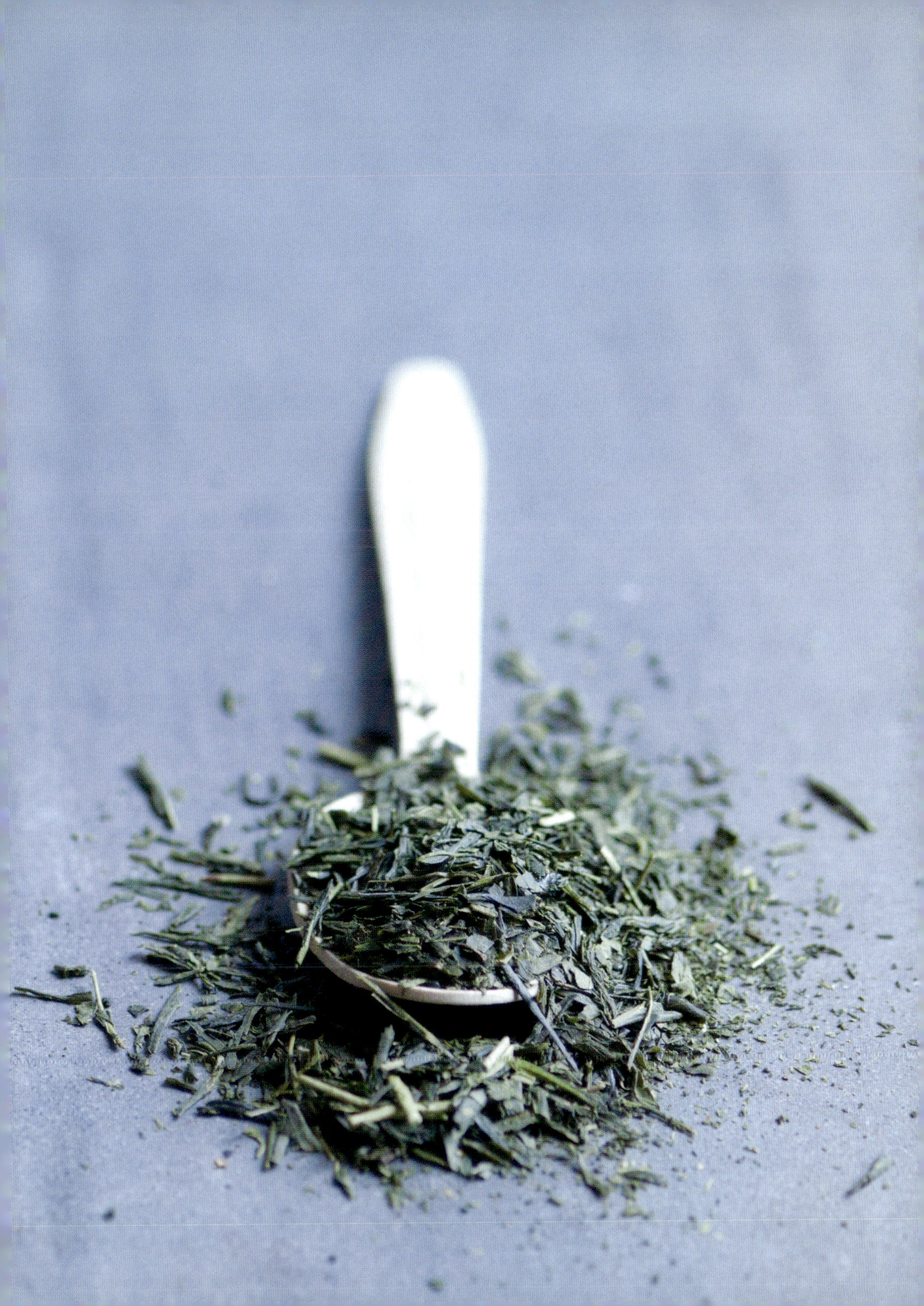

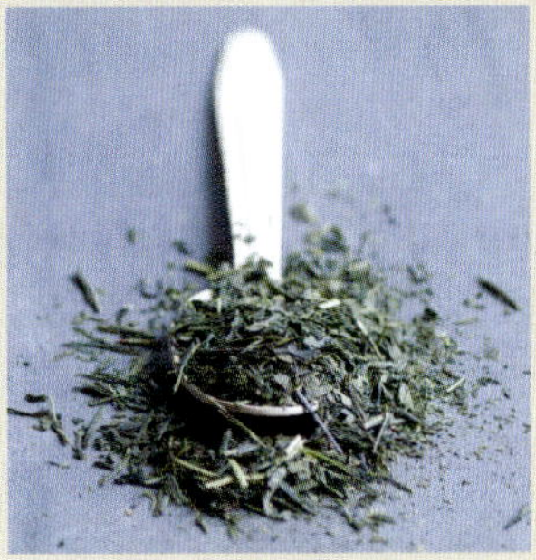

Les bienfaits du thé vert

Originaire d'Asie, le thé est l'une des boissons les plus consommées. Il s'en boirait plus de quinze mille tasses chaque seconde dans le monde. Thé noir, thé blanc, thé vert, thés fumés... Il existe plus de trois mille variétés, toutes obtenues après séchage puis infusion des feuilles de *Camelia sinensis*. L'environnement, le terrain, l'altitude, la saison de la récolte et le mode de transformation modifient son apparence et sa qualité. Les principaux pays producteurs sont l'Inde, la Chine, le Kenya, le Sri-Lanka, la Turquie et l'Indonésie.

De tous les thés, le thé vert est le plus réputé et le plus bénéfique pour la santé. Contrairement aux thé fermentés, semi-fermentés ou fumés, il ne subit aucune transformation et conserve donc toutes ses propriétés. Cependant, dernièrement, des études ont montré que le thé blanc serait encore meilleur que le thé vert pour la santé, mais ces données demandent à être confirmées.

Le thé a été l'objet de guerres visant à briser le monopole de son commerce. Sa consommation est encore associée à des rituels complexes. Il se présente en feuilles, en poudre ou en briquettes denses composées de feuilles comprimées. Ces feuilles sont récoltées sur des arbres âgés de 5 à 50 ans, excepté les grands crus qui peuvent provenir d'arbres parfois millénaires.

Atouts nutritionnels

Le thé est riche en antioxydants (polyphénols et flavonoïdes) qui protègent les cellules contre les radicaux libres, responsables du stress oxydatif à l'origine du cancer. Ces trois principales familles d'antioxydants sont les catéchines, les théaflavines et les théarubigines. Son activité antioxydante dépasse d'ailleurs celle des fruits et des légumes. Ainsi, deux tasses de thé équivalent à sept verres de jus d'orange, à vingt verres de jus de pomme, à six pommes, à trois verres et demi de jus de cassis. Une autre étude a comparé les effets antioxydants du thé et de vingt-deux légumes (brocoli, maïs, oignon, ail, carottes, entre autres). Le thé vert a non seulement la plus forte activité antioxydante, mais il a une capacité supérieure à piéger les radicaux libres et à les rendre inoffensifs.

L'organisme bénéficie d'une forte activité antioxydante pendant les deux ou trois heures suivant l'absorption du thé. Ce pouvoir est quatre fois supérieur à celui de la vitamine C. Celui de l'EGCG (épigallocatechine-3-gallate), principal antioxydant du thé vert, est deux cents fois supérieur à celui de la vitamine E présente dans les huiles de poisson.

Préparer et boire le thé

Les thés verts et blancs sont les plus bénéfiques pour la santé car ce sont ceux qui subissent le moins de transformation. En effet, la fermentation, le fumage et le pressage détruisent une partie des polyphénols et peuvent même être dangereux pour l'organisme.

Le thé se conserve dans un récipient étanche, au frais, au sec et à l'abri de la lumière. Achetez-le plutôt en petites quantités pour préserver sa fraîcheur, et en vrac, car le thé en sachet est rarement d'aussi bonne qualité que le thé en feuilles.

Le thé doit être infusé entre 2 et 4 minutes dans une eau à 70 °C environ (pas bouillante donc !) pour préserver son goût et surtout ses qualités nutritionnelles. Il est conseillé d'utiliser de l'eau de source ou filtrée en carafe. Plus le thé vert est infusé, plus son pouvoir antioxydant est important : 85 % des antioxydants du thé sont libérés au cours des 3 à 5 premières minutes d'infusion. Certains auteurs recommandent de laisser le thé infuser 8 à 10 minutes pour bénéficier de tous ses bienfaits, mais pas plus. Il est aussi possible de le « décaféiner » en jetant la première eau d'infusion après 20 à 30 secondes. Il doit alors être remis à infuser dans une eau frémissante avant d'être consommé. Près de 80 % de la caféine est ainsi éliminée.

La consommation moyenne pour bénéficier des vertus bénéfiques du thé vert est estimée à 5 à 10 g par jour, soit 2 à 4 cuillerées à café de feuilles séchées.

Le thé noir doit être consommé sans lait car celui-ci, surtout lorsqu'il n'est pas écrémé, diminue le pouvoir antioxydant du thé. Quant aux boissons du commerce à base de thé vert, elles ne renferment que très peu de polyphénols et autres antioxydants, dix à cent fois moins que le thé vert fraîchement infusé.

Propriétés anticancer du thé vert

Le thé vert contient plusieurs substances antioxydantes, la plus importante étant l'EGCG. Ce polyphénol puissant inhibe la croissance tumorale en favorisant le suicide des cellules cancéreuses (l'apoptose). Il réduit également le risque de métastases en inhibant la formation de nouveaux vaisseaux sanguins autour des cellules, qui sont indispensables aux cellules cancéreuses pour se déplacer dans le corps.

De très nombreuses études suggèrent que le thé vert aurait des propriétés bénéfiques en prévention du cancer. Les citer toutes est impossible, mais on sait que, en cas de lésions précancéreuses de la bouche, la consommation régulière de thé vert pendant au moins trois mois permet de réduire de plus de 50 % le risque de développer un véritable cancer de la cavité buccale.

Le thé contient en plus de la quercétine et du kaempférol qui sont bénéfiques dans la prévention du cancer notamment.

Chez l'animal, le thé vert protège les cellules cancéreuses contre certains traitements de chimiothérapie et réduit donc leurs effets. Il est donc recommandé de ne pas consommer de thé vert au cours des traitements anticancer.

Autres bénéfices santé

- Diminution du risque cardio-vasculaire : la consommation de flavonols et de catéchines est associée à un risque plus faible de maladies cardio-vasculaires.

• Diminution du risque de carie dentaire : les polyphénols inhiberaient la croissance des bactéries associées aux caries et diminueraient l'activité de l'amylase salivaire.
• Perte de poids et de masse grasse, mais demande à être confirmé car les études ne portaient que sur des extraits de thé.
• Neuroprotection : les personnes consommant deux tasses ou plus de thé vert par jour ont un risque significativement réduit de souffrir de détériorations de leurs capacités intellectuelles. Il pourrait aussi agir en prévention de la maladie d'Alzheimer.
• Santé osseuse : la consommation de thé serait associée à une meilleure densité osseuse chez les femmes âgées.

Valeurs nutritionnelles (pour 100 g)

Énergie (kcal)	0,4
Eau (g)	99,7
Protéines (g)	0,1
Glucides (g)	0
Lipides (g)	0
Fibres (g)	0

Minéraux	
Sodium (mg)	1,3
Magnésium (mg)	1,66
Phosphore (mg)	1
Potassium (mg)	25,5
Calcium (mg)	6,9
Manganèse (mg)	0,28
Fer (mg)	0,02
Cuivre (mg)	0,02
Zinc (mg)	0,09
Sélénium (µg)	0,1
Iode (µg)	0,6

Vitamines	
Bêta-carotène (µg)	0
D (µg)	0
E (mg)	0
C (mg)	0
B1 (mg)	0
B2 (mg)	0,01
B3 (mg)	0,1
B5 (mg)	0,01
B6 (mg)	0
B9 (µg)	2,6
B12 (µg)	0

Source : Valeurs nutritionnelles base CIQUAL, thé vert.

Gaspacho vert et alfalfa

préparation 5 min / facile / bon marché

Ingrédients pour 4 personnes : *230 g de courgettes • 180 g de tomates vertes • 80 g d'oignons nouveaux • 80 g de pomme granny-smith • 10 g de coriandre fraîche • 1 barquette d'alfalfa • 1 citron vert • 3 feuilles de livèche • 1/2 gousse d'ail • 20 cl d'eau • piment vert* ***Matériel :*** *blendeur*

■ Bien laver au savon, puis rincer et sécher les tomates et les courgettes.

■ Garder la moitié de la pomme et couper le reste en fine julienne.

■ Récupérer le jus du citron.

■ Mixer au blendeur la pomme réservée avec tous les ingrédients (sauf l'alfalfa) et l'eau. Servir bien frais avec les bâtonnets de pomme croquants et parsemé d'alfalfa.

Atouts nutritionnels et propriétés anticancer
Cette recette andalouse se met au vert pour devenir une source multiple d'antioxydants et de fibres. Presque une recette détox à consommer toute l'année pour purifier votre organisme et l'aider à éliminer les excès qui perturbent parfois son fonctionnement. À déguster bien frais l'été pour se rafraîchir en entrée ou en plat unique.
La couleur verte de certains fruits et légumes comme la courgette est due à la lutéine et à la zéaxanthine. Ces pigments de la famille des caroténoïdes peuvent stimuler l'apoptose, c'est-à-dire le suicide des cellules abîmées ou malades.

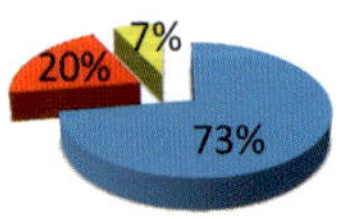

■ VN : 40 kcal/p.

Cake au thé vert

préparation 20 min / cuisson 45 min / facile / raisonnable

Ingrédients pour 4 personnes : *100 g de petits pois écossés • 100 g de févettes écossées • 3 œufs • 150 g de farine complète • 100 g de tofu soyeux • 3 cuil. à soupe de purée d'herbes (p. 97) • 10 cl d'huile équilibrée (p. 226) • 12,5 cl de lait de soja • 1 sachet de levure chimique • 1 cuil. à soupe de thé vert en poudre • sel et poivre* ***Matériel :*** *casserole • saladier • fouet • moule à cake*

■ Préchauffer le four à 180 °C (th. 6). Sortir le tofu soyeux du réfrigérateur et le laisser à température ambiante.

■ Faire cuire pendant 1 minute dans l'eau bouillante salée les petits pois et les févettes, les rafraîchir et les mettre de côté.

■ Dans un saladier, mélanger au fouet les œufs, la farine, la levure, du sel et du poivre. Verser un filet d'huile, puis le lait de soja et ajouter le tofu soyeux. Incorporer la purée d'herbes, puis les févettes, les petits pois et le thé vert. Bien mélanger.

■ Verser le tout dans un moule à cake, enfourner et laisser cuire pendant 45 minutes.

Atouts nutritionnels et propriétés anticancer

À servir en tranches fines en entrée, avec une salade d'endives pour un plat du soir ou en version mini pour un apéritif. Très riche en protéines végétales issues du tofu, du lait de soja et des févettes, ce cake est naturellement très rassasiant grâce à une texture mixte et aux fibres de la farine complète. L'apport judicieux de fibres accélère le transit et diminue le temps de contact des composés cancérigènes présents dans l'alimentation avec les cellules intestinales. Les fibres participent à la réduction du risque de cancer du côlon.

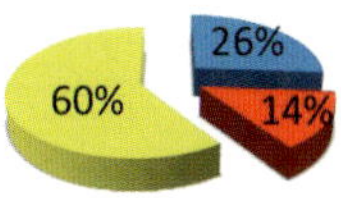

■ VN : 474 kcal/p.

Pommes de terre écrasées, wakamé, ciboulette et thé vert

préparation 10 min + 15 min / cuisson 30 min + 10 min / facile / bon marché

Ingrédients pour 4 personnes : *600 g de pommes de terre (rattes) • 80 g d'algues wakamé cuites • 10 cl d'huile d'olive • 1/2 botte de ciboulette • 1 cuil. à soupe de thé vert • sel et poivre*
Matériel : *grande casserole*

■ La veille, bien laver les pommes de terre, les faire cuire à l'eau 30 minutes avec leur peau.

■ Le jour même, couper en petits morceaux le wakamé (si ce n'est déjà fait). Ciseler la ciboulette.

■ Éplucher les pommes de terre, les réchauffer une dizaine de minutes à la vapeur ou au couscoussier, les écraser à la fourchette, ajouter l'huile, le wakamé et le thé vert, assaisonner en sel et poivre.

■ Ajouter la ciboulette coupée finement au moment de servir.

Atouts nutritionnels et propriétés anticancer
Un écrasé de pommes de terre rattes aux saveurs subtiles, source d'énergie sous forme de glucides complexes. L'algue wakamé, au goût iodé, évite l'ajout de sel et apporte de la vitamine B9, bénéfique notamment pour les femmes. La sophistication de la ciboulette et du thé en fait le lit idéal d'un tartare de poisson ! Les algues contiennent de nombreux antioxydants : des caroténoïdes, des flavonoïdes et des acides phénoliques qui atténuent les dommages causés aux cellules par le stress oxydatif, responsable du vieillissement prématuré et de certains cancers.

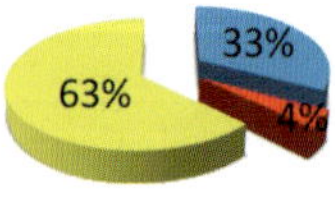

■ VN : 322 kcal/p.

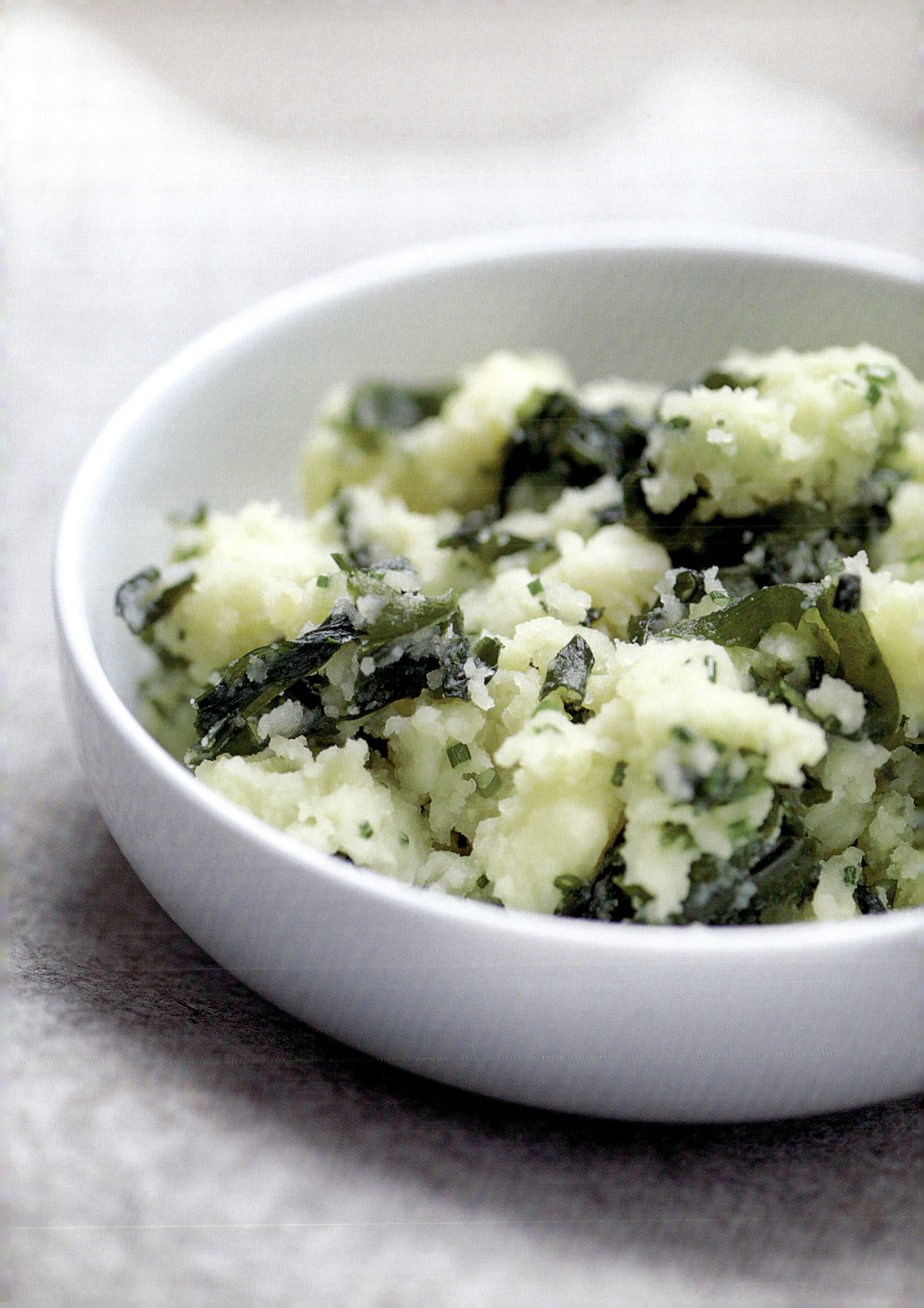

Effeuillée de cabillaud au thé matcha, compotée de chou rouge, sorbet grenade (de Lyes Abidi, chez la famille Sangoy)

préparation 1 h 30 / cuisson 2 h / difficile / assez cher

Ingrédients pour 4 personnes : Pour l'effeuillée de cabillaud : *600 g de cœur de filet de cabillaud bien ferme et très frais* ● *300 g de gros sel* ● *50 g de sucre en poudre* ● *12 g de thé vert matcha* ● Pour la compotée de chou rouge : *1,1 kg de chou rouge* ● *20 cl de jus de grenade* ● *10 cl de jus d'orange* ● *1 cl de vinaigre de Xérès* ● *2 cl d'huile d'olive* ● *5 g de sel* ● Pour l'huile infusée au thé vert : *2,5 cl d'huile d'olive* ● *1 cuil. à soupe de thé vert matcha* ● Pour le sorbet grenade : *25 cl de jus de grenade* ● *50 g de sucre en poudre* ● *1 g de poivre du Sichuan* ● *1 feuille de gélatine*
Matériel : *cocotte* ● *casserole* ● *sorbetière* ● *plaque pour le four* ● *petits cercles à pâtisserie*

■ Commencer par le sorbet : porter à ébullition dans une casserole 14 cl d'eau avec le jus de grenade et le sucre. Incorporer ensuite la feuille de gélatine préalablement ramollie dans de l'eau froide. Mélanger et verser dans une sorbetière jusqu'à obtention d'une consistance glacée.

■ Laver et émincer 600 g de chou, le mettre dans une cocotte et le faire revenir pendant 10 minutes à l'huile d'olive. Passer à la centrifugeuse le chou restant pour en extraire le jus, puis passer le jus d'orange, le vinaigre de Xérès et le jus de grenade. Verser ces jus sur la compotée de chou, saler et porter le tout à ébullition à feu vif. Puis faire cuire au four, à couvert, pendant 2 heures à 130 °C (th. 4-5) en remuant régulièrement.

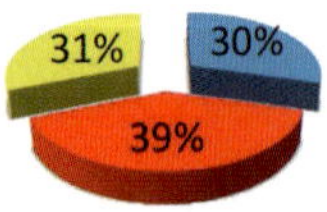

■ VN : 330 kcal/p.

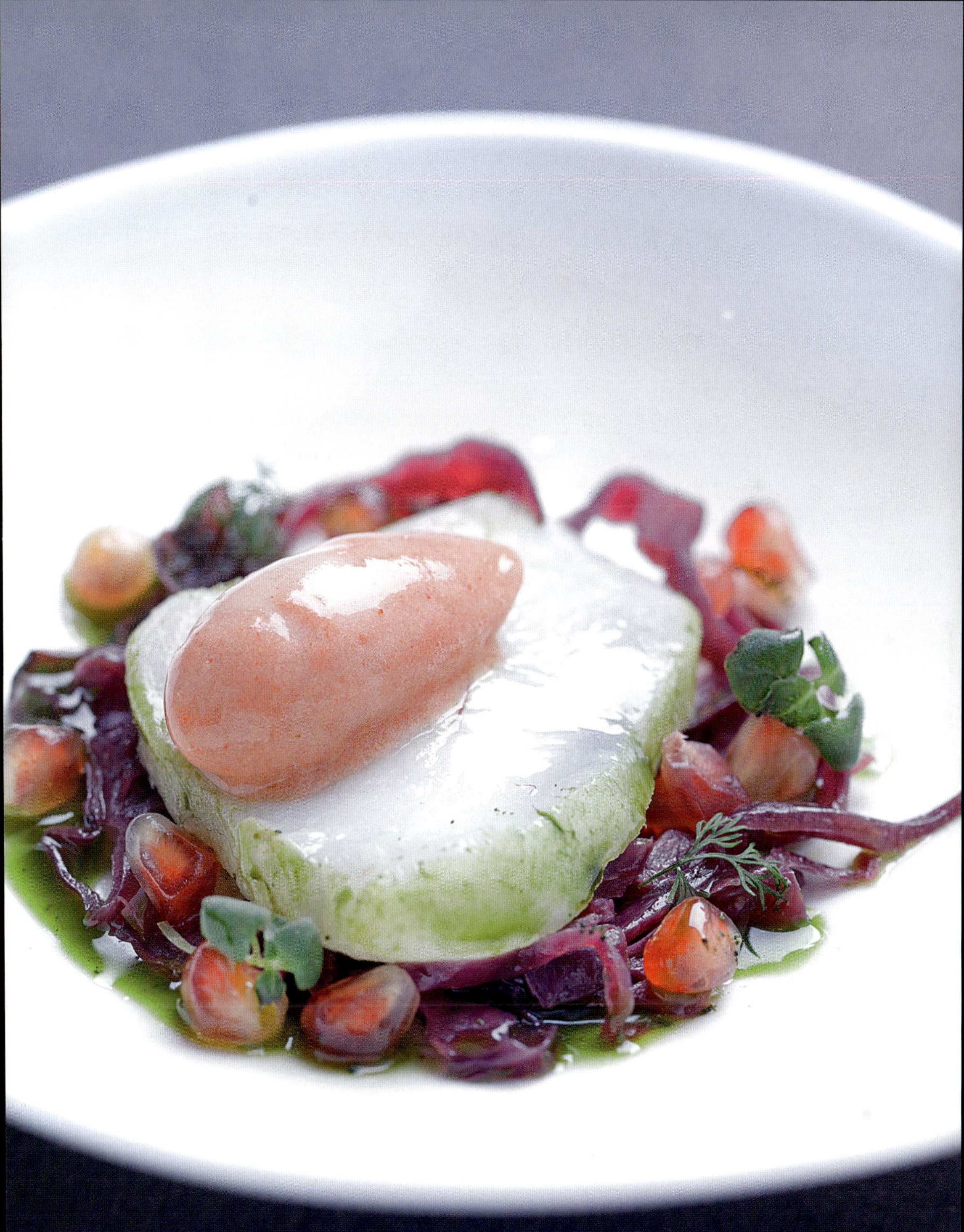

■ Préparer l'huile infusée au thé vert : mélanger l'huile d'olive et le thé vert dans une casserole. Faites tiédir 2 minutes à feu doux. Verser dans un verre et mettre de côté.

■ Déposer, pendant ce temps, le filet de cabillaud sur une plaque de four, le recouvrir de sucre et de sel et le laisser dégorger pendant 1 heure. Le rincer abondamment, sans abîmer la chair, et le faire sécher sur un torchon.

■ Dans une casserole, mettre le thé matcha puis verser lentement dessus 50 cl d'eau bouillante en remuant. Donner à nouveau une petite ébullition, puis ajouter le cabillaud. Couvrir et laisser pocher hors du feu pendant 18 minutes.

■ Retirer délicatement le poisson et l'effeuiller à l'aide d'une cuillère. Disposer les « feuilles de chair » dans une assiette, protéger avec un film alimentaire, puis recouvrir de papier absorbant humidifié le temps de dresser les assiettes.

■ Poser dans chaque assiette plate un petit cercle à pâtisserie, le remplir de compotée de chou rouge tiède, couvrir d'une rosace d'effeuillée de cabillaud tiède, déposer sur le contour quelques grains de grenade et quelques gouttes d'huile d'olive infusée au thé vert matcha. Accompagner d'une boule de sorbet grenade.

Atouts nutritionnels et propriétés anticancer

Une recette raffinée, idéale pour un déjeunercar elle contient un légume de couleur rouge, le chou, dont la consommation doit être évitée le soir. Source de protéines d'excellente qualité, ce plat contient également une bonne quantité d'antioxydants apportés par les jus de grenade et d'orange.

Le chou rouge est une bonne source d'anthocyanines, de puissants antioxydants capables de bloquer l'effet délétère des radicaux libres produits lors du métabolisme cellulaire.

Purée d'herbes

préparation 15 min / cuisson 1 min / facile / bon marché

Ingrédients pour 4 personnes : *1/2 botte de cresson ● 200 g d'épinards ● 1 botte d'estragon ● 1 botte de cerfeuil ● 1 botte de persil ● 1 cuil. à soupe de thé vert* ***Matériel :*** *casserole ● mixeur*

■ Laver les herbes, les plonger toutes ensemble pendant 1 minutes dans de l'eau bouillante salée.

■ Les refroidir aussitôt dans de l'eau glacée pour fixer la couleur et les empêcher de noircir.

■ Les égoutter, presser légèrement, ajouter le thé vert et mixer pour obtenir une purée très fine.

■ Cette purée se conserve 1 semaine au frais ou plus longtemps congelée en petits cubes dans un bac à glaçon.

Atouts nutritionnels et propriétés anticancer
Parfaite pour agrémenter vos pommes de terre ou carottes vapeur d'une touche de verdure. Au naturel, c'est également un accompagnement extrêmement léger pour vos viandes et poissons ou, avec un filet d'huile, une sauce idéale pour les coquillages.
Cette recette est source de multiples bienfaits grâce à ses apports en fibres, en antioxydants et en pigments verts qui se font trop rares dans nos assiettes.
Les végétaux verts doivent leur couleur à la présence de pigments de type glucosinolates, chlorophylle, lutéine et zéaxanthine, qui ont des vertus bénéfiques en prévention du cancer.
Un accompagnement léger, à associer à une viande blanche, un poisson ou des fruits de mer.

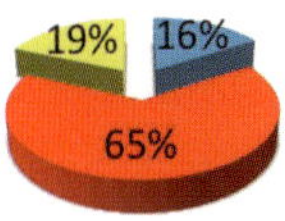

■ VN : 10 kcal/p.

Purée verte

préparation 30 min / cuisson 35 min / facile / bon marché

Ingrédients pour 4 personnes : *400 g de pommes de terre ● 150 g de purée d'herbes (p. 97) ● 6 cl de lait ● 6 cl de crème liquide ● 40 g de beurre ● 1 cuil. à soupe de thé vert* ***Matériel :*** *casserole ● moulin à légumes*

■ Commencer comme pour une purée ordinaire : éplucher les pommes de terre, les couper en quatre, puis les faire cuire à l'eau salée. Ajuster la cuisson en fonction de la variété de pomme de terre.

■ Les passer au moulin à légumes pour les réduire en purée.

■ Ajouter d'abord le beurre, puis la crème et le lait. Incorporer la purée d'herbes, ajouter le thé vert et servir aussitôt.

Atouts nutritionnels et propriétés anticancer

Cette purée verte, énergétique grâce au mélange de glucides complexes et de beurre, viendra s'équilibrer naturellement avec une viande plutôt maigre, comme un rôti de veau ou de dinde, riche en protéines.

La touche verte donnée par les herbes apporte son lot de bienfaits grâce à ses fibres et à ses minéraux antioxydants.

Les glucides complexes des pommes de terre favorisent la satiété, vous évitant de manger en trop grande quantité et limitant ainsi la prise de poids. Une bonne chose, car, ne l'oublions pas, le surpoids et l'obésité sont facteurs d'augmentation du risque pour de nombreux cancers.

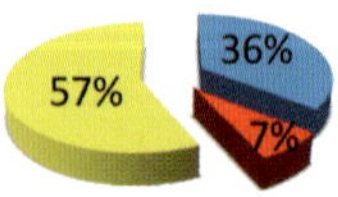

■ VN : 205 kcal/p.

Crumble poire, pomme, noix et flocons d'avoine

préparation 10 min / cuisson 30 min / assez facile / bon marché

Ingrédients pour 6 personnes : Pour le crumble : *50 g de poudre d'amandes* ● *50 g de flocons d'avoine* ● *20 g de cerneaux de noix* ● *100 g de farine* ● *100 g de sucre en poudre* ● *100 g de beurre* ● *30 g de thé vert* ● Pour la compote : *1 kg de poires* ● *400 g de pommes* ● *100 g de beurre* ● *100 g de sucre* ***Matériel :*** *saladier* ● *moule à manqué*

■ Préchauffer le four à 180 °C (th. 6).

■ Mélanger tous les ingrédients du crumble dans un grand saladier.

■ Peler et épépiner les pommes et les poires, puis les couper en quartiers.

■ Les poêler au beurre et au sucre pendant 5 à 10 minutes. Placer le tout dans un moule. Déposer dessus le crumble.

■ Enfourner et laisser cuire pendant 15 à 20 minutes.

Atouts nutritionnels et propriétés anticancer
Ce dessert combine les vertus du thé vert, les fibres des fruits et les minéraux des céréales, comme l'avoine, et apporte de multiples bénéfices pour booster la forme. Les noix et les amandes sont riches en acides gras poly-insaturés qui ont une action préventive sur les maladies cardio-vasculaires. Les fibres, apportées notamment par les pommes et les poires, accélèrent le transit intestinal, diminuant le temps de contact des aliments potentiellement cancérigènes avec la muqueuse intestinale.
Ce crumble, bonne source de glucides complexes et de fibres, est à consommer après un repas léger.

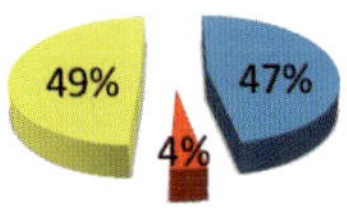

■ VN : 648 kcal/p.

Gâteau moelleux, citron et thé vert matcha

préparation 15 min / cuisson 30 min / assez facile / bon marché

Ingrédients pour 4 personnes : *200 g de farine • 300 g de sucre en poudre • 1 pomme • 200 g de yaourt au bifidus • 3 œufs • 30 g de thé vert matcha • 1/2 citron non traité • 6 cl d'huile équilibrée (p. 226) • 1 sachet de levure chimique* ***Matériel :*** *saladier • fouet • moule à manqué de 24 cm de diamètre*

■ Mélanger dans un saladier le yaourt avec les œufs, le sucre, la farine, le thé vert, la levure chimique et l'huile équilibrée.

■ Éplucher la pomme et la couper en petits dés.

■ Laver au savon le citron, le rincer et le sécher, puis prélever des zestes très fins (prendre une petite râpe mais faire attention de ne pas prélever le blanc, qui est amer). Récupérer le jus de la moitié du citron et l'incorporer avec les zestes à la préparation. Ajouter les morceaux de pomme. Bien mélanger au fouet.

■ Huiler légèrement le moule à manqué avant d'y verser la préparation. Enfourner et laisser cuire environ 30 minutes à 160 °C.

Atouts nutritionnels et propriétés anticancer

Le fameux gâteau au yaourt revisité à la mode méditerranéenne avec l'huile d'olive. Un apport de calcium tout en plaisir. Le citron y met une note acidulée mais surtout antioxydante qui s'ajoute aux nombreuses vertus du thé vert. Les antioxydants de l'huile d'olive, du citron et du thé vert font de ce dessert un véritable outil de prévention du cancer, car ce sont trois alliés de choc contre les effets néfastes de certains composés cancérigènes.

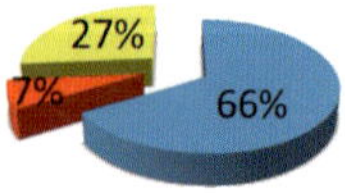

■ VN : 725 kcal/p.

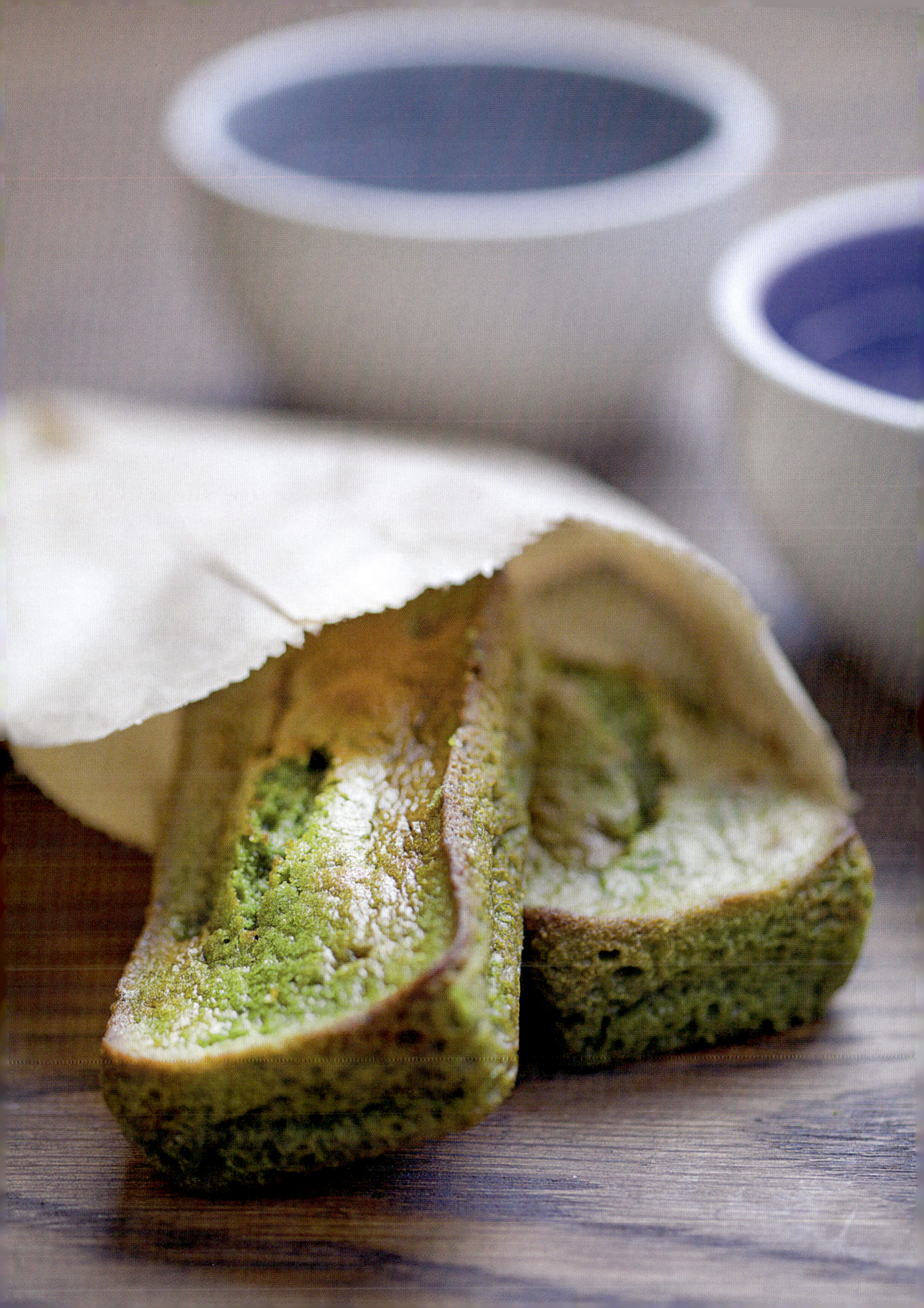

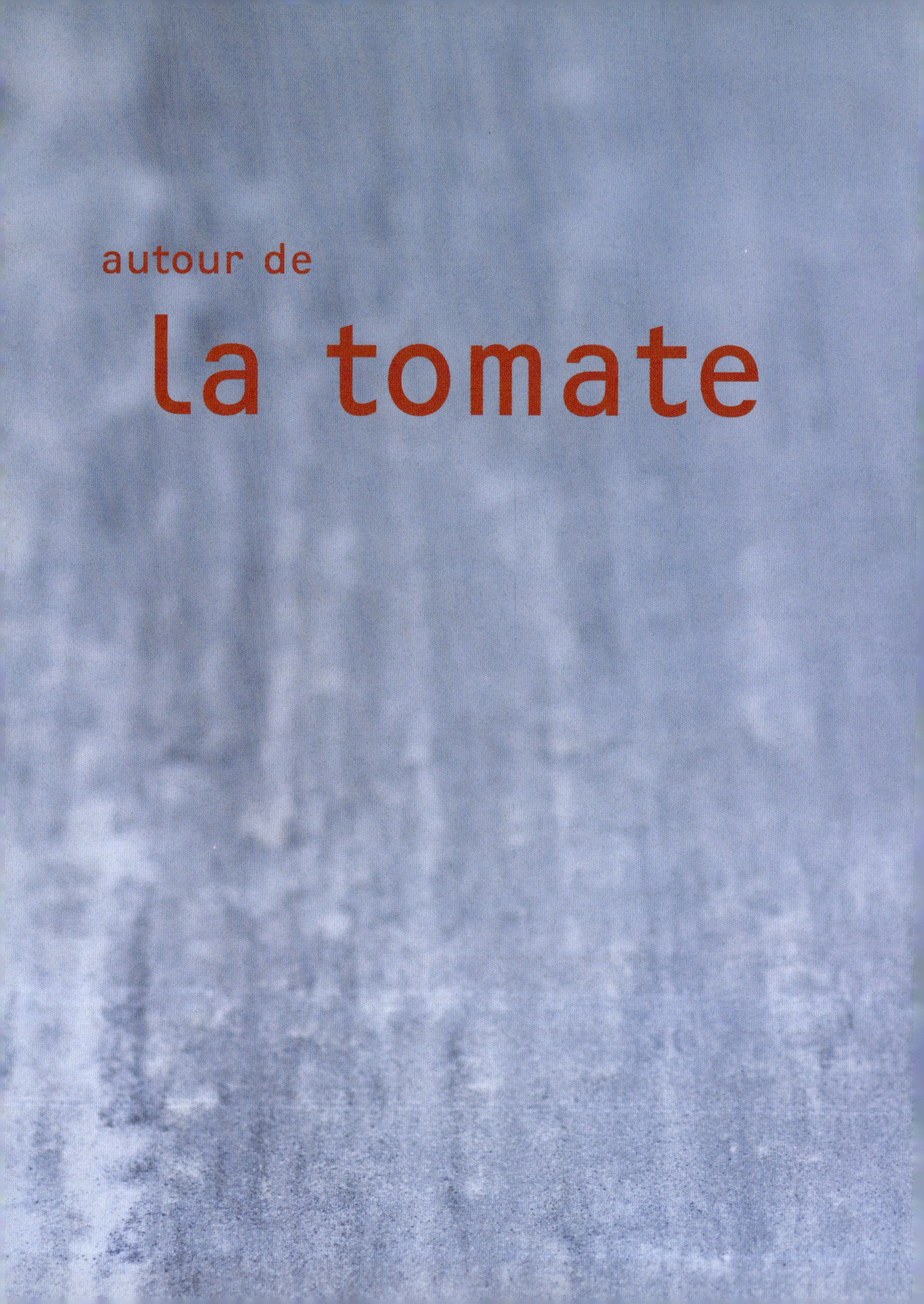

autour de
la tomate

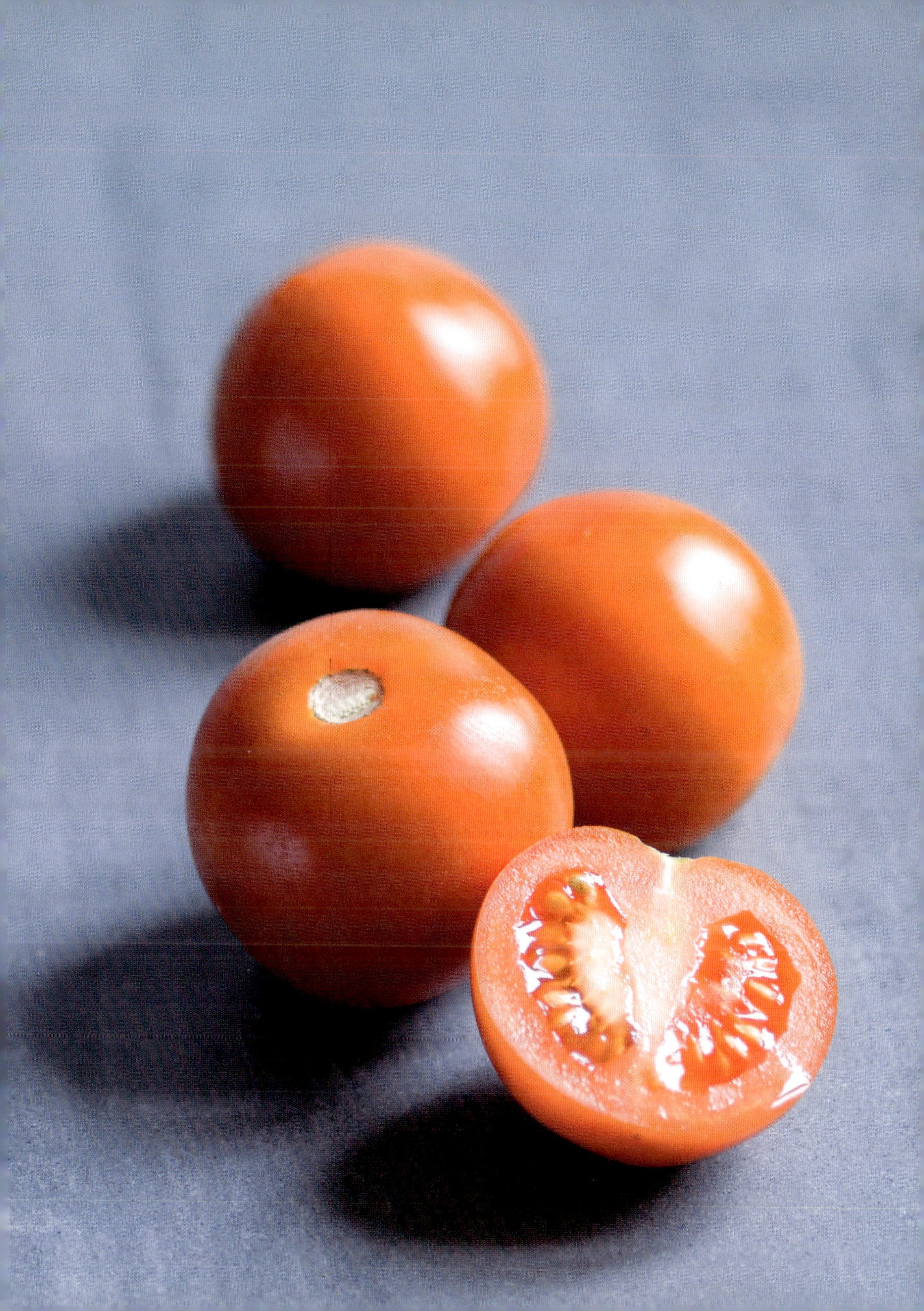

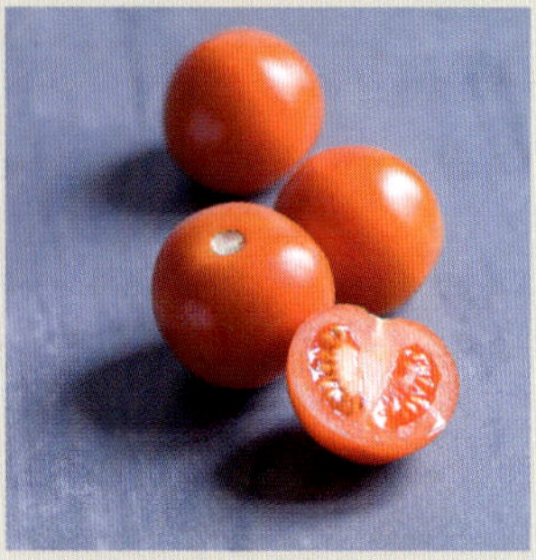

Les bienfaits de la tomate

Du point de vue botanique, la tomate est un fruit, mais elle est consommée et cuisinée comme un légume. Elle appartient à la famille des solanacées, comme la pomme de terre, le piment, l'aubergine ou le tabac. Il en existe plus d'un millier de variétés, de tailles, de couleurs et de saveurs différentes, telles la tomate cerise et la tomate oblongue, appelée aussi tomate italienne. Elle peut aussi revêtir diverses formes : ronde, ovale, globulaire et même carrée.

Jusqu'au milieu du XVIIe siècle, elle était appelée « pomme d'amour » du fait de sa couleur rouge qui évoquait la passion.

Importée d'Amérique du Sud en Espagne au XVIe siècle, elle est aujourd'hui cultivée partout à travers le monde. Les principaux pays producteurs sont les États-Unis, la Russie, la Turquie, la Chine, l'Italie, l'Égypte et l'Espagne.

À l'origine, la tomate était cultivée seulement comme plante ornementale car, par son aspect, elle était assimilée aux baies toxiques. Les Nord-Américains recommandaient ainsi de la faire bouillir trois heures avant de la consommer afin d'en éliminer toute substance toxique. Les Américains l'ont considérée comme vénéneuse jusqu'au début du XXe siècle. Quant aux Italiens, ils ont mis près de deux cents ans avant de l'inclure dans leurs pratiques culinaires. La tomate a alors permis l'essor des pâtes italiennes.

Atouts nutritionnels

La tomate est riche en eau et donc très peu calorique, avec une densité nutritionnelle élevée. Comme de nombreux autres légumes, la tomate est source de potassium mais également de vitamines C et A aux propriétés antioxydantes.

La teneur en minéraux de la tomate dépend du type de sol dans lequel elle est cultivée et peut varier du simple au triple.

Le lycopène, le pigment rouge qui lui donne sa couleur, appartient à la famille des caroténoïdes. Il est doté d'une puissante activité antioxydante. C'est d'ailleurs sa peau qui contient le plus d'antioxydants (composés phénoliques, vitamine C et lycopène). La tomate contient également plusieurs autres composés phénoliques qui contribuent à son activité antioxydante. En outre, sa saveur acidulée stimule les sécrétions digestives et prépare la bonne assimilation du repas.

La teneur en lycopène des tomates varie selon la variété et le taux d'absorption du lycopène, qui diffère d'un individu à l'autre. Cependant, la transformation des tomates, notamment leur cuisson, entraîne la disparition de certaines vitamines comme la vitamine C, au potentiel antioxydant élevé. Il peut donc être intéressant d'alterner la consommation de tomates fraîches et de produits dérivés.

Pour tirer le meilleur parti de la tomate

C'est la peau de la tomate qui contient le plus d'antioxydants : composés phénoliques, vitamine C et lycopène. Il est donc important de consommer la tomate non pelée pour bénéficier de toutes ses propriétés.
Les produits dérivés de la tomate fraîche sont souvent plus riches en lycopène que la tomate elle-même. En effet, l'absorption du lycopène par l'organisme est favorisée lorsque la tomate est transformée ou cuite : pâte, jus, sauce, ketchup. Cela serait dû à la cassure des cellules contenant le lycopène ainsi qu'à un changement de sa structure au cours de la transformation ou de la cuisson. Il faudrait consommer 3 à 13 fois plus de tomates fraîches que de jus ou de pâte pour obtenir une même élévation du niveau de lycopène sanguin. La pâte de tomate, par exemple, très concentrée, peut contenir 3 à 6 fois plus d'antioxydants que la tomate fraîche
L'absorption du lycopène est par ailleurs améliorée lorsque la tomate est coupée en morceau et consommée avec de l'huile.

Les propriétés anticancer de la tomate

Certaines études montrent que la consommation fréquente et régulière de tomates et de produits dérivés pourrait avoir un effet protecteur contre le cancer de la prostate : ceux qui consomment le plus de tomates et de produits dérivés diminueraient leur risque de développer un cancer de la prostate de 10 à 20 % par rapport à ceux qui en consomment peu. La consommation quotidienne d'une portion de tomate ou de produit dérivé pendant deux semaines au minimum augmenterait la capacité des cellules à résister à l'oxydation et donc à l'effet cancérigène de ce que l'on appelle le « stress oxydatif ».

Lycopène et prévention du cancer de la prostate

Le lycopène aurait la capacité d'empêcher la prolifération de certains types de cellules cancéreuses. Ainsi, le lycopène prévient de façon certaine le cancer de la prostate avec une réduction du risque de près de 30 %. Les études suggèrent qu'une consommation quotidienne supérieure à 6 g de lycopène par jour serait bénéfique.

Il pourrait également réduire les risques d'autres cancers comme ceux de la sphère orale, de l'œsophage, de l'estomac et du poumon.

Certaines études montrent un effet protecteur lié à la consommation de tomates ou de lycopène contre l'incidence des cancers du pancréas, du côlon et du rectum, de l'œsophage, de la cavité buccale, du sein et du col de l'utérus. Mais ces études sont des études d'observation et sont moins convaincantes que pour les autres types de cancers.

Outre ses effets sur le cancer, la tomate protégerait les femmes contre les maladies cardio-vasculaires.

À noter que ces effets du lycopène ne sont pas observés avec des compléments alimentaires en contenant.

Valeurs nutritionnelles (pour 100 g)

Énergie (kcal)	84,9
Eau (g)	94,3
Protéines (g)	0,91
Glucides (g) Dont sucres (g)	3,1 3
Lipides (g)	0,33
Fibres (g)	1,5

Minéraux	
Sodium (mg)	3,1
Magnésium (mg)	10,1
Phosphore (mg)	17
Potassium (mg)	289 (14,45 % des AJR*)
Calcium (mg)	8,9
Manganèse (mg)	0,1
Fer (mg)	0,4
Cuivre (mg)	0,03
Zinc (mg)	0,12
Sélénium (µg)	0,2
Iode (µg)	1,7

Vitamines	
Bêta-carotène (µg)	792 (99 % des AJR*)
D (µg)	0
E (mg)	1
C (mg)	16,7 (20,9 % des AJR*)
B1 (mg)	0,05
B2 (mg)	0,02
B3 (mg)	0,63
B5 (mg)	0,21
B6 (mg)	0,08
B9 (µg)	21,2
B12 (µg)	0

Source : Valeurs nutritionnelles base CIQUAL, tomate crue.
*AJR : apports journaliers recommandés.

Tartare de tomates anciennes, grenade et baies de goji

préparation 20 min / assez facile / bon marché

Ingrédients pour 4 personnes : *150 g de tomates noires de Crimée ● 200 g de tomates cœur-de-bœuf ● 150 g de tomates téton de Vénus ou, à défaut, de Marmande ● 3 oignons nouveaux ● 1 grenade ● 1 cuil. à soupe de baies de goji ● 1/2 botte de persil plat ● 4 cuil. à soupe de vinaigrette antioxydante (p. 53) ● fleur de sel et poivre* ***Matériel :*** *saladier*

■ Bien nettoyer toutes les tomates à l'eau avec un peu de savon, bien les rincer et les sécher. Les couper en cubes et les mettre de côté dans un saladier.

■ Hacher finement les oignons nouveaux et les ajouter aux tomates.

■ Couper la grenade en deux et récupérer les grains à la cuillère ; les déposer sur les tomates.

■ Réhydrater les baies de goji et les ajouter dans le saladier. Saler et poivrer.

■ Ajouter la vinaigrette antioxydante, mélanger avec soin et servir bien frais parsemé de persil haché.

Atouts nutritionnels et propriétés anticancer
Faites le plein de vitamines et de minéraux grâce à ce trio de tomates anciennes. Superfruits par excellence, la grenade et les baies de goji renforcent le pouvoir antioxydant de cette entrée idéale pour lutter contre le vieillissement cellulaire.

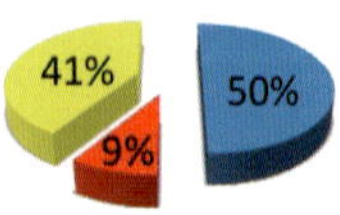

■ VN : 151 kcal/p.

Tarte de tomate à la moutarde et graines de pavot

préparation 20 min / cuisson 45 min / assez facile / bon marché

Ingrédients pour 4 personnes : *300 g de pâte sablée à la châtaigne (p. 215) • 1 boîte de tomates pelées et concassées (250 g) • 1 grosse tomate • 4 cuil. à soupe de moutarde forte • 5 g de graines de pavot • 10 g de flocons de soja • 1 oignon émincé • 1 gousse d'ail • 1 branche de thym • 1 cuil. à soupe d'huile équilibrée (p. 226)*
Matériel : *casserole • plaque pour le four • papier sulfurisé*

■ Dans une casserole, faire suer l'oignon émincé et l'ail écrasé avec l'huile équilibrée, puis les tomates en boîte concassées. Faire cuire à feu doux pendant 30 minutes. Bien égoutter.

■ Préchauffer le four à 160 °C (th. 5-6). Étaler la pâte de sorte qu'elle fasse à peu près 2 mm d'épaisseur. La disposer sur une plaque couverte de papier sulfurisé et enfourner pour la faire précuire 10 minutes.

■ Étaler sur le fond de tarte la moutarde, la compotée de tomates, la tomate fraîche taillée en tranches, quelques brins de thym et les graines de pavot. Enfourner et laisser cuire 10 à 15 minutes. Parsemer de flocons de soja.

Atouts nutritionnels et propriétés anticancer
L'originalité de cette tarte réside dans sa pâte à la châtaigne, mine de bienfaits : fibres, minéraux et de bons acides gras. La moutarde, utilisée de tout temps pour ses vertus digestives, ainsi que le pavot relèvent ce plat, idéal pour faire le plein d'énergie.

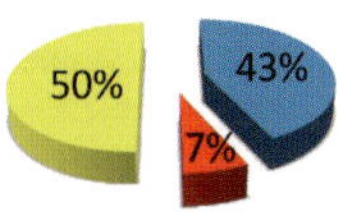

■ VN : 418 kcal/p.

Crumble de tomate, courgette, soja soufflé et pavot

préparation 30 min / cuisson 1 h / facile / bon marché

Ingrédients pour 6 personnes : *180 g de tomates pelées en boîte ● 300 g de tomates ● 300 g de courgettes ● 1 gousse d'ail ● 20 g de câpres ● sel et poivre ●* Pour la pâte : *80 g de farine ● 50 g de beurre ● 50 g de son d'avoine ● 5 g de flocons de pois chiches ● 5 cl d'huile équilibrée ● 100 g de parmesan râpé ● 10 g de pépites de soja soufflé ● 10 g de graines de pavot ● sel et poivre*
Matériel : *plat à gratin ● saladier*

■ Préchauffer le four à 200 °C (th. 6-7).

■ Laver au savon, rincer les courgettes. Laver, peler les tomates fraîches et enlever le cœur. Couper en morceaux les tomates et les courgettes. Peler et hacher l'ail. Dans un plat à gratin, mettre les tomates, les courgettes, les tomates en boîte, l'ail, du sel et du poivre. Enfourner et laisser cuire pendant 30 minutes environ.

■ Préparer la pâte : dans un saladier, mélanger la farine, l'huile équilibrée, le son d'avoine, les flocons de pois chiches, le beurre ramolli, le parmesan, du sel et du poivre, les pépites de soja soufflé ainsi que les graines de pavot.

■ Quand les légumes sont cuits, ajouter les câpres puis parsemer le tout de pâte. Remettre au four et laisser cuire encore 30 minutes : le crumble doit être doré.

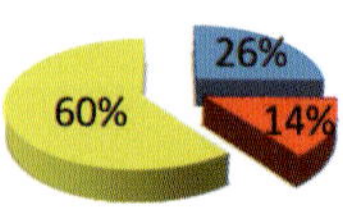

■ VN : 304 kcal/p.

Atouts nutritionnels et propriétés anticancer
Les tomates apportent un maximum de lycopène, les courgettes sont légères et digestes, l'huile d'olive assure un bon apport en acides gras, et le parmesan en calcium.
Un plat complet à servir avec une salade verte.

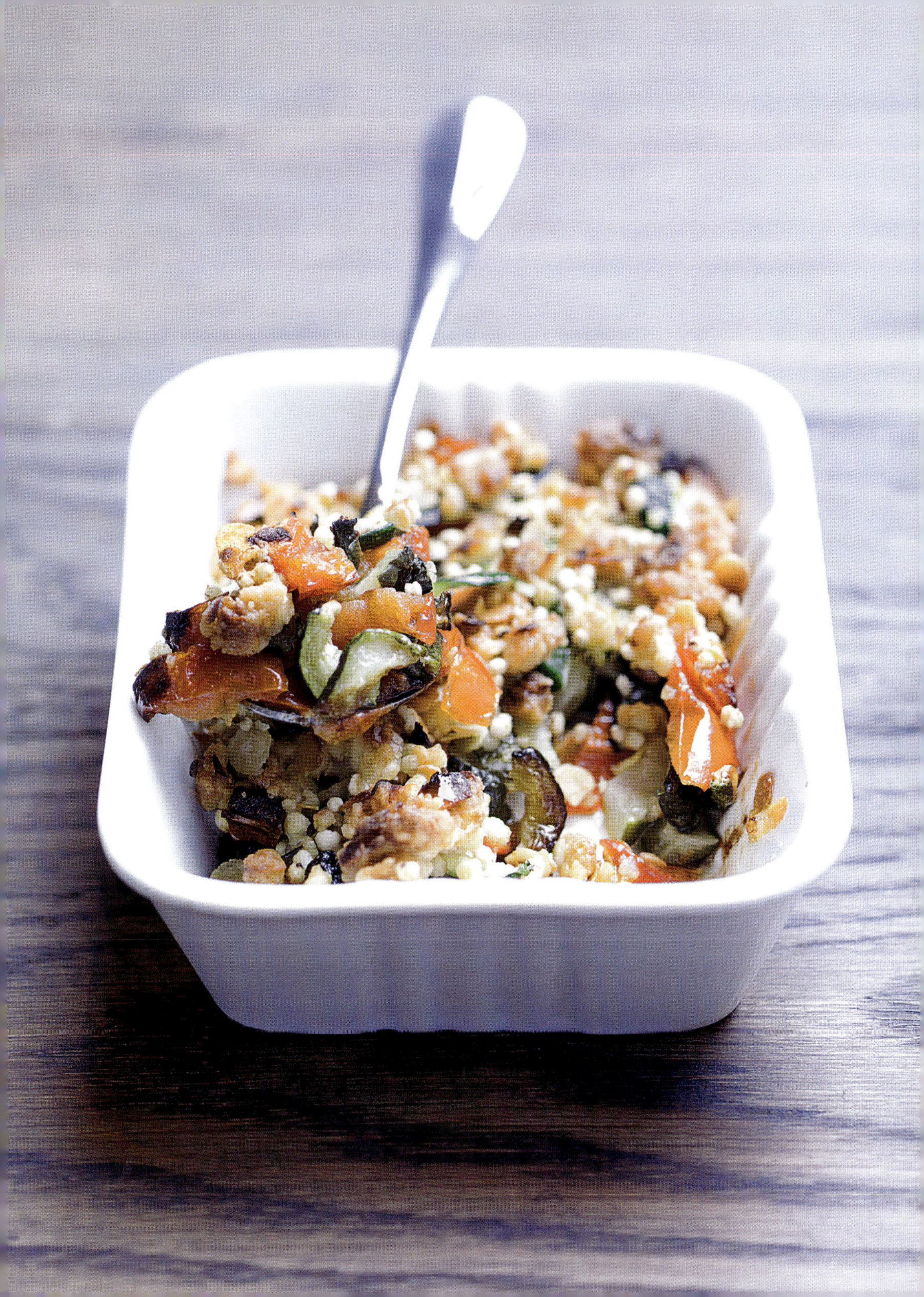

Lasagnes de blette et aubergine, cumin, citron et tomates confits

préparation 45 min / repos 1 nuit / cuisson 60 min / assez difficile / bon marché

Ingrédients pour 4 personnes : *1,4 kg de blettes bien larges • 300 g d'aubergines • 5 cl d'huile équilibrée (p. 226) • 60 g de citron beldi confit • 120 g de tomates confites (p. 127) • 2 citrons • 100 g de farine • sel et poivre •* Pour la béchamel : *50 g de farine complète • 5 cl d'huile équilibrée • 50 cl de lait de soja • 1 cuil. à soupe de cumin en poudre* ***Matériel :*** *casserole • plat à gratin*

■ La veille, nettoyer les blettes. Préparer un blanc : mélanger dans une casserole à feu doux la farine et le jus de citron dilué dans l'eau. Faire cuire les blettes dans ce blanc en les gardant croquantes. Les égoutter et les entreposer une nuit dans un linge au réfrigérateur.

■ Laver et couper en dés les aubergines. Les faire légèrement colorer dans un filet d'huile équilibrée. Assaisonner en sel et en poivre, les égoutter une nuit dans du papier absorbant.

■ Le jour même, tailler en julienne le vert des blettes, le faire fondre avec un filet d'huile. Égoutter et presser. Hacher le citron beldi confit.

■ Préparer une béchamel en délayant sur feu doux la farine dans l'huile puis en ajoutant le lait de soja froid, y ajouter le cumin en poudre et laisser cuire de 5 à 10 minutes en remuant.

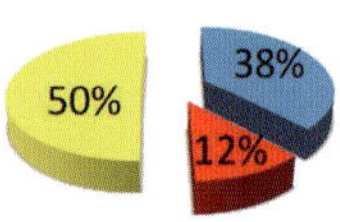

■ VN : 470 kcal/p.

■ Monter les « lasagnes » dans un plat à gratin en commençant par une couche de blettes, puis une couche d'aubergines ; ajouter du vert de blette, de la béchamel et du citron confit. Continuer par une autre couche de blettes, puis une couche d'aubergines, et ainsi de suite en terminant par une couche de blettes. Recouvrir de béchamel et de tomates confites.

■ Faire cuire au four à 180 °C (th. 6) pendant 20 à 30 minutes.

Atouts nutritionnels et propriétés anticancer
Réinventez les lasagnes en toute légèreté grâce à cette recette d'inspiration orientale. Peu répandue en Occident, mais couramment utilisée dans la cuisine du Moyen-Orient, la blette, tout comme l'aubergine, possède une bonne densité nutritionnelle : fibres, minéraux et oligoéléments. Le citron, réputé pour ses vertus tonifiantes, apporte vitamine C et flavonoïdes anti-inflammatoires et antioxydants. Découvrez la béchamel, version végétale, au lait de soja, dépourvu de cholestérol et source de protéines végétales et de flavonoïdes.
Le cumin, apprécié pour ses vertus digestives, relève ce plat par sa saveur chaude et épicée.
Un cocktail d'antioxydants qui aident l'organisme à lutter contre les effets néfastes des radicaux libres, qui sont à l'origine de certains cancers.
Ce plat complet peut s'accompagner d'un dessert gourmand à base de riz ou de semoule.

Bar et dorade en haché menu, pois chiches tendres et jeunes pousses

préparation 25 min / assez facile / assez cher

Ingrédients pour 4 personnes : *300 g de filet de bar • 300 g de filet de dorade • 300 g de tomates • 100 g de pickles de légumes (p. 40) • 1/4 de barquette d'alfalfa • 1 barquette de pousses de radis • 6 feuilles de shizo • 8 cl d'huile équilibrée (p. 226) • 100 g de pois chiches cuits • sel et poivre* ***Matériel :*** *saladier*

■ Ôter la peau des filets de poisson avant de les tailler en petits dés.

■ Laver les tomates, les couper en quatre, éliminer le cœur (pulpe et pépins) et couper la chair en petits morceaux. Égoutter les pois chiches.

■ Couper finement les feuilles de shizo. Concasser les pickles de légumes.

■ Mélanger les dés de poisson avec les dés de tomate, les pois chiches, les pickles de légumes et 6 cl d'huile. Assaisonner en sel et en poivre et conserver au réfrigérateur.

■ Servir frais décoré d'un mélange de feuilles de shizo, de pousses de radis, d'alfalfa, et arrosé du restant d'huile.

Atouts nutritionnels et propriétés anticancer
Poissons maigres mais riches en protéines, phosphore et iode, le bar et la dorade se marient parfaitement avec les pois chiches. Comme toute légumineuse, ils contiennent des fibres bénéfiques pour la santé intestinale.

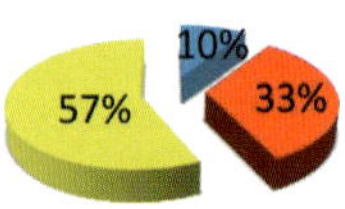

■ VN : 369 kcal/p.

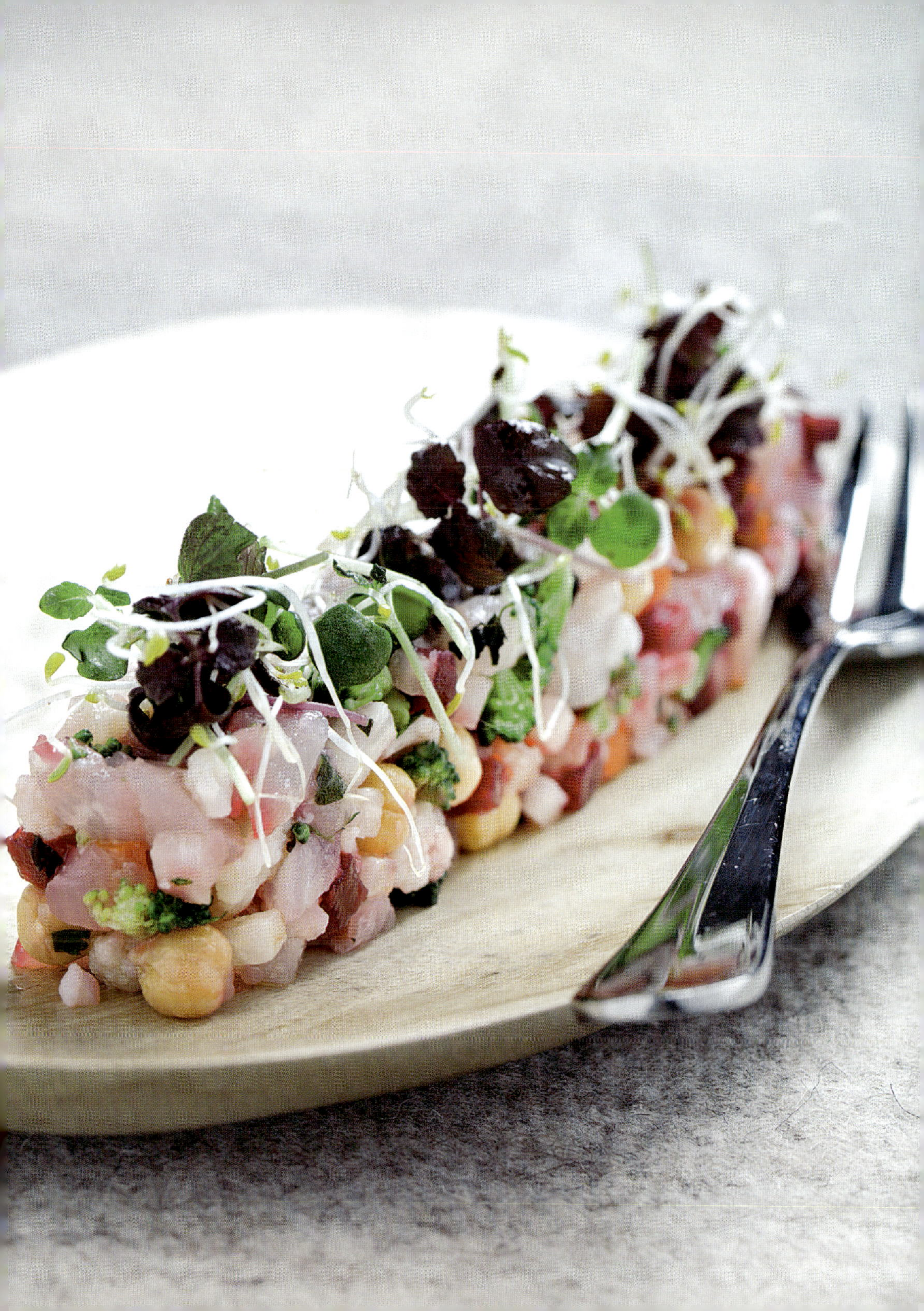

Ceviche de crevettes, eau de tomate, graines de grenade et pousses d'alfalfa

préparation 1 h / repos 1 nuit / assez facile / raisonnable

Ingrédients pour 4 personnes : *400 g de crevettes roses • 800 g de tomates• 2 citrons verts • 1/2 botte de coriandre • 1 piment rouge • 50 g de fenouil • 1 gousse d'ail • 50 g de céleri • 6 feuilles de livèche • 5 cl de vinaigre de vin • 3 feuilles de gélatine • 5 g de sucre • sel et poivre • 1/2 botte d'alfalfa • quelques grains de grenade (facultatif)* ***Matériel :*** *blendeur • bol • plat • petite casserole • 4 verres cocktail*

■ La veille, laver et couper les tomates en quartiers. Ôter l'intérieur de 3 tomates, couper la chair (avec la peau) en petits dés et la mettre de côté. Mixer les parties centrales retirées avec les autres tomates, le sucre, le fenouil, le céleri, les feuilles de livèche, l'ail pelé, le piment, le jus de 1 citron vert, le vinaigre de vin, la coriandre avec les tiges (conserver quelques feuilles). Assaisonner en sel et en poivre. Mettre le tout dans un linge et laisser égoutter toute une nuit au-dessus d'un bol au frais.

■ Dans le même temps, décortiquer les crevettes, les couper en dés, les mettre dans un plat avec le jus du deuxième citron vert et laisser mariner au réfrigérateur toute la nuit.

■ Le jour même, faire tremper les feuilles de gélatine dans de l'eau. Prélever un peu de l'eau de tomate reccueillie dans le bol et en

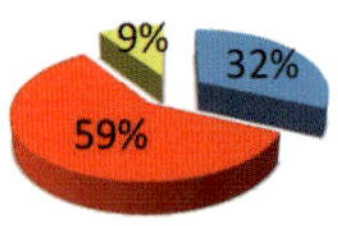

■ VN : 168 kcal/p.

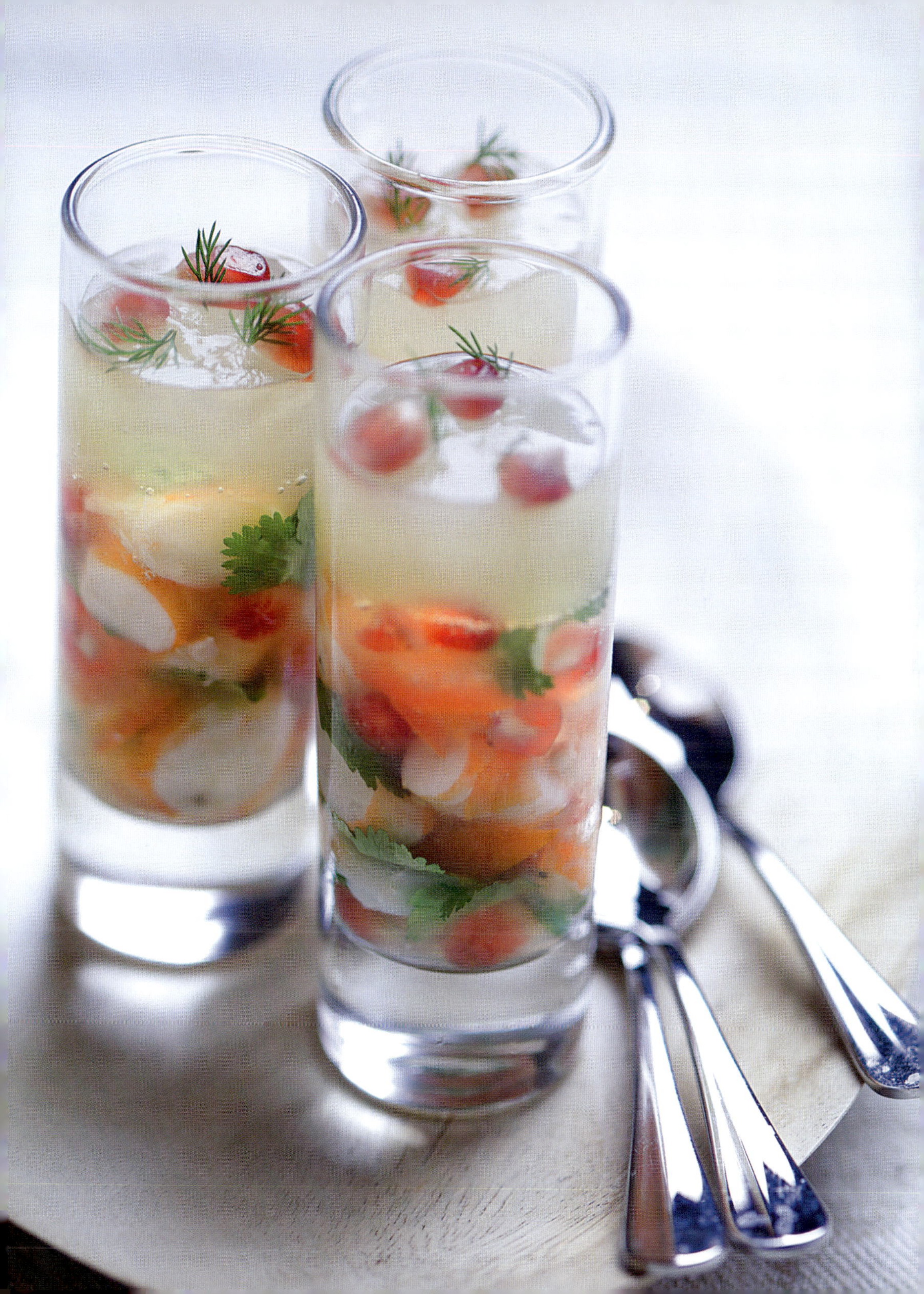

faire chauffer une partie. Essorer les feuilles de gélatine et les faire fondre dans l'eau de tomate tièdie.

■ Égoutter les crevettes, les mélanger avec les dés de tomate et les feuilles de coriandre coupées finement.

■ Répartir les crevettes dans des verres transparents de style cocktail, verser dessus la gelée de tomate qui doit être très tremblotante et mettre au réfrigérateur. Servir glacé décoré de pousses d'alfalfa. et éventuellement de quelques grains de grenade

Atouts nutritionnels et propriétés anticancer
Cette recette allie les bienfaits de la mer et de la terre. La crevette est riche en cuivre nécessaire au bon fonctionnement de certaines enzymes et en vitamine B12 indispensable au métabolisme des globules rouges. La tomate en plus d'être peu énergétique est riche en bêta-carotène antioxydant et constitue une bonne source de vitamine C à l'action antifatigue.
La tomate cuite a une teneur importante en lycopène, un puissant antioxydant luttant contre l'agression des radicaux libres sur les cellules de l'organisme.

Cocotte de légumes d'hiver au pistou, volaille et orge perlé

préparation 50 min / repos 1 nuit / cuisson 20 min / assez facile / raisonnable

Ingrédients pour 4 personnes : *300 g de cuisses de volaille • 200 g d'oignons • 200 g de carottes • 200 g de courgettes • 150 g de brocoli • 200 g de cocos de Paimpol frais • 40 g de céleri branche • 100 g de patates douces • 80 g d'orge perlé • 3 cl d'huile équilibrée (p. 226) • 80 g de pois chiches cuits • 80 cl de bouillon de volaille • 2 feuilles de livèche •* Pour le pistou : *80 g de tomates pelées en boîte • 8 feuilles de basilic • 1 gousse d'ail*
Matériel : *casserole • cocotte • mixeur*

■ La veille, mettre l'orge perlé à tremper toute la nuit.

■ Le jour même, le faire cuire pendant 1 heure à l'eau bouillante salée. Mettre de côté.

■ Laver, éplucher et couper tous les légumes en petits morceaux, y compris les oignons et les carottes. Ôter la partie centrale des courgettes avec les grains. Écosser les cocos de Paimpol.

■ Faire revenir les cuisses de volaille coupées en gros morceaux, désossées et sans la peau, à l'huile dans une grande cocotte jusqu'à coloration. Ajouter les oignons et les carottes ; laisser cuire doucement pendant envi-

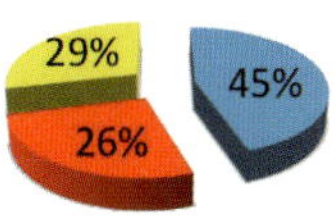

■ VN : 521 kcal/p.

ron 10 minutes, puis ajouter le bouillon. Ajouter les cocos et la patate douce, puis le céleri, les courgettes, le brocoli.

■ Mixer les ingrédients du pistou et ajouter le tout dans la cocotte, ainsi que l'orge perlé et les pois chiches. Juste avant de servir bien chaud, couper finement la livèche et l'incorporer.

Atouts nutritionnels et propriétés anticancer

Concentré de bienfaits par excellence, grâce aux tomates cuites, à l'ail et au basilic, reconnus pour leurs propriétés antioxydantes, le pistou sublime volailles et légumes. Peu calorique, la viande de poulet est à la fois rassasiante et digeste, et ses protéines de bonne qualité entretiennent le tissu musculaire. L'orge, par sa teneur en vitamine E et ses composés phénoliques, est une excellente source d'antioxydants et fournit, de surcroît, des fibres indispensables à une bonne santé digestive.

Un cocktail d'antioxydants qui préserve les cellules contre un vieillissement prématuré. Les fibres, en accélérant le transit intestinal, réduisent les risques de cancer du côlon.

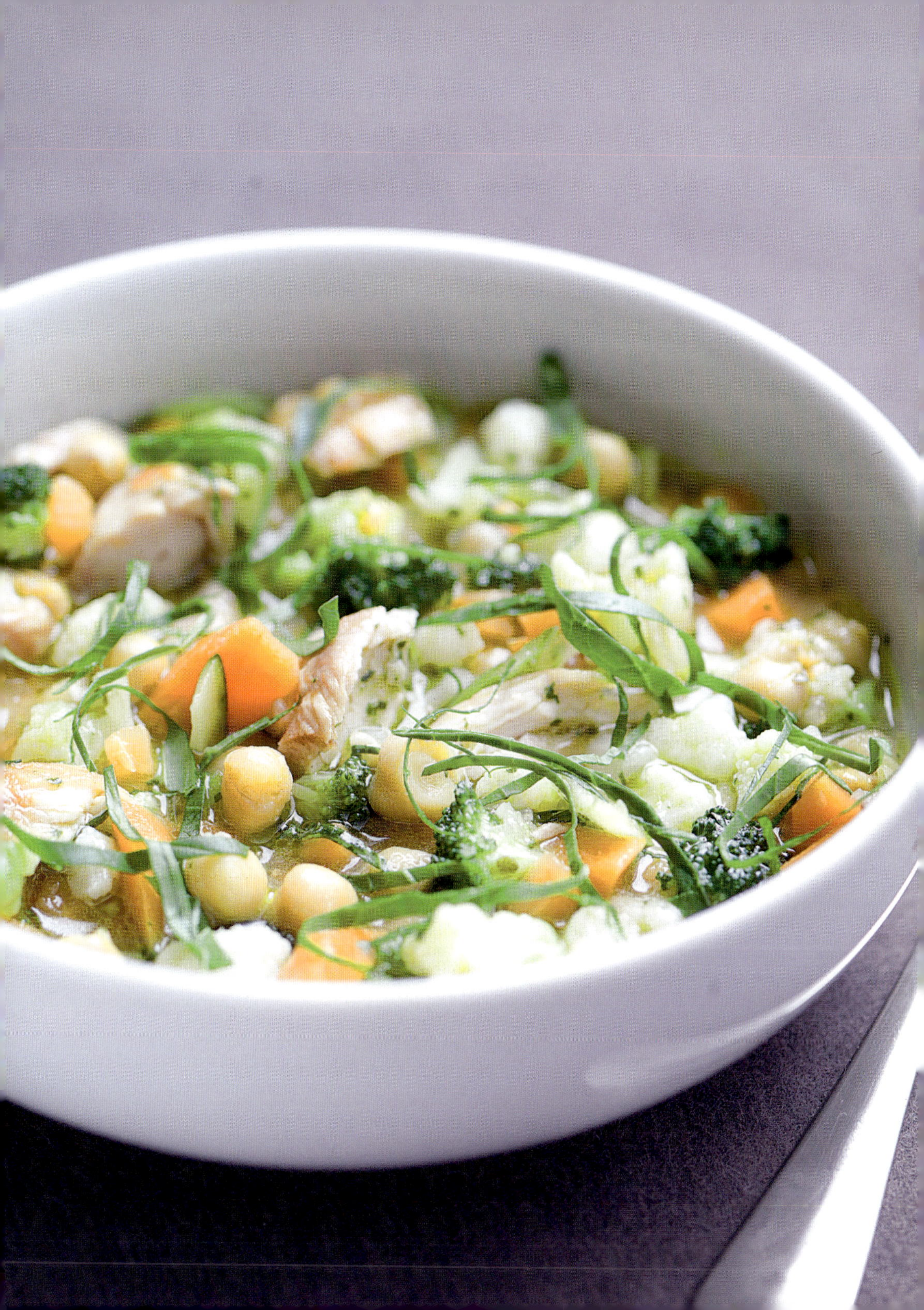

Lapin cuit fondant tandoori et crème d'avoine

préparation 20 min / marinade 1 nuit / cuisson 30 min / assez facile / raisonnable

Ingrédients pour 4 personnes : *1 lapin de 1,3 kg • 30 g d'épices à tandoori • 1 boîte de tomates pelées (250 g) • 2 cl de jus de citron • 6 cl de vin blanc • 2 gousses d'ail • 50 cl de crème d'avoine • sel et poivre* ***Matériel :*** *plat pour la marinade • casserole ou cocotte*

■ La veille, désosser le lapin (ou demander au boucher de le faire). Le couper en morceaux puis les déposer dans un plat contenant le jus de citron, le vin blanc, l'ail pelé et écrasé et les épices à tandoori. Laisser mariner toute la nuit.

■ Le jour même, faire cuire dans une casserole, pendant 30 minutes à feu moyen, le lapin, les tomates, la marinade et la crème d'avoine jusqu'à ce que la sauce nappe le dos de la cuillère. Assaisonner en sel et poivre.

■ Déguster avec un riz basmati à l'indienne (p. 72).

Atouts nutritionnels et propriétés anticancer
La viande de lapin apporte des protéines et acides aminés essentiels. De plus, elle présente un bon profil lipidique et constitue une source appréciable de vitamines du groupe B et de sélénium aux vertus antioxydantes. La crème d'avoine apporte les fibres nécessaires à la bonne digestion. Ce plat à la fine saveur indienne concentre en outre les bienfaits des nombreuses épices qui le composent. Les vertus antioxydantes du sélénium, à l'action préventive sur le cancer de la prostate, associées aux effets bénéfiques des fibres qui améliorent la digestion.

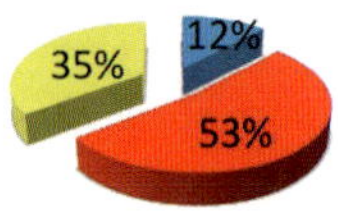

■ VN : 464 kcal/p.

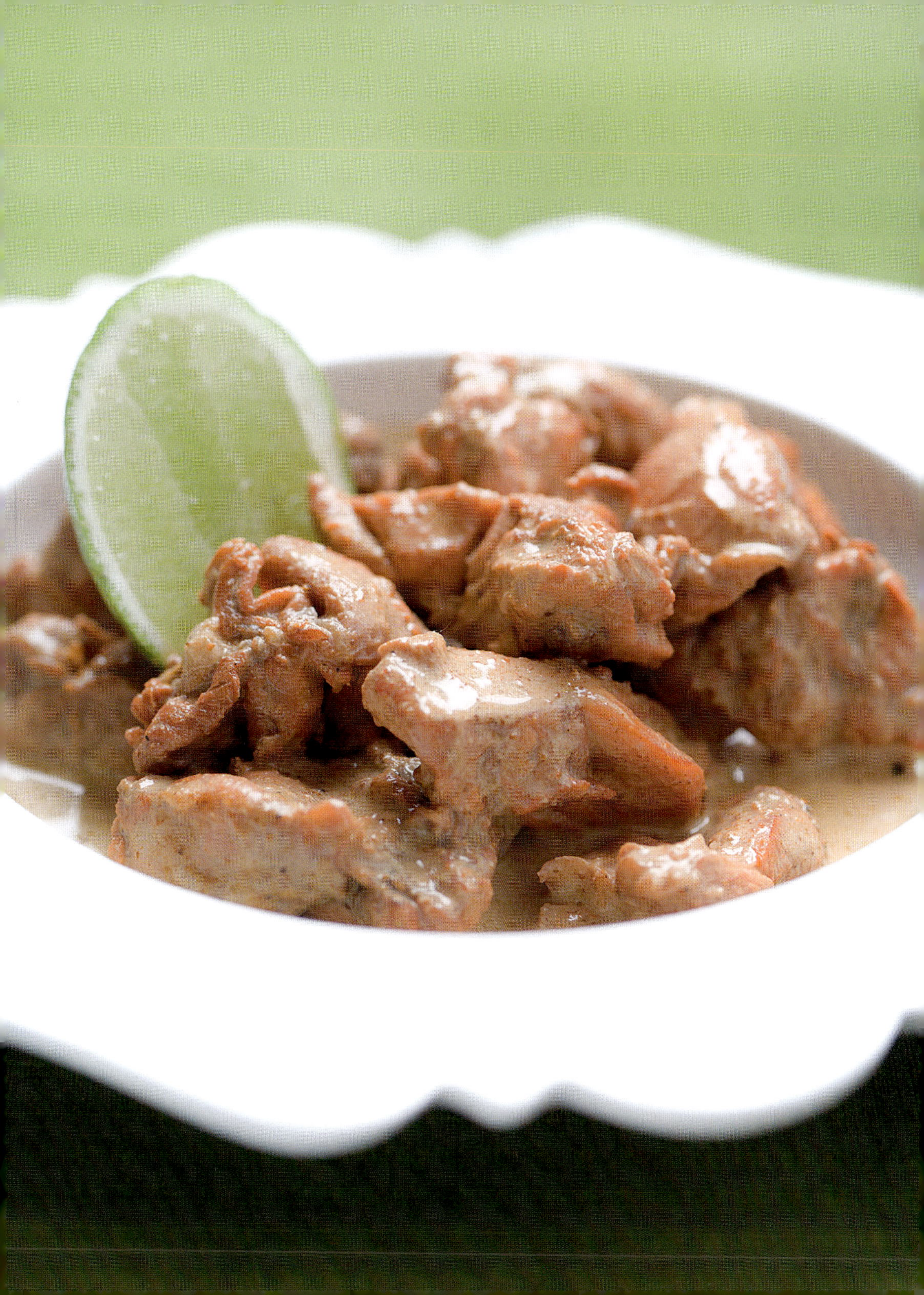

préparation 35 min / cuisson 10 min / facile / raisonnable

Tartare de veau, harissa maison et graines de tournesol

Ingrédients pour 4 personnes : *500 g de filet mignon de veau • 1 aubergine • 1/2 botte de coriandre • 40 g de vinaigrette antioxydante (p. 53) • 4 cuil. à soupe de harissa fraîche (p. 193) • 4 cuil. à soupe d'huile équilibrée (p. 226) • 4 cuil. à soupe de graines de tournesol • sel et poivre* ***Matériel :*** *poêle*

■ Couper l'aubergine en fines tranches dans la longueur, puis les recouper comme des tagliatelles. Les faire revenir pendant 5 minutes dans l'huile équilibrée et les égoutter sur du papier absorbant. Les mélanger avec la vinaigrette antioxydante et la coriandre coupée finement.

■ Couper la viande en tartare à l'aide d'un couteau, y ajouter l'aubergine et les graines de tournesol. Bien mélanger, assaisonner avec de la harissa.

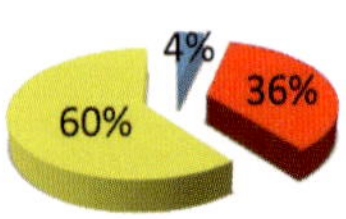

■ VN : 317 kcal/p.

Atouts nutritionnels et propriétés anticancer

Laissez-vous séduire par ce plat d'inspiration orientale. Riche en protéines rassasiantes et avec seulement 3,1 % de matières grasses — qui plus est de bonne qualité (60 % d'acides gras polyinsaturés) — le veau est un allié minceur car il figure au palmarès des viandes maigres ! Il vous apportera en plus du phosphore, du zinc, des vitamines du groupe B et du sélénium antioxydant. La graine de tournesol abonde en vitamines, dont la vitamine E. La vitamine E et le sélénium associent leurs propriétés antioxydantes pour réduire les dommages causés aux cellules par les radicaux libres, responsables de certains cancers.
Un plat à accompagner de légumes pour un repas équilibré.

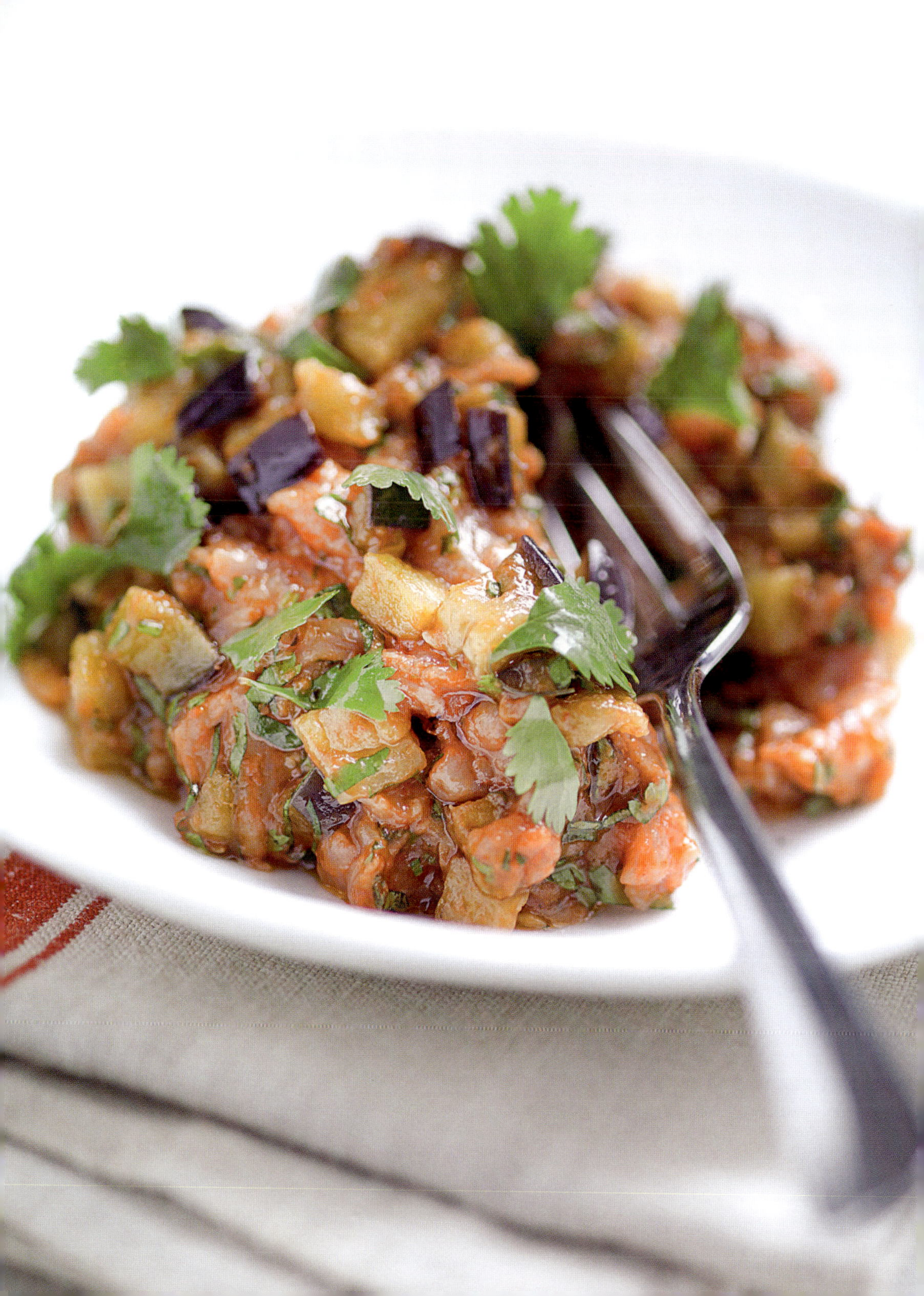

Ketchup antioxydant

préparation 25 min / cuisson 1 h / facile / bon marché

Ingrédients pour 4 personnes : *500 g de tomates • 80 g de sucre en poudre • 1 cl d'huile équilibrée (p. 226) • 10 g de sel • 5 g de poivre mignonnette • 6 g d'ail en gousse • 1/2 botte de basilic • 50 cl de jus de grenade • Tabasco (facultatif)* ***Matériel :*** *casserole • mixeur*

■ Faire cuire tous les éléments ensemble à feu doux pendant environ 1 heure. Ensuite, mixer longuement pour obtenir une purée bien fine.

■ Finir l'assaisonnement avec du Tabasco selon le goût de chacun.

Atouts nutritionnels et propriétés anticancer

Du ketchup à toutes les sauces ! Profitez pleinement des vertus extraordinaires de ce ketchup fait maison. Concentré de lycopène dont la biodisponibilité est augmentée par la cuisson, la sauce de tomate, le jus de grenade et l'oignon, aux composés sulfurés anticancer, s'associent parfaitement. Relevé au basilic, également antioxydant, ce mariage de saveurs méditerranéennes s'allie à toutes les pâtes, complètes de préférence. Cette sauce représente un vrai cocktail d'antioxydants et contient deux fois moins de calories qu'un ketchup classique.

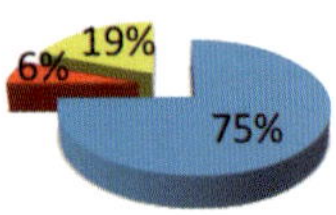

■ VN : 47 kcal/100 g

préparation 10 min / cuisson 2 à 3 h / facile / bon marché

Tomates confites à l'ail séché, au thym et au romarin

Ingrédients pour 4 personnes : *500 g de tomates pelées en boîte • 10 cl d'huile équilibrée (p. 226) • 1 cuil. à café d'ail séché • 3 branches de thym • 1 branche de romarin • sucre en poudre • sel et poivre* **Matériel :** *four à chaleur tournante*

■ Laver les tomates, les couper en deux et les déposer sur une plaque allant au four légèrement huilée. Les assaisonner en sel, poivre, sucre. Arroser d'un filet d'huile équilibrée, parsemer d'ail séché et disposer les branches de thym et romarin sur la plaque.

■ Enfourner et faire cuire pendant 2 à 3 heures au four à chaleur tournante à 90 °C (th. 3). Retirer les tomates avant qu'elles ne soient trop séchées.

■ Pour ceux qui les aiment bien acidulées, ajouter un filet de vinaigre de vin vieux.

Atouts nutritionnels et propriétés anticancer

Fondantes, les tomates confites se prêtent à de nombreuses préparations. Les bienfaits de la tomate sont complétés par ceux de l'ail et des fines herbes. Leur action antioxydante et leurs vertus antiseptiques en font en effet des assaisonnements incontournables de la cuisine santé.

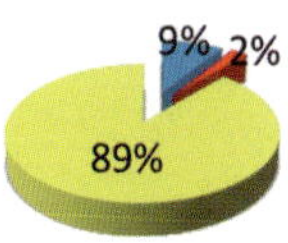

■ VN : 235 kcal/p.

Vinaigrette de tomates, pépins et jus de grenade

préparation 15 min / cuisson 40 min / très facile / bon marché

Ingrédients pour 4 personnes : *1 boîte de tomates concassées (250 g) • 1 échalote • 1 oignon • 1 cuil. à soupe d'huile équilibrée (p. 226) • 25 cl de jus de grenade • 10 cl de vinaigre blanc • 2 gousses d'ail • 1 branche de thym • sel et poivre* **Matériel :** *casserole • blendeur*

■ Éplucher et émincer l'ail, l'oignon et l'échalote. Dans une casserole, les faire fondre avec l'huile pendant 10 minutes.

■ Verser le jus de grenade pour déglacer, ajouter le vinaigre blanc, les tomates concassées et le thym. Laisser cuire à feu doux pendant 30 minutes.

■ Mixer et assaisonner en sel et poivre.

■ Cette vinaigrette accompagnera tartare, poisson cru, salade.

Atouts nutritionnels et propriétés anticancer

Une vinaigrette santé à adopter au quotidien pour bénéficier jour après jour, et en un seul geste, d'un concentré d'antioxydants (grenade, tomate, ail, oignon, fines herbes) permettant de lutter contre la production de radicaux libres.

Le jus de grenade, qui constitue la base de cette vinaigrette, est particulièrement riche en antioxydants. Parmi eux, les ellagitanins et les anthocyanines qui confèrent à la grenade sa jolie couleur rouge. Ils sont à l'origine de l'importante activité antioxydante, impliquée dans la prévention du cancer de la prostate.

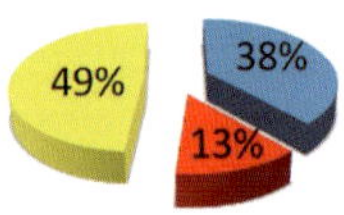

■ VN : 33 kcal/100 g

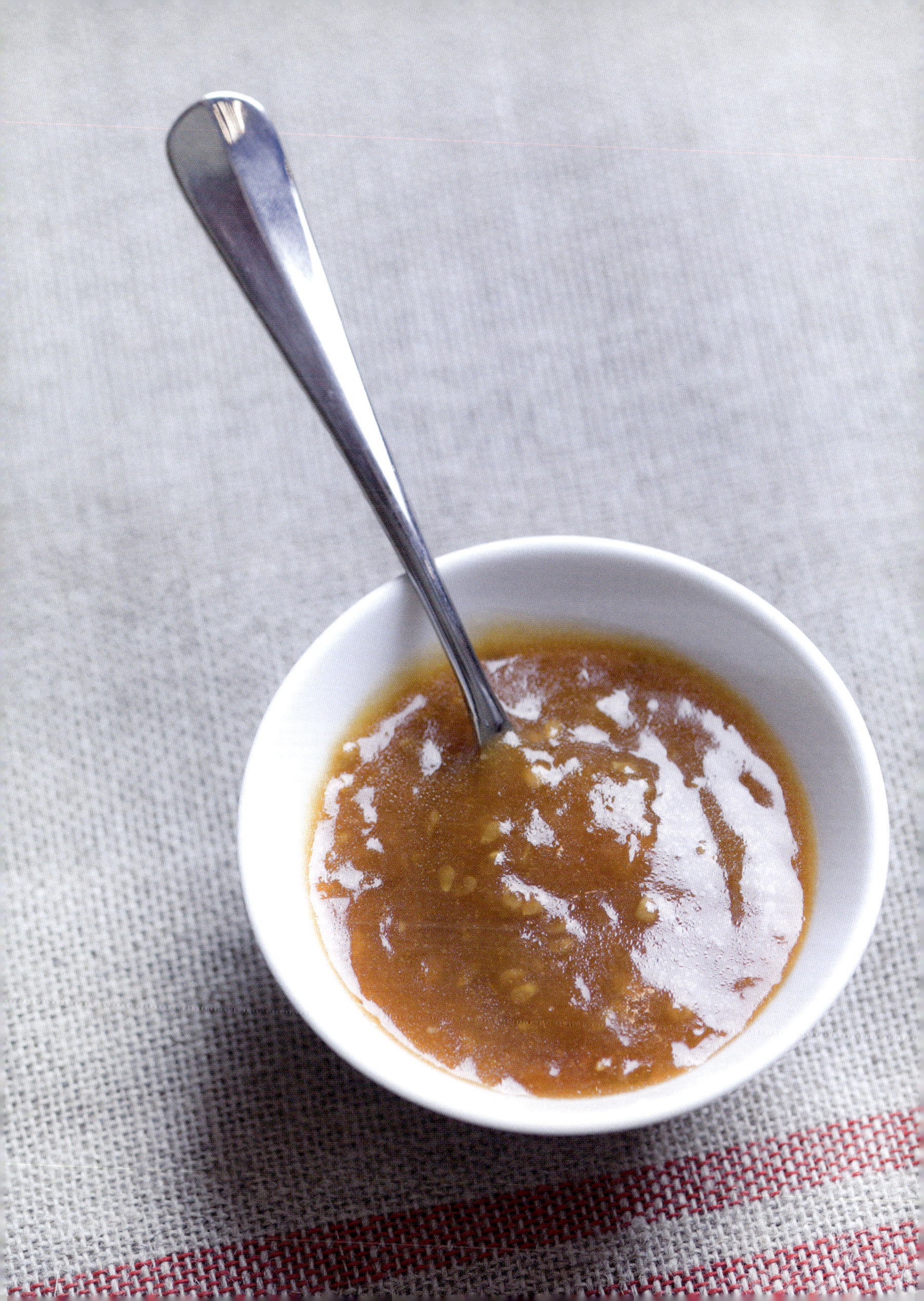

autour de

l'ail et de l'oignon

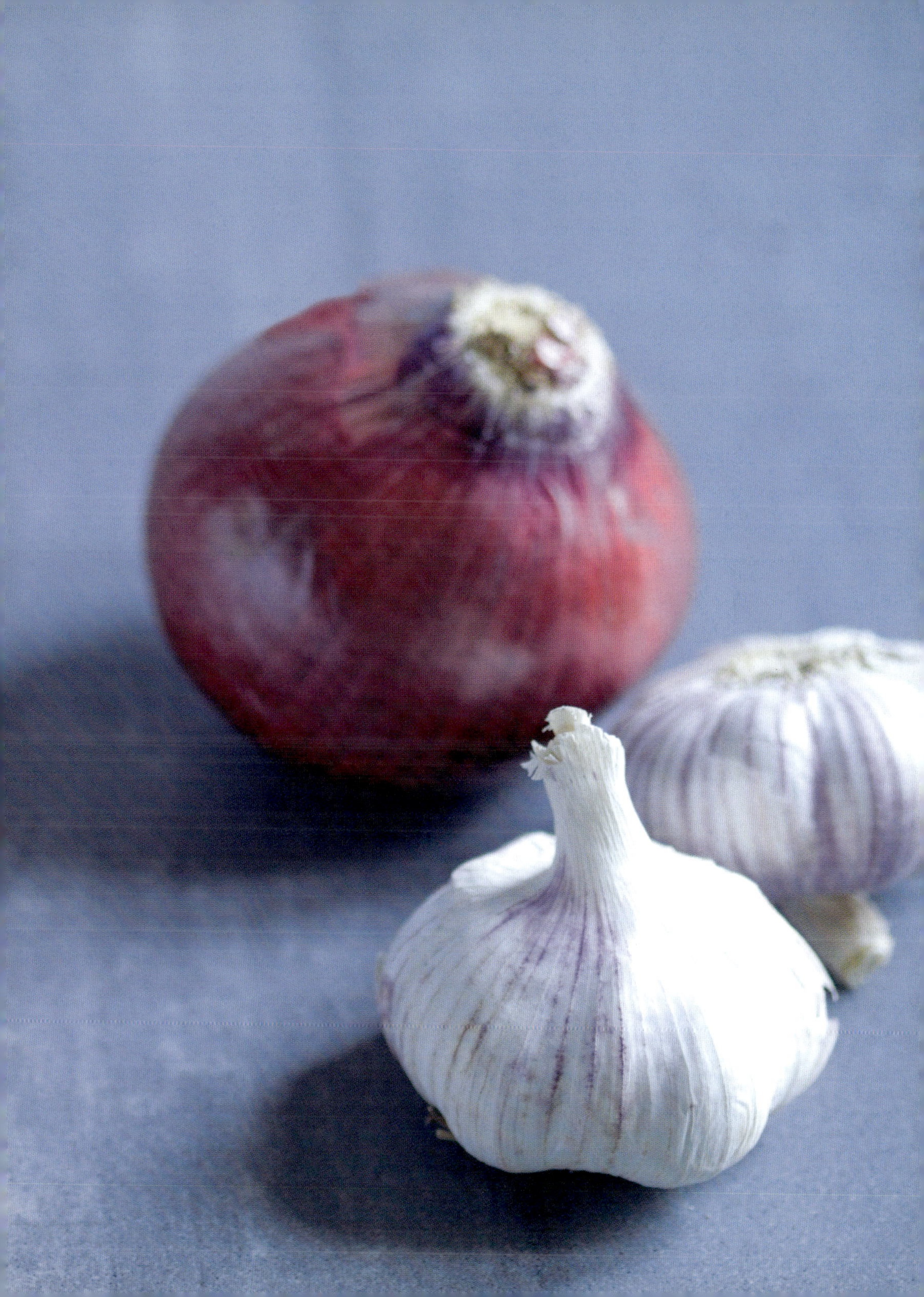

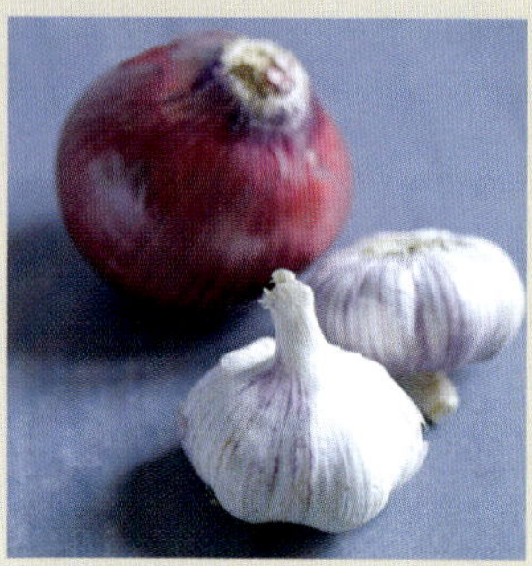

Les bienfaits de l'ail

L'ail est une plante vivace dont le bulbe est consommé en condiment. Il est composé de 3 à 20 caïeux ou gousses. Originaire du Moyen-Orient, il s'est rapidement répandu en Asie. Il est utilisé depuis plus de cinq mille ans. Il était connu des Égyptiens, des Grecs et des Romains. Dans *L'Odyssée*, Ulysse le consomme en tant qu'antidote pour ne pas être transformé en pourceau par Circé, et les athlètes grecs en croquaient une gousse avant les épreuves des jeux Olympiques.

L'ail est associé à de nombreuses croyances, mais ses propriétés bénéfiques pour la santé sont bien avérées. Les marins en avaient toujours pour se protéger des épidémies et du mauvais œil.

Atouts nutritionnels

Consommé en petite quantité, l'ail fournit peu de nutriments. Cependant il est riche en manganèse, phosphore, potassium et cuivre (100 g d'ail apportent plus de 20 % des apports journaliers recommandés en ces minéraux). À noter également qu'il contient du sélénium aux propriétés antioxydantes reconnues. L'ail est également bien pourvu en vitamine B6 et en vitamine C.

À poids équivalent, il possède une activité antioxydante plus élevée que la majorité des fruits et légumes. Il demeure donc un superaliment malgré sa petite taille.

Préparer et consommer l'ail

L'ail, qu'il soit consommé cru ou cuit, doit être pelé puis écrasé pour dispenser toutes ses vertus. En effet, lors de la contusion des cellules végétales, l'allinase, une enzyme, entre en contact avec l'alline et commence sa transformation en dérivés soufrés, dont l'allicine. Cette dernière est ensuite transformée en d'autres composés qui seraient impliqués dans l'inhibition de la multiplication des cellules cancéreuses et dans la protection de l'organisme contre les agents cancérigènes.

Les propriétés bénéfiques de l'ail disparaissent en partie avec la cuisson s'il n'est pas épluché au préalable. En effet, l'allinase est détruite par les hautes températures. Cependant, ses qualités nutritionnelles se conservent très bien à la chaleur s'il est préalablement écrasé ou coupé en morceaux. Le mode et le temps de cuisson influencent le type de composés sulfurés formés ainsi que la teneur en antioxydants. C'est pourquoi les bénéfices de l'ail cru semblent supérieurs à ceux de l'ail après cuisson.

L'ail frais se conserve de 3 à 9 mois, au sec et à température ambiante car le froid et l'humidité provoquent sa germination.

Pour une bonne haleine

L'haleine d'ail caractéristique provient des gaz produits au cours de la digestion et demande environ 3 heures avant de disparaître. Pour réduire les désagréments, mâcher du persil, de la menthe ou des grains de café se révèle assez efficace.

Propriétés anticancer de l'ail

Plusieurs études épidémiologiques montrent que l'ail aurait des effets bénéfiques en prévention de certains cancers. Ainsi, la consommation de légumes de la famille des alliacées permettrait de prévenir les cancers de l'estomac et de l'intestin. L'allicine que produit l'ail est de fait un puissant antioxydant, antiviral, détoxifiant et anticarcinogène.

Ainsi, une consommation élevée d'ail (6 gousses par semaine) réduirait de 30 % le risque de cancer colorectal et de 50 % le risque de cancer de l'estomac. La consommation d'ail permet également de réduire les risques de cancers du larynx, de la prostate et du sein. La consommation régulière d'ail chez l'homme semble augmenter les défenses immunitaires de l'organisme.

Chez l'animal, des dérivés soufrés de l'ail permettent d'inhiber la transformation de certains composés chimiques en substances cancérigènes. L'ail permettrait ainsi de ralentir le développement de certains cancers en protégeant les cellules contre les dommages causés par les substances cancérigènes et en inhibant la croissance des cellules cancérigènes. Les études scientifiques chez l'animal laissent penser que les composés sulfurés présents dans l'ail pourraient potentiellement représenter des agents de traitements idéaux au sein des thérapies anticancéreuses.

Autres bénéfices santé

• Propriétés diurétiques : un rapport potassium/sodium élevé ainsi que la présence de fructosanes confèrent des propriétés diurétiques à l'ail.
• Action antibactérienne : ces propriétés, sans doute liées à l'allicine, touchent principalement les bactéries gram+, les salmonelles et les *Escherichia coli*.
• Action hypotensive : l'ail contient en faibles quantités de la prostaglandine PGA 1, une substance hypotensive. Chez l'animal, l'ail permet d'abaisser la pression sanguine et les effets seraient similaires chez l'homme en cas de consommation régulière.
• Propriétés antiagrégante et anticholestérol : l'ail montre des effets bénéfiques sur le taux de cholestérol sanguin et sur la fluidité sanguine en s'opposant à l'agrégation plaquettaire et donc à la formation du caillot. La consommation quotidienne d'une gousse d'ail crue permet d'abaisser le taux de cholestérol de 20 %, touchant majoritairement le LDL-cholestérol (le « mauvais cholestérol »).
• L'ail ralentit l'apparition des lésions liées à l'athérosclérose et diminuerait la synthèse des triglycérides. Pour avoir un bénéfice sur le système cardio-vasculaire, une consommation de 2 à 5 g d'ail cru ou de 10 à 15 g d'ail cuit semble être nécessaire.
• Effets antiallergiques : des extraits d'ail diminuent de près de 90 % la réponse cellulaire après l'exposition à un allergène. Il est huit fois plus actif que l'oignon et quatre fois plus que le poireau.

Valeurs nutritionnelles (pour 100 g)

Énergie (kcal)	92,6
Eau (g)	62,2
Protéines (g)	7,1
Glucides (g) Dont sucres (g)	14,9 1,28
Lipides (g)	0,5
Fibres (g)	1,8

Minéraux	
Sodium (mg)	13,4
Magnésium (mg)	20,7
Phosphore (mg)	153 (22 % des AJR*)
Potassium (mg)	446 (22 % des AJR*)
Calcium (mg)	98,7 (12 % des AJR*)
Manganèse (mg)	1 (50 % des AJR*)
Fer (mg)	1,22
Cuivre (mg)	0,2 (20 % des AJR*)
Zinc (mg)	0,88
Sélénium (µg)	5,1 (9,3 % des AJR*)
Iode (µg)	2,3

Vitamines	
Bêta-carotène (µg)	0
D (µg)	0
E (mg)	0,01
C (mg)	19,7 (25 % des AJR*)
B1 (mg)	0,16
B2 (mg)	0,07
B3 (mg)	0,5
B5 (mg)	0,59 (9,8 % des AJR*)
B6 (mg)	0,8 (57 % des AJR*)
B9 (µg)	4
B12 (µg)	0

Source : Valeurs nutritionnelles base CIQUAL, ail.
*AJR : apports journaliers recommandés.

Les bienfaits de l'oignon

L'oignon, légume bisannuel, est le bulbe d'une plante herbacée appartenant à la grande famille des alliacées, comme l'ail. Son nom provient du latin *unio*, qui fait référence à sa particularité d'avoir un bulbe indivisible. Produit dans toutes les régions tempérées du monde, il en existe de nombreuses variétés, plus ou moins bien pourvues en antioxydants.

L'oignon est l'un des légumes les plus anciens : originaire du nord de l'Asie, il est cultivé depuis plus de cinq mille ans. Les textes égyptiens mentionnent qu'il était donné en salaire aux esclaves. Déposé dans les tombes, en offrande aux dieux, il devait servir lors du voyage vers l'au-delà. Les Romains lui réservaient des jardins spéciaux, les *cepinae*. Les Gaulois pensaient, pour leur part, qu'il permettait de prédire la météo : un grand nombre de pelures annonçait un hiver rigoureux.

L'oignon tient une place importante dans la cuisine et l'alimentation depuis le Moyen Âge, principalement dans les pays du nord de l'Europe. C'est Christophe Colomb, lors de son second voyage en 1493, qui a fait découvrir l'oignon aux Américains. Il était donné comme aliment antiscorbut aux marins qui partaient en haute mer.

Atouts nutritionnels

L'oignon est pourvu de quantités non négligeables de potassium, vitamine C et vitamine B6 permettant de compléter les apports quotidiens. Mais son atout nutritionnel réside dans sa richesse en antioxydants, principalement des anthocyanines (couleur rouge) et des flavonols (couleur jaune), dont la quercétine. Cette quercétine (voir p. 168) semble très bien assimilée par l'organisme.

Les oignons blancs contiennent beaucoup moins d'antioxydants que les oignons rouges ou jaunes. Ce sont les oignons rouges qui ont en moyenne l'activité antioxydante la plus importante.

Préparer et consommer l'oignon

L'oignon se consomme frais, mi-sec ou sec. Les oignons blancs se dégustent dans des salades, en apéritif. Les oignons colorés sont destinés à une consommation en bulbe sec (oignons de garde). L'oignon frais contient beaucoup plus de vitamine C que l'oignon de garde, qui peut être consommé toute l'année.

Pour profiter de tous les bienfaits de l'oignon frais, il faut le consommer cru de préférence, car la vitamine C est détruite en grande partie par la chaleur. Les études menées sur l'impact de la cuisson montrent par ailleurs une diminution de sa teneur en flavonoïdes et donc une réduction de son activité antioxydante lorsque l'on fait bouillir l'oignon.

L'oignon est cependant assez indigeste, et la cuisson lui apporte une saveur plus douce. Il peut donc être recommandé de le hacher finement pour permettre une cuisson rapide limitant les pertes. Un oignon coupé perd une partie de son jus et de son arôme, c'est pourquoi il vaut mieux ne pas le préparer longtemps à l'avance. Les antioxydants se trouvant en majorité dans les couches externes de l'oignon, il est important de veiller à ne retirer que la première couche lors de l'épluchage.

Propriétés anticancer de l'oignon

La consommation de légumes de la famille des alliacées diminuerait les risques de cancers de l'estomac et de l'intestin. Certaines études montrent un lien entre la consommation d'oignons et la diminution du risque de développer certains cancers. Une augmentation de la consommation hebdomadaire d'oignons de 80 g (soit une portion), par exemple, permettrait une réduction du risque de développer le cancer de l'utérus de 20 %. Et la consommation hebdomadaire de 1 à 7 portions d'oignons permet de réduire les risques de cancer du côlon, du larynx et des ovaires. Pour une consommation supérieure, il y a également diminution des risques de cancer de l'œsophage, de la cavité orale et du pharynx. Des liens ont également été établis entre consommation d'oignons et cancers du cerveau, de l'œsophage et de l'estomac. Enfin, une consommation importante d'oignon permettrait de réduire la mortalité par cancer de la prostate.

L'action de l'oignon toucherait plusieurs étapes du développement du cancer, comme le montrent plusieurs études en laboratoire ou chez l'animal : des extraits d'oignon s'opposent aux mutations qui peuvent être à l'origine de cancers et diminuent la multiplication des cellules cancéreuses.

L'oignon est riche en alline aux propriétés antioxydantes, antivirales, détoxifiantes et anticarcinogènes. Elle se libère lorsque l'oignon est coupé. Une succession de réactions enzymatiques permet la création d'un mélange complexe de composés sulfurés dont certains limiteraient la multiplication des cellules cancéreuses.

Il contient également une quantité importante de quercétine, un flavonoïde très important qui permettrait de diminuer l'incidence de certains cancers.

Autres bénéfices santé

- Action diurétique : du fait de la présence de fructosanes et d'un rapport potassium/sodium élevé.
- Action protectrice sur le système cardio-vasculaire : chez l'homme, la consommation quotidienne de 200 g d'oignons crus permet d'inhiber l'agrégation plaquettaire, protégeant ainsi des risques d'obstructions des vaisseaux. Cette activité antiagrégante est cependant treize fois plus faible pour l'oignon comparé à l'ail. Chez l'animal, l'oignon diminue le taux de triglycérides sanguins.
- Action hypoglycémiante : chez l'animal et chez l'homme, certains composés soufrés comme les disulfures d'allyle et de propyle s'opposent à une élévation excessive de la glycémie.
- Action bactériostatique : frais, l'oignon empêche la prolifération des microbes et serait antimicrobien contre les bactéries gram+.

Valeurs nutritionnelles (pour 100 g)

Énergie (kcal)	30,7
Eau (g)	88,2
Protéines (g)	1,35
Glucides (g) Dont sucres (g)	7,7 5,68
Lipides (g)	0,2
Fibres (g)	1,8

Minéraux	
Sodium (mg)	2,25
Magnésium (mg)	9,06
Phosphore (mg)	35,8 (5 % des AJR*)
Potassium (mg)	171 (8,5 % des AJR*)
Calcium (mg)	32,8 (4 % des AJR*)
Manganèse (mg)	0,11 (5,5 % des AJR*)
Fer (mg)	0,41
Cuivre (mg)	0,06
Zinc (mg)	0,17
Sélénium (µg)	0,22
Iode (µg)	2

Vitamines	
Bêta-carotène (µg)	19,7
D (µg)	0
E (mg)	0,2
C (mg)	7,42 59 (9,3 % des AJR*)
B1 (mg)	0,04
B2 (mg)	0,03
B3 (mg)	0,16
B5 (mg)	0,12
B6 (mg)	0,13 (9,3 % des AJR*)
B9 (µg)	24
B12 (µg)	0

Source : Valeurs nutritionnelles base CIQUAL, oignon.
*AJR : apports journaliers recommandés.

Potage de cresson, patate douce et germes de brocoli

préparation 15 min / cuisson 20 min / facile / raisonnable

Ingrédients pour 4 personnes : *250 g de tofu ● 80 g de patate douce ● 1 gousse d'ail ● 2 bottes de cresson ● 50 cl de bouillon de légumes ● 1 barquette de germes de brocoli (en épicerie fine ou magasin bio) ● sel et poivre* ***Matériel :*** *casserole ● mixeur*

■ Plonger le cresson 30 secondes dans l'eau bouillante salée, le rafraîchir afin d'en préserver la couleur verte. Bien l'essorer puis le mixer avec le bouillon, le tofu, la gousse d'ail pelée, du sel et du poivre.

■ Éplucher la patate douce et la couper en petits dés. Les faire cuire 2 minutes à l'eau bouillante.

■ Dans les assiettes creuses, verser la soupe de cresson et décorer de cubes de patate douce et de germes de brocoli.

Atouts nutritionnels et propriétés anticancer

Excellente alternative à la soupe classique poireau-pomme de terre, ce velouté sera la gourmandise de l'hiver. Venu du Moyen-Orient au XVIe siècle, le cresson était à l'origine utilisé pour ses vertus médicinales ; ce n'est que plus tard qu'il finira dans nos assiettes en salade, condiments, soupes et autres accompagnements. Riche en bêta-carotène, en vitamines C et B9 et pourvu d'un bon apport en vitamine E, le cresson est l'accompagnement diététique parfait.

Ce potage très complet, qui l'associe au tofu, à la patate douce et aux germes de brocoli, remplace idéalement le dîner du soir. Il constitue un plat léger fournissant un bon apport en protéines végétales.

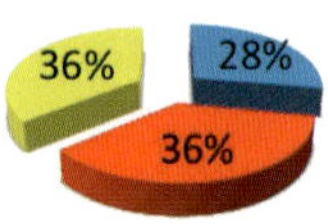

■ VN : 142 kcal/p.

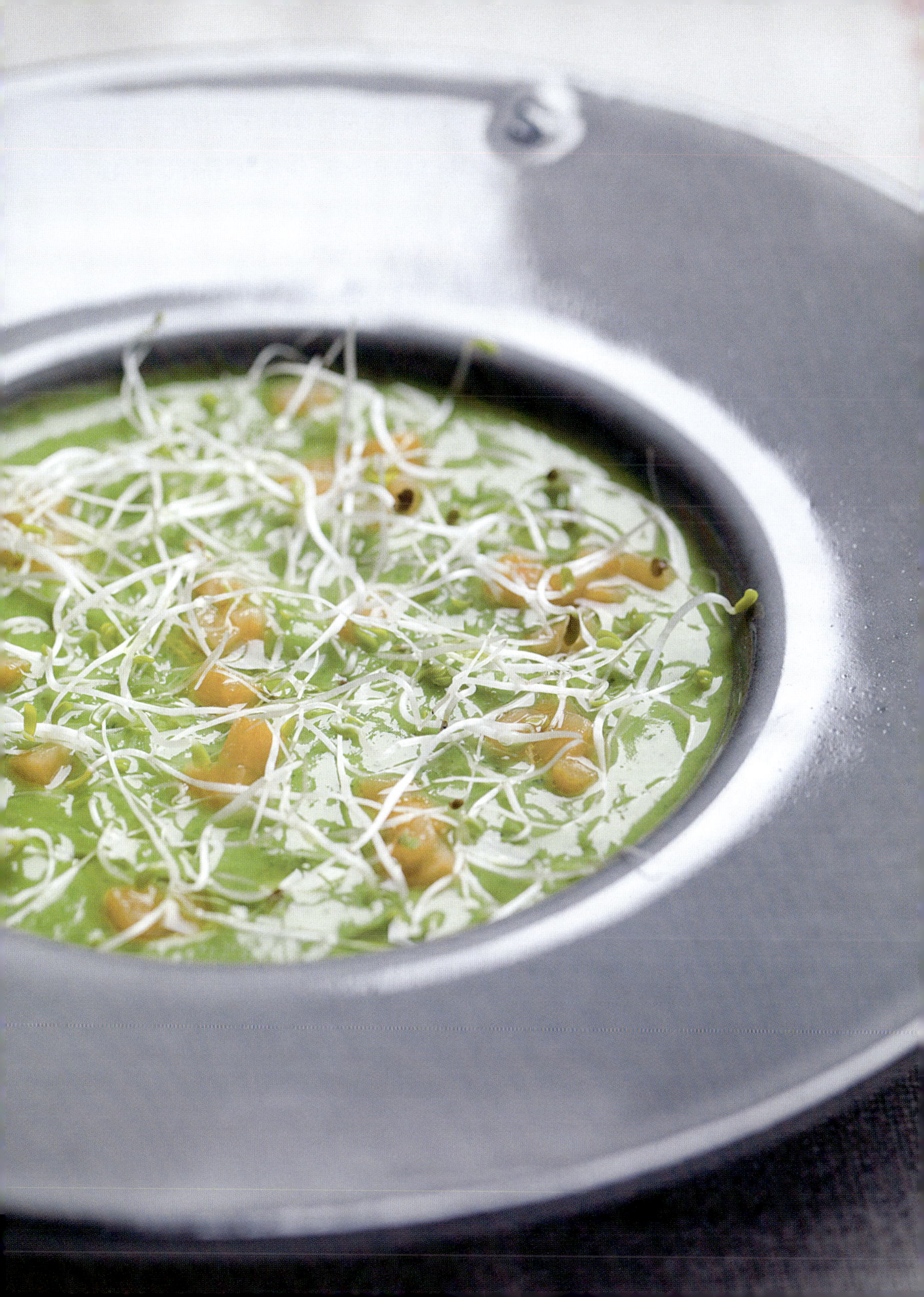

Bouillon thaï de chou-rave et shiitakés, cuisses de canard, citron combava

préparation 35 min / cuisson 2 h 15 / assez difficile / assez cher

Ingrédients pour 4 personnes : *600 g de cuisses de canard • 8 crevettes roses • 60 g de tofu • 200 g de chou-rave • 100 g de champignons shiitakés • 1/2 botte de coriandre • 1/3 de botte de basilic • le jus de 1 citron vert • 1 petit piment rouge • 1/2 citron combava • 2 gousses d'ail • 20 g de gingembre • 20 g de citronnelle • 4 feuilles de citron (ou citron kaffir) • 3 cuil. à soupe d'huile équilibrée (p. 226)* ***Matériel :*** *casserole • passoire • assiettes creuses*

■ Éplucher et couper le gingembre en morceaux. Verser 1,5 litre d'eau froide dans une casserole, ajouter le gingembre, l'ail épluché et écrasé, la citronnelle coupée, les feuilles de citron, le piment, le combava râpé. Porter à ébullition, puis y plonger les cuisses de canard sans gras ni peau. Laisser cuire 2 heures à feu doux.

■ Sortir les cuisses, effilocher la chair dans une assiette puis mettre de côté avec le tofu coupé en dés.

■ Laver à l'eau claire les shiitakés et le chou-rave. Couper les champignons, puis les poêler à l'huile équilibrée jusqu'à ce qu'ils soient colorés.

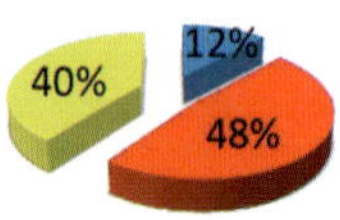

■ VN : 319 kcal/p.

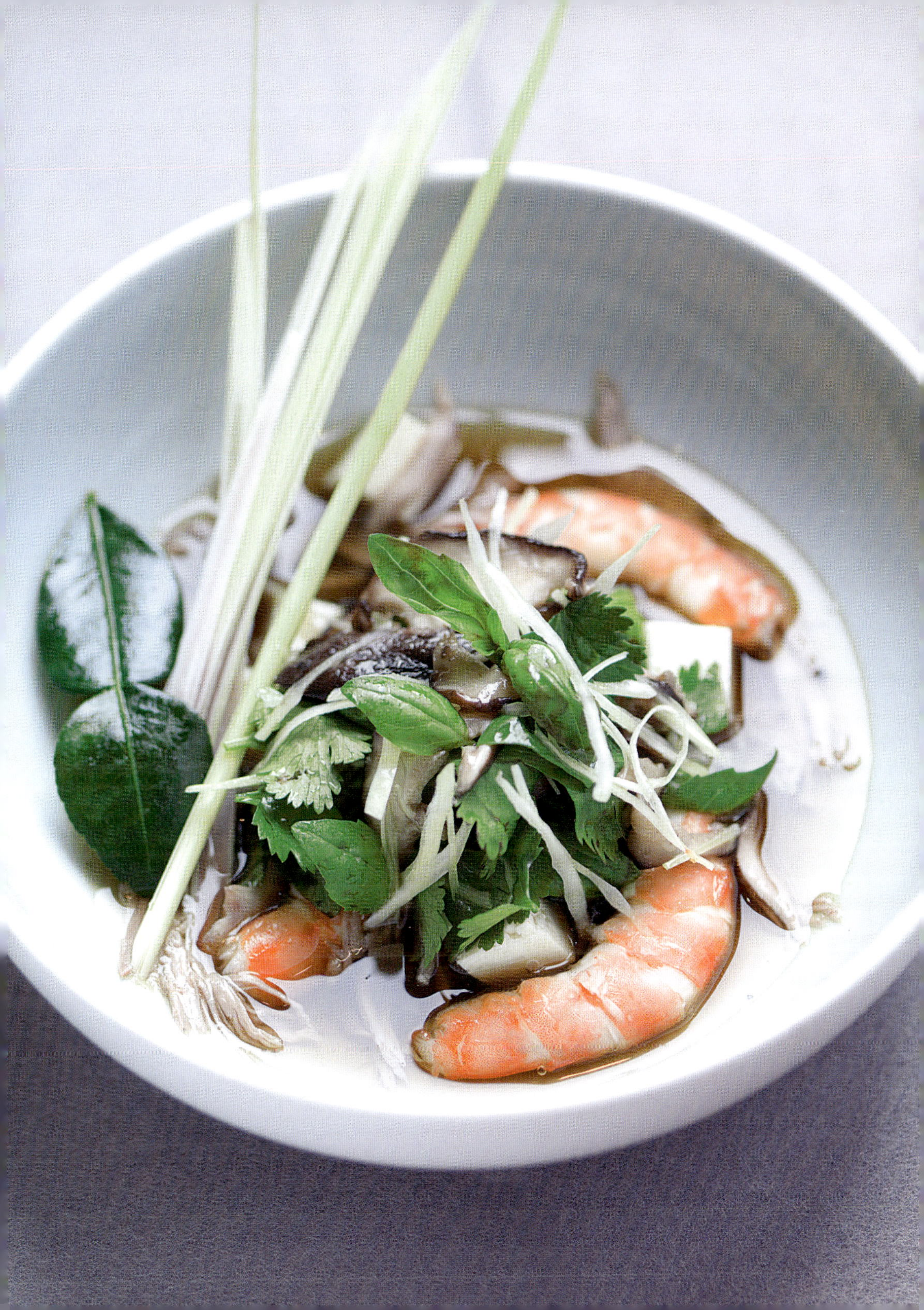

■ Tailler le chou-rave en fines lanières, mettre de côté. Décortiquer les crevettes.

■ Préparer une salade croquante avec les shiitakés cuits, le chou-rave cru, la coriandre et le basilic coupés finement, le jus de citron vert et 2 cuillerées à soupe d'huile.

■ Passer le bouillon dans une passoire.

■ Répartir l'effilochée de canard, les crevettes roses et le tofu dans les assiettes creuses, verser une louche de bouillon thaï très chaud, puis décorer avec la salade croquante aux herbes.

Atouts nutritionnels et propriétés anticancer

Associée à une portion de féculent, comme du riz thaï, cette recette est un plat complet. Grâce aux légumes cuits dans le bouillon, ce repas vous apportera une bonne quantité de vitamines et minéraux. De plus, le canard, consommé sans la peau, contient des acides gras mono-insaturés, et dispose d'une teneur raisonnable en matières grasses.

Un véritable feu d'artifice de saveurs et de bénéfices nutritionnels à la fois.

L'association du chou-rave, de l'ail et des shiitakés, riches notamment en composés phénoliques, apporte à cette recette une bonne dose d'antioxydants qui permettent de lutter contre le vieillissement cellulaire.

Flan d'ail au lait de soja, croustillant d'ail

préparation 15 min / cuisson 35 min / assez facile / bon marché

Ingrédients pour 4 personnes : *1 tête d'ail ● 50 cl de lait de soja ● 4 œufs ● ail des ours (facultatif) ● 20 g de margarine végétale ● sel et poivre* ***Matériel :*** *casserole ● mixeur ● 4 ramequins*

■ Écraser les gousses d'ail épluchées, ôter les germes, les plonger 1 minute dans l'eau bouillante.

■ Verser le lait de soja dans une casserole, ajouter l'ail blanchi et faire cuire de 10 à 15 minutes. Laisser tiédir, puis mixer le tout avec les œufs. Assaisonner en sel et poivre et ajouter éventuellement un peu d'ail des ours haché si c'est la saison.

■ Graisser avec la margarine quatre ramequins, y verser la préparation à parts égales et faire cuire au bain-marie dans le four à 80 °C (th. 2-3) : le temps de cuisson est fonction de la taille des ramequins, compter environ 10 minutes.

■ Pour vérifier la cuisson, planter une pointe de couteau dans la préparation : le liquide ne doit pas remonter. Un flan parfaitement cuit doit être lisse et onc-

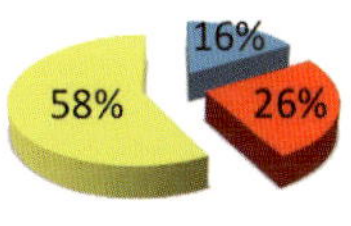

■ VN : 204,9 kcal/p.

tueux et ne pas avoir de bulles, ni rejeter d'eau.

■ Servir avec de la purée d'herbes (p. 97) tiédie et assaisonnée... ou une tomate confite (p. 127).

Atouts nutritionnels et propriétés anticancer

Une recette originale à servir en apéritif dînatoire ou en plat unique avec une salade verte.

Le lait de soja, de faible valeur énergétique, contient des protéines végétales et est dépourvu de cholestérol : tout bénéfice! Une bonne alternative à la traditionnelle quiche lorraine.

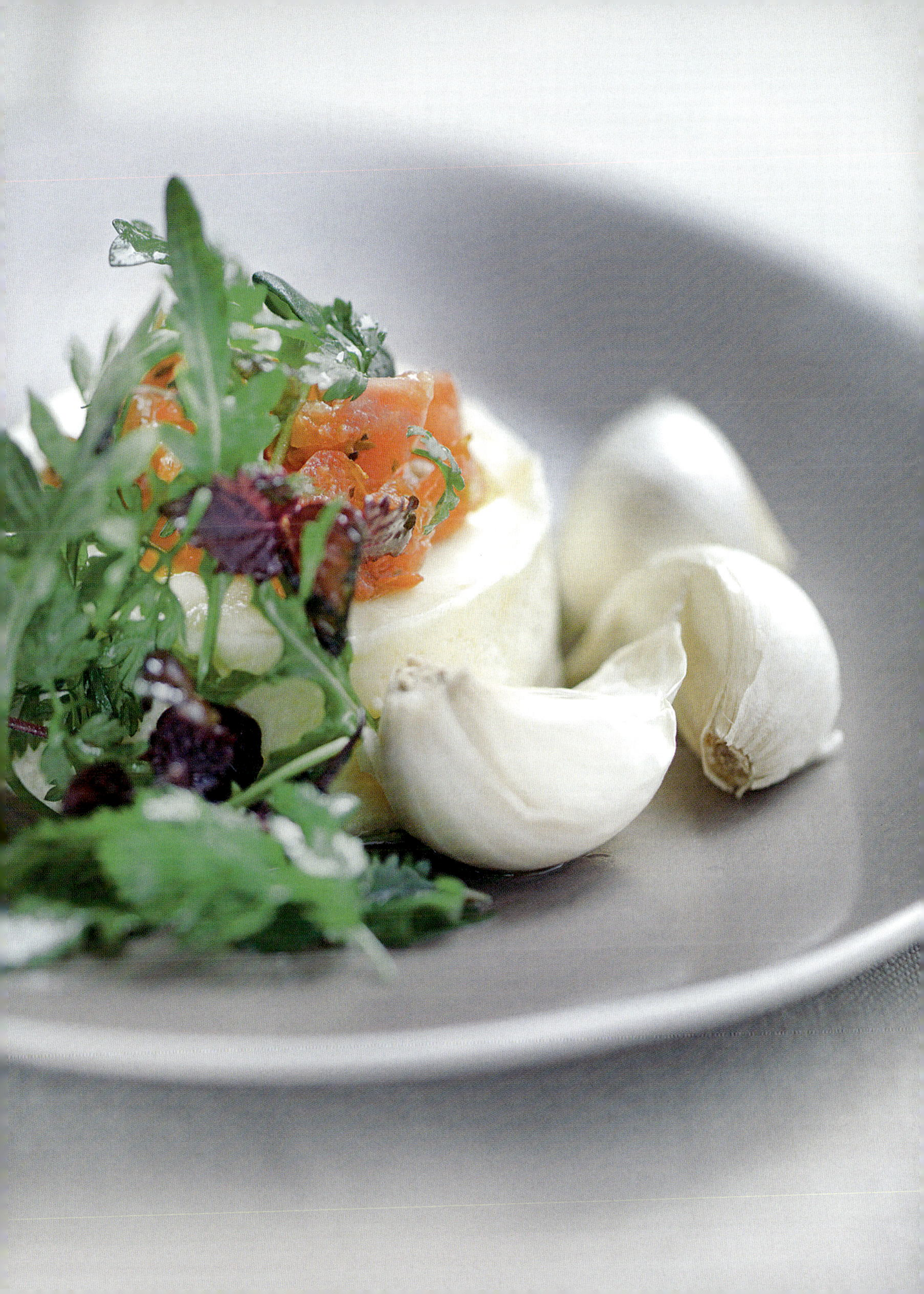

Cake tofu, ail séché et pavot bleu

préparation 15 min / cuisson 45 min / assez facile / bon marché

Ingrédients pour 4 personnes : *3 œufs • 150 g de farine complète • 12,5 cl de lait de soja • 100 g de tofu soyeux • 10 cl d'huile équilibrée (p. 226) • 6 pincées d'ail séché en semoule • 6 cuil. à soupe de graines de pavot bleu • 1 sachet de levure chimique • sel et poivre* ***Matériel :*** *saladier • fouet • moule à cake*

■ Préchauffer le four à 180 °C (th. 6). Sortir le tofu soyeux et le lait de soja du réfrigérateur et les laisser à température ambiante.

■ Mélanger au fouet les œufs, la farine complète et la levure dans un saladier. Saler et poivrer. Verser en filet l'huile et le lait de soja. Incorporer ensuite la semoule d'ail, le pavot et le tofu soyeux.

■ Verser le tout dans un moule à cake à revêtement antiadhésif, décorer de graines de pavot. Enfourner et laisser cuire pendant 45 minutes.

Atouts nutritionnels de cette recette

Un plat végétarien par excellence et un bon complément protidique pour un repas du soir. Ce cake à base de farine complète a une teneur importante en fibres et micronutriments, encore plus s'il est accompagné de légumes.

L'allicine contenu dans l'ail apporte une touche d'antioxydants.

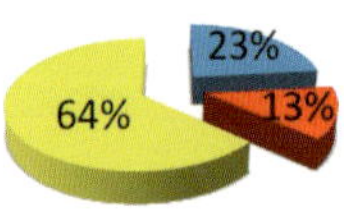

■ VN : 534,5 kcal/p.

Couscous d'épeautre au citron confit

préparation 15 min / cuisson 30 min / facile / bon marché

Ingrédients pour 4 personnes : *240 g de couscous d'épeautre • 80 g d'oignons rouges • 6 cl d'huile équilibrée (p. 226) • 1 cuil. à café de cumin en poudre • 110 g de citrons confits beldi • menthe fraîche (facultatif) • sel et poivre* ***Matériel :*** *saladier • casserole*

■ Couper finement les oignons rouges. Les faire cuire à l'huile équilibrée, ajouter le cumin, l'épeautre, puis les citrons confits hachés. Porter à ébullition un volume d'eau équivalant à 2 fois celui du volume d'épeautre et le verser sur le couscous.

■ Couvrir, laisser gonfler quelques minutes, puis égrainer. Assaisonner en sel et en poivre et servir. Parsemer éventuellement de menthe fraîche coupée finement selon les goûts de chacun.

Atouts nutritionnels et propriétés anticancer

Une recette ultrasimple et rapide à réaliser, qui conviendra en particulier aux végétariens grâce à l'épeautre, céréale complète qui apportera les protéines végétales nécessaires pour un repas du soir. Ce couscous accompagnera parfaitement une viande ou un poisson pour les plus gourmands.

De faible apport calorique, l'oignon rouge ajoute des antioxydants grâce à ses anthocyanes de couleur rouge et le citron, une bonne quantité de vitamine C.

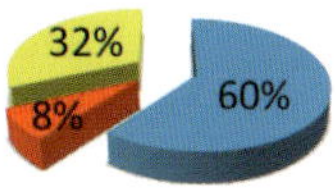

■ VN : 416,8 kcal/p.

Fricassée de fruits et légumes d'automne et graines de courge

préparation 40 min / cuisson 50 min / facile / assez cher

Ingrédients pour 4 personnes : *250 g de petites girolles • 400 g de cocos de Paimpol frais • 20 g de carotte • 50 g d'oignon • 250 g de châtaignes • 150 g de figues noires • 200 g de panais • 150 g de cerfeuil tubéreux • 150 g de potimarron • 8 feuilles d'ail des ours • 20 g de graines de courge • 1/4 de botte de persil plat • 1 branche de thym • 1 feuille de laurier • 5 cl d'huile de tournesol • 10 cl d'huile équilibrée (p. 226) • sel* ***Matériel :*** *poêle • grande casserole • passoire*

■ Laver plusieurs fois les girolles, les sécher. Les couper si besoin, puis les poêler une première fois pendant 5 à 6 minutes dans un filet d'huile de tournesol, les laisser égoutter dans une passoire.

■ Écosser les cocos de Paimpol, démarrer la cuisson à l'eau froide, ajouter 1 pincée de sel, la carotte, l'oignon, le thym et le laurier ; laisser cuire 40 minutes.

■ Éplucher les châtaignes, le panais et le cerfeuil tubéreux et les couper en petits morceaux, puis les faire cuire à l'eau bouillante salée : ils doivent rester croquants.

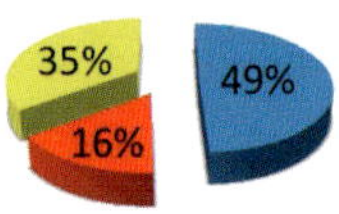

■ VN : 735,1 kcal/p.

■ Peler le potimarron, couper la chair en dés et cuire à l'eau bouillante.

■ Tailler grossièrement les figues. Ciseler l'ail des ours et le persil plat.

■ Poêler ensemble tous les légumes et fruits d'automne à l'huile équilibrée. Ajouter les graines de courge et les herbes au dernier moment.

Atouts nutritionnels et propriétés anticancer

Ce méli-mélo de légumes d'automne apporte des fibres utiles au bon fonctionnement digestif, des vitamines C aux propriétés antioxydantes et des vitamines B9 aux vertus antianémiques.
À servir avec une viande maigre telle que la dinde.

Jeunes légumes de printemps en fricassée, flocons de soja soufflés

préparation 1 h / cuisson 20 min / assez facile / raisonnable

Ingrédients pour 4 personnes : *250 g d'asperges vertes • 250 g de brocoli • 1/2 botte d'oignons nouveaux • 120 g de minicourgettes • 250 g de petits pois • 40 g de câpres • 1/4 de botte d'aneth • 10 feuilles de livèche • 20 g de flocons de soja soufflés • 150 g de tomates confites • 10 cl d'huile équilibrée (p. 226) • sel et poivre* ***Matériel :*** *casserole • poêle*

■ Éplucher les asperges, les couper en 2 ou 3 morceaux, les faire cuire 1 minute dans l'eau bouillante salée, puis les plonger dans de l'eau glacée pour préserver leur couleur verte.

■ Couper le brocoli en petits bouquets, les plonger 1 minute dans l'eau bouillante puis les plonger dans de l'eau glacée pour préserver la couleur verte.

■ Couper le bulbe blanc des oignons nouveaux en quatre ou en six suivant leur grosseur et le vert en gros biseaux.

■ Tailler les minicourgettes en biseaux, les faire blanchir à l'eau bouillante pendant 1 minute puis les plonger dans l'eau glacée pour préserver la couleur verte.

■ Écosser les petits pois puis les plonger pendant 30 secondes dans de l'eau bouillante salée, les passer sous l'eau glacée. Enlever leur peau (les pois se séparent en deux).

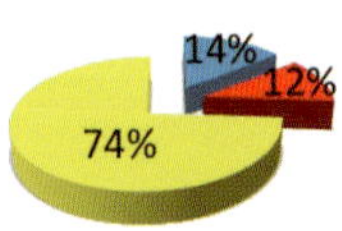

■ VN : 376,4 kcal/p.

■ Hacher l'aneth et la livèche.

■ Poêler tous les légumes ensemble à l'huile équilibrée jusqu'à légère coloration, ajouter les herbes, les oignons nouveaux et les tomates confites, saler et poivrer. Parsemer de flocons de soja avant de servir.

Atouts nutritionnels et propriétés anticancer

Idéale pour faire le plein de vitalité. Des protéines végétales apportées par les flocons de soja et des fibres, indispensables à une bonne digestion. Un plat pauvre en glucides simples et riche en certaines vitamines du groupe B auquel on ajoutera des féculents pour un déjeuner complet et équilibré.

Purée de brocoli, huile équilibrée et germes de brocoli

préparation 15 min / cuisson 8 à 10 min / facile / bon marché

Ingrédients pour 4 personnes : *800 g de brocoli ● 6 cl d'huile équilibrée (p. 226) ● 1 barquette de germes de brocoli ● 40 g d'oignon* ***Matériel :*** *casserole ● poêle ● mixeur*

■ Couper le brocoli en gros bouquets et les faire cuire pendant 5 à 6 minutes à l'eau bouillante salée : ils doivent rester bien verts.

■ Faire revenir légèrement l'oignon émincé dans 1 cuillerée à soupe d'huile équilibrée, puis l'ajouter au brocoli.

■ Égoutter puis mouliner le tout au mixeur en ajoutant le reste d'huile équilibrée pour parfumer : la purée doit être bien lisse.

■ Parsemer de quelques germes de brocoli avant de servir.

Atouts nutritionnels et propriétés anticancer

Un accompagnement traditionnel revisité pour le plaisir des papilles. Riche en bêta-carotène, en vitamines C et B9, la purée de brocoli se mariera parfaitement avec tous vos plats à base de viande ou de poisson. Vous bénéficierez aussi de tous les bons acides gras apportés par l'huile.

Un duo d'ingrédients positif sublimé par une touche d'oignon et de germe de brocoli.

Nettement plus riches en sulforaphane que le brocoli mûr, les germes de brocoli préviennent des risques de cancer de l'estomac.

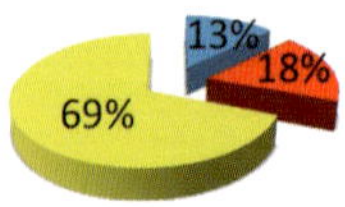

■ VN : 210 kcal/p.

Risotto verde de petit épeautre

préparation 15 min / trempage 1 nuit / cuisson 40 min / assez facile / bon marché

Ingrédients pour 4 personnes : *200 g de petit épeautre • 1,5 l de fond blanc de volaille • 5 cl d'huile équilibrée (p. 226) • 25 cl de crème d'avoine • 100 g d'oignons • 50 g de parmesan râpé • 100 g de purée d'herbes (p. 97) • sel et poivre* ***Matériel :*** *sauteuse*

■ La veille, mettre l'épeautre à gonfler toute la nuit dans de l'eau. Le jour même, le rincer et l'égoutter.

■ Peler et couper en lamelles les oignons, les faire revenir à l'huile équilibrée sans coloration. Ajouter l'épeautre, faire cuire 2 minutes puis verser au fur et à mesure le fond blanc. Laisser cuire doucement : l'épeautre met beaucoup de temps à cuire, compter environ 2 heures. Rajouter de l'eau si besoin.

■ Finir avec la crème d'avoine et le parmesan. Assaisonner en sel et en poivre, mélanger la purée d'herbes avec le risotto juste avant de servir.

Atouts nutritionnels et propriétés anticancer
Une variante tendance du risotto classique à partir d'une céréale millénaire qui a reconquis nos assiettes depuis une quinzaine d'années. Le petit épeautre regorge de qualités nutritionnelles, et contient avant tout beaucoup de protéines végétales. Une céréale complète, également riche en fibres et en minéraux (magnésium, phosphore et fer), qui convient aux régimes sans gluten.
Ce risotto est idéal en plat complet ; servi avec une viande ou un poisson, il convient de réduire la portion pour ne pas en faire un plat trop riche.

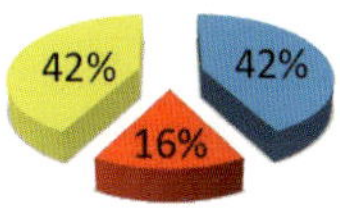

■ VN : 394 kcal/p.

Tartine d'été au pain de céréales, senteur du Sud

préparation 30 min / facile / bon marché

Ingrédients pour 4 personnes : *4 longues et fines tranches de pain aux céréales • 1/2 gousse d'ail • 8 pétales de tomate confite • 80 g de fenouil • 20 g de câpres • 12 crevettes roses • 30 g d'olives vertes dénoyautées • 1 avocat • 20 g de roquette • 1/4 de botte de radis ronds • 1/4 de botte d'aneth • 1/4 de botte d'alfalfa • 6 cl d'huile équilibrée (p. 226)* ***Matériel :*** *saladier*

■ Hacher finement l'aneth et le mettre à infuser pendant 1 nuit dans l'huile.

■ Couper chaque pétale de tomate en deux. Laver et émincer finement le fenouil. Laver les radis et les émincer également. Peler et dénoyauter l'avocat, tailler la chair en fines lamelles. Couper les olives en rondelles.

■ Décortiquer les crevettes.

■ Toaster les tranches de pain, les badigeonner avec de l'huile d'aneth, puis les frotter à l'ail pelé.

■ Déposer sur chaque tranche tous les ingrédients harmonieusement et déguster encore tiède, avec éventuellement de la sauce anchoïade (p. 50).

Atouts nutritionnels et propriétés anticancer
Une version bien française des tapas. Privilégier de grandes tartines fines ou bien en mini-amuse-gueule.
Riche en ingrédients aux multiples vertus, cette tartine se dégustera aussi bien en apéritif qu'en buffet ou en pique-nique chic pour le plaisir des grands et des petits.

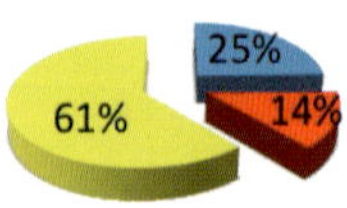

■ VN : 316 kcal/tartine

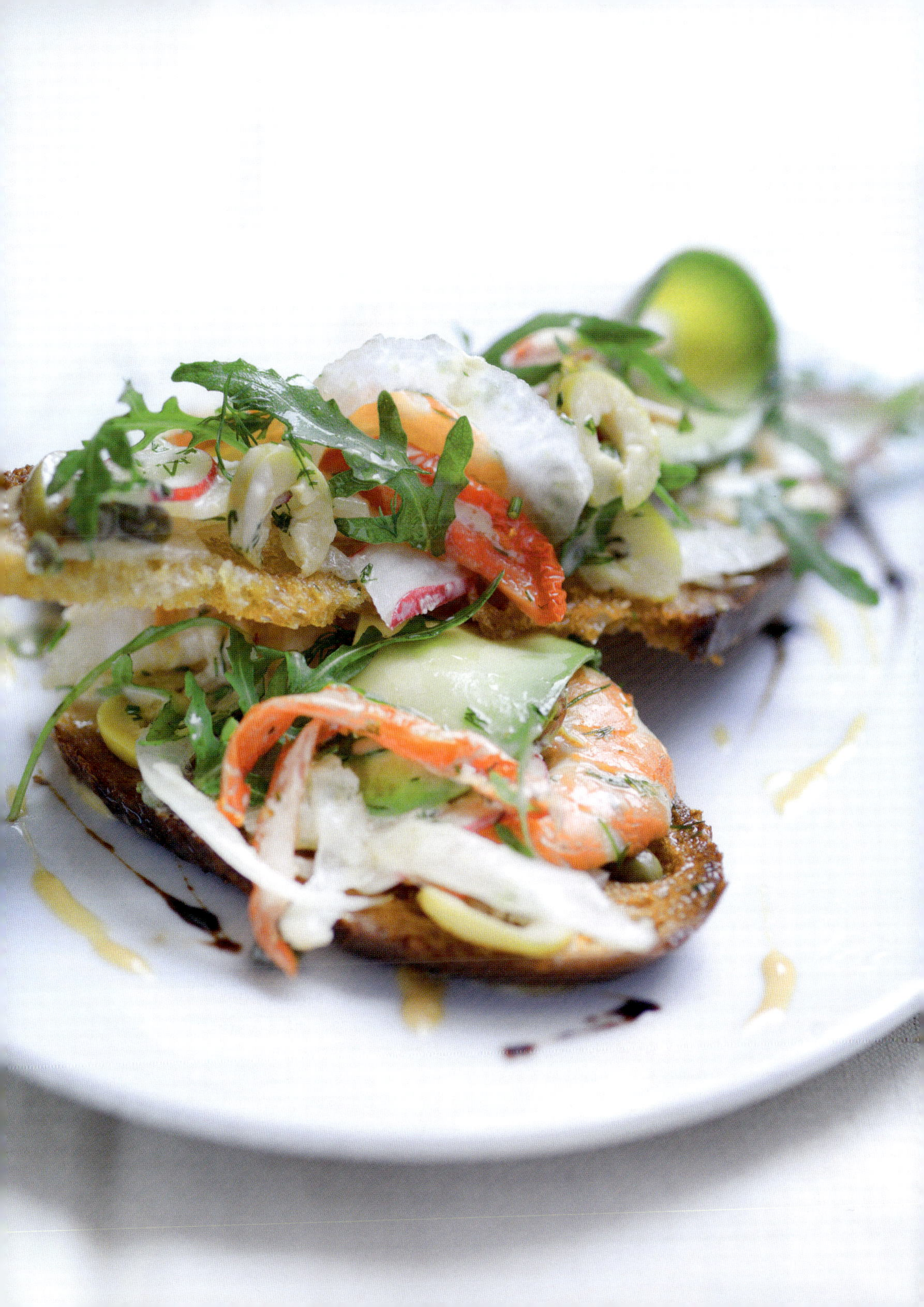

Minute de brocoli et pousses de soja, coriandre fraîche, oignons nouveaux et lamelles de bœuf au poivre

préparation 30 min / cuisson 10 min / assez facile / assez cher

Ingrédients pour 4 personnes : *400 g de brocoli • 400 g de pousses de soja • 320 g de filet de bœuf • 100 g d'oignons nouveaux • le jus de 1/2 citron vert • 1/2 botte de coriandre • 1/4 de botte de menthe • 5 g de baies de goji • 2 g de grains de sésame • 5 cl d'huile équilibrée (p. 226) • poivre du moulin* ***Matériel :*** *casserole • poêle*

■ Dégraisser complètement le filet de bœuf, le couper en lamelles pas trop épaisses.

■ Couper le brocoli en petits bouquets, les pocher à l'eau bouillante salée pendant 1 à 2 minutes, les laisser très croquants.

■ Hacher grossièrement la coriandre, la menthe, les oignons nouveaux.

■ Poêler rapidement les lamelles de bœuf, le brocoli et les pousses de soja avec l'huile. Ajouter au dernier moment les herbes, le jus de citron vert et les oignons nouveaux. Mélanger rapidement. Poivrer assez fortement puis ajouter le sésame et les baies de goji. Servir aussitôt.

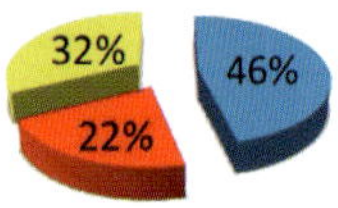

■ VN : 296 kcal/p.

Atouts nutritionnels et propriétés anticancer
Au filet de bœuf, riche en protéines d'excellente qualité, s'associent les pousses de soja, très bonnes sources de protéines d'origine végétale. Un véritable cocktail d'antioxydants, apportés par le brocoli, l'oignon, la coriandre et la baie de goji.

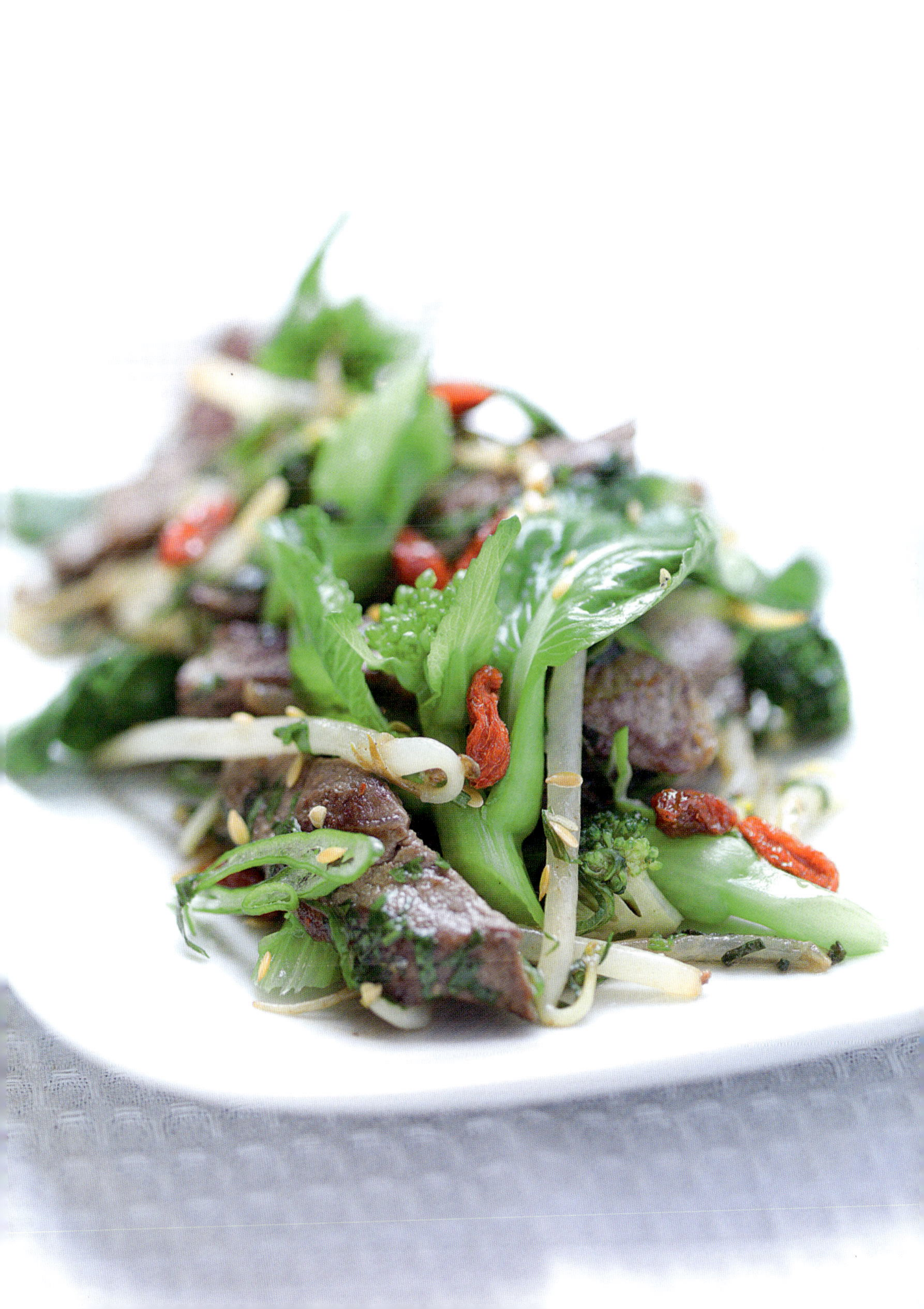

Pintade fermière, coriandre fraîche et citron vert

préparation 15 min / marinade 1 nuit / cuisson 10 min / assez facile / raisonnable

Ingrédients pour 4 personnes : *4 blancs de pintade • le jus de 2 citrons verts • 2 gousses d'ail • 200 g de yaourt à 0 % MG • 1/2 botte de coriandre • 4 g de cumin en poudre • 40 g de gingembre frais • 10 cl d'huile équilibrée (p. 226)* ***Matériel :*** *plat pour marinade • poêle • mixeur*

■ La veille, ôter la peau des blancs de pintade.

■ Mixer ensemble le jus de citron vert, l'ail, le yaourt, la coriandre, le cumin et le gingembre. Déposer les blancs dans la moitié de la sauce et les laisser mariner une nuit.

■ Le jour même, les égoutter et les poêler à l'huile équilibrée en les laissant moelleux à cœur et sans trop les faire cuire.

■ Accompagner du reste de la sauce et de couscous d'épeautre (p. 149).

Atouts nutritionnels et propriétés anticancer

Ce plat du dimanche revisite la volaille avec les notes de fraîcheur apportées par le citron vert et la coriandre, tous deux sources d'antioxydants. La pintade fournit des graisses dites insaturées jouant un rôle préventif dans l'apparition des maladies cardio-vasculaires. La sauce légère à base de yaourt 0 % est une juste gourmandise dans cette recette savoureuse. Un bon moyen de se faire plaisir tout en se faisant du bien !

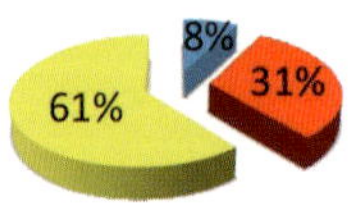

■ VN : 503 kcal/p.

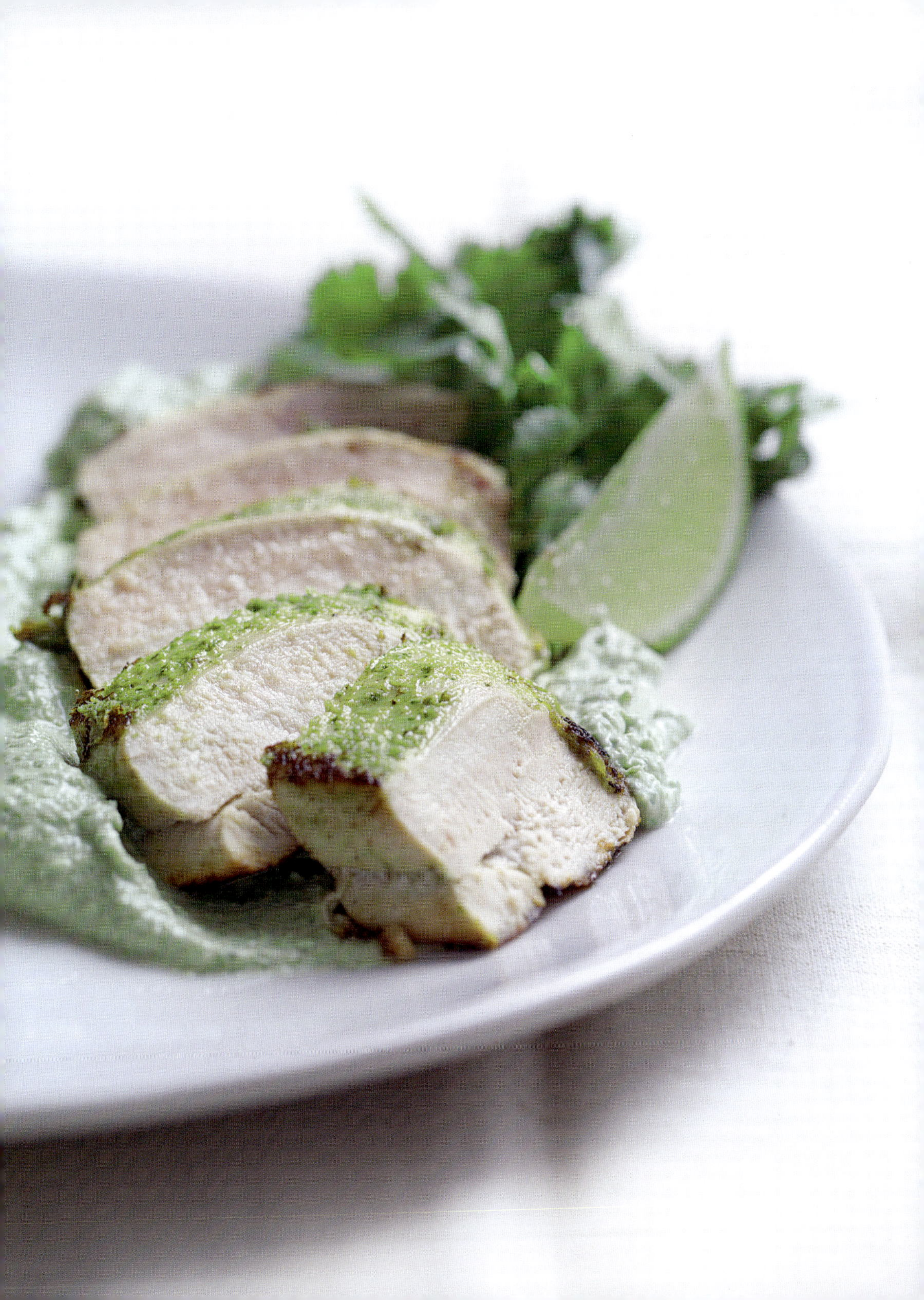

Poulet du dimanche de ma maman à la cocotte merveilleusement simple et délicieux (de Claire Roussel)

préparation 25 min / cuisson 1 h / assez facile / raisonnable

Ingrédients pour 4 personnes : *1 poulet jaune des Landes de 1,6 kg environ • 2 cubes de bouquet garni bio • 500 g de pommes de terre bio (ou de courgettes) • 500 g de patates douces • 1/2 citron confit • 2 gros oignons • 1 gousse d'ail • ras el-hanout • thym • laurier • huile équilibrée (p. 226)* ***Matériel :*** *cocotte • sauteuse*

■ Retirer la peau du poulet et, si nécessaire, les amas de graisse à l'intérieur. Farcir la volaille de thym et de laurier, la poser dans la cocotte. La saupoudrer de 2 cuillerées à café de ras el-hanout. Ajouter 25 cl d'eau additionnée des cubes de bouquet garni. Couvrir la cocotte et faire cuire pendant 1 heure au four à 220 °C (th. 7-8).

■ Peler et couper en petits cubes les pommes de terre (ou courgettes) et les patates douces. Mélanger dans une sauteuse les oignons coupés finement avec 3 cuillerées à soupe d'huile équilibrée, la gousse d'ail écrasée, le citron confit coupé en petits morceaux et 1 pincée de ras el-hanout. Ajouter les pommes de terre (ou courgettes) et les patates douces, couvrir et laisser mijoter à feu moyen pendant 30 minutes.

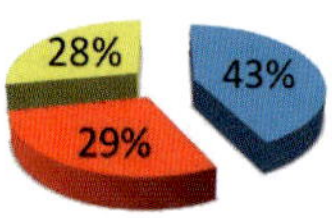

■ VN : 616,5 kcal/p.

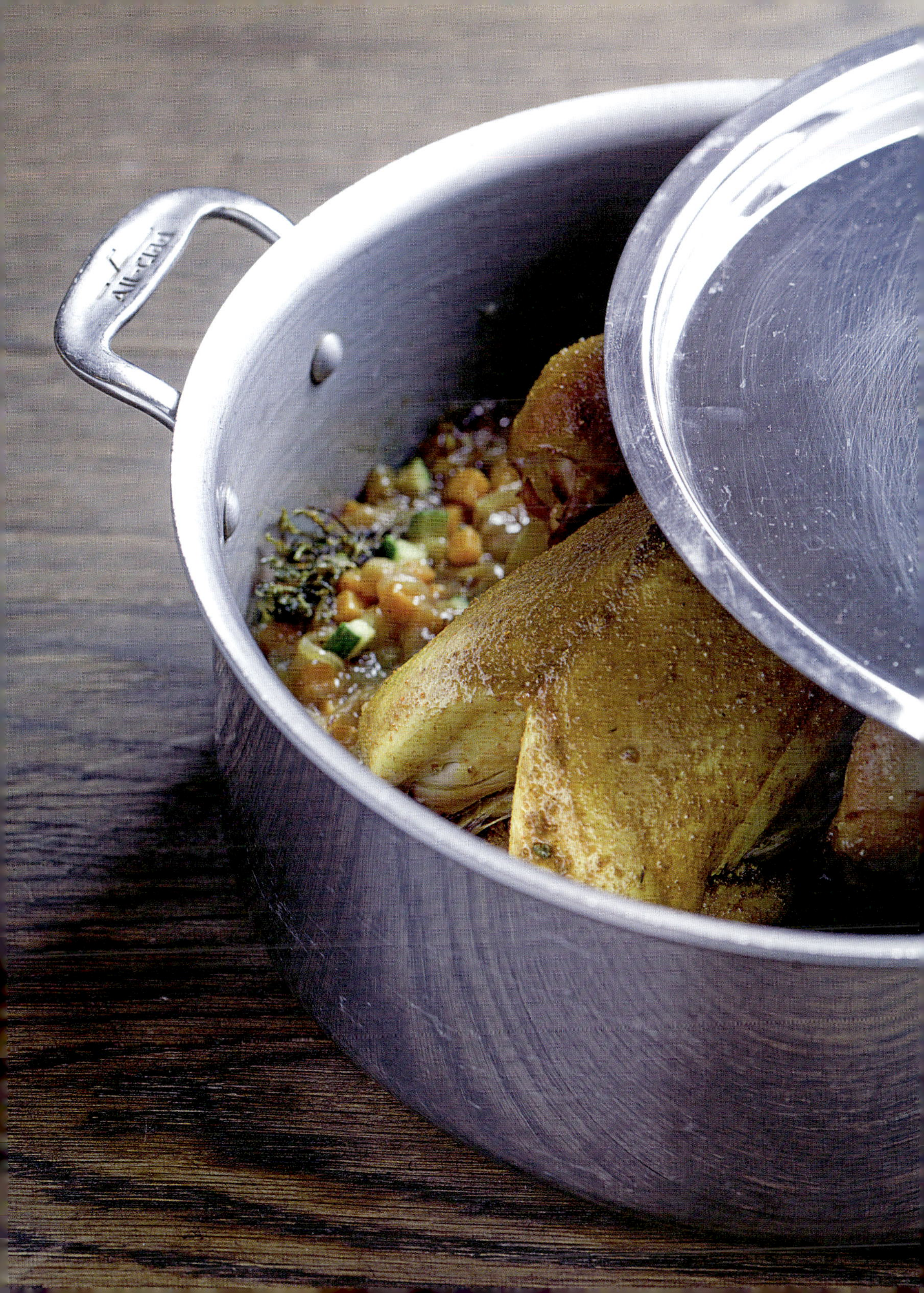
All-Clad

■ Lorsque le poulet est prêt, le retirer de la cocotte. Mettre à la place les légumes, les mélanger à la sauce, replacer le poulet dessus, fermer la cocotte et servir.

■ Les légumes peuvent être remplacés par des pâtes bio semi-complètes (50 g par personne) cuites *al dente*.

Atouts nutritionnels et propriétés anticancer
Consommé sans sa peau, le poulet est une viande blanche à teneur modérée en matières grasses mais riche en phosphore, sélénium et vitamine B6. Les pommes de terre et les patates douces fourniront des glucides complexes qui donnent une bonne satiété ainsi que du bêta-carotène, et des vitamines C et B9. Un plat complet plein de bienfaits pour petits et grands.
Le sélénium contenu dans le poulet et la vitamine C des patates douces sont de puissants antioxydants permettant de lutter contre l'oxydation des cellules.

Tartare de bœuf au couteau, oignons rouges et câpres

préparation 20 min / facile / assez cher

Ingrédients pour 4 personnes : *600 g de filet de bœuf • 1 oignon rouge • 30 g de câpres • 1 pincée de piment d'Espelette • quelques gouttes de sauce Worcestershire • 1/4 de botte d'estragon • 1/4 de botte de persil plat • 1/4 de botte de ciboulette • 6 cuil. à soupe d'huile équilibrée (p. 226) • sel et poivre* ***Matériel :*** *couteau bien tranchant • plat creux*

■ Tailler au couteau la viande en petits morceaux.

■ Peler et couper l'oignon en fines lamelles. Couper finement les herbes et les mélanger à l'huile.

■ Mélanger dans un plat creux la viande, l'oignon rouge, les câpres. Ajouter quelques gouttes de sauce Worcestershire et du piment d'Espelette. Assaisonner d'huile aux herbes, saler et poivrer. Déguster bien frais.

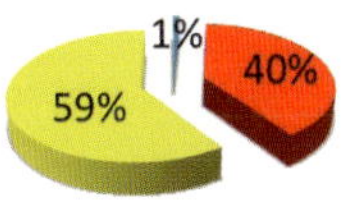

■ VN : 428 kcal/p.

Atouts nutritionnels et propriétés anticancer

Le bœuf est une excellente source de vitamines notamment du groupe B et de minéraux (fer, potassium, sélénium). Consommé cru et dans de bonnes conditions d'hygiène, il a tous les atouts santé : reconstituant cellules et muscles, antifatigue.

Les ingrédients clefs de ce tartare renforcent les bénéfices santé de cette recette : antioxydant des oignons rouges pour prévenir du vieillissement et petite source de fibres apportée ici par les câpres (attention : les câpres sont riches en sodium. Salez légèrement). Prévoir en accompagnement légumes verts, riz complet ou pommes de terre cuites à l'eau.

Ail confit équilibré

préparation 5 min / cuisson 2 h / facile / bon marché

Ingrédients pour 4 personnes : *6 têtes d'ail • 50 cl d'huile équilibrée (p. 226) • 1 branche de thym • 1 feuille de laurier* ***Matériel :*** *plat à four*

■ Séparer les gousses d'ail et les faire cuire au four avec leur peau tout doucement à 150 °C (th. 5) avec l'huile, le thym et le laurier. Compter 2 heures à chaleur constante : au final, elles doivent être moelleuses.

■ L'ail confit peut se conserver au réfrigérateur dans l'huile.

■ Les gousses peuvent s'utiliser telles quelles avec leur peau ou écrasées en purée.

Atouts nutritionnels et propriétés anticancer

Une recette simplissime pour agrémenter vos plats. Parfait pour un apport supplémentaire en manganèse, phosphore, potassium, vitamines B6 et C, il ne peut représenter qu'un atout bien-être dans chacun de vos plats.

Une alliance bénéfique entre les antioxydants apportés par l'allicine, le sélénium de l'ail et les bons acides gras (oméga-3, oméga-6 et oméga-9) de l'huile équilibrée utilisée dans la recette.

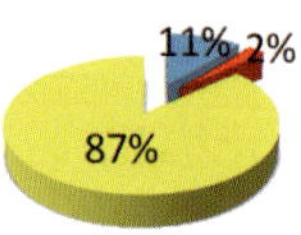

■ VN : 544,6 kcal/100 g

Tapenade verte

préparation 10 min / facile / bon marché

Ingrédients pour 4 personnes : *200 g d'olives vertes ● 60 g d'ail confit (p. 166)* ***Matériel :*** *mixeur*

■ Dénoyauter les olives. Peler l'ail confit et passer le tout au mixeur.

■ À utiliser dans une sauce pour poisson ou viande, ou à mélanger dans une vinaigrette pour une salade. Cette tapenade peut se déguster aussi avec un fromage de chèvre frais ou se tartiner sur des crackers à la livèche.

Atouts nutritionnels et propriétés anticancer

Aliment vedette du régime méditerranéen, l'olive est une mine de bénéfices pour la santé : ses bons acides gras préservent la bonne santé cardio-vasculaire et augmentent le taux de bon cholestérol ; sa richesse en antioxydants a une action positive sur la prévention du vieillissement et des maladies cardio-vasculaires.

L'olive verte, associée à l'ail confit, fait de cette tapenade une sauce cocktail d'antioxydants à garder à portée de main pour relever toute la cuisine quotidienne. Une autre façon d'utiliser l'ail confit et d'augmenter son capital santé.

Cette sauce permet de diversifier les saveurs en garantissant un apport nutritionnel optimum.

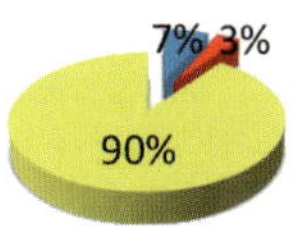

■ VN : 212 kcal/100 g

autour de

la quercétine

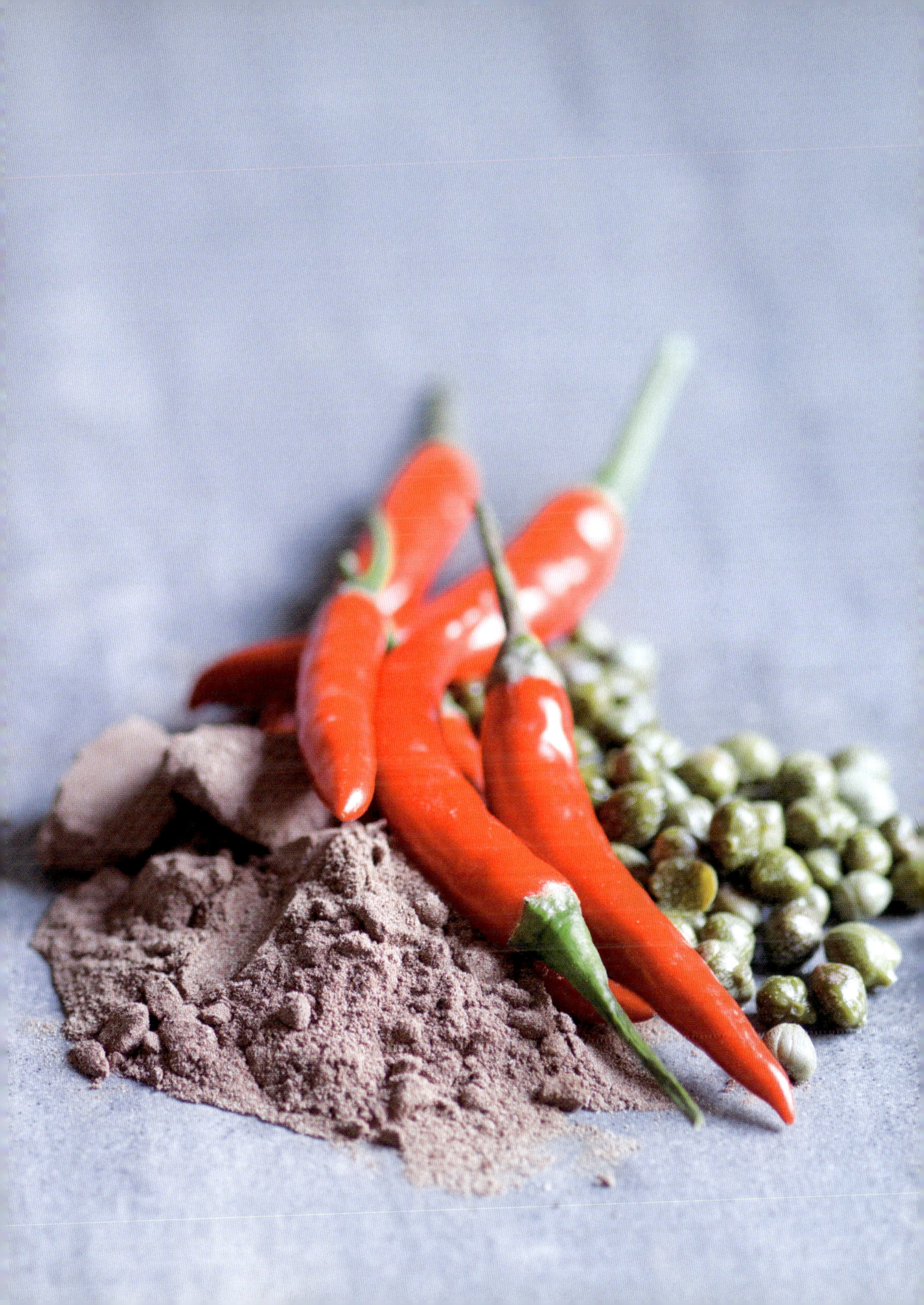

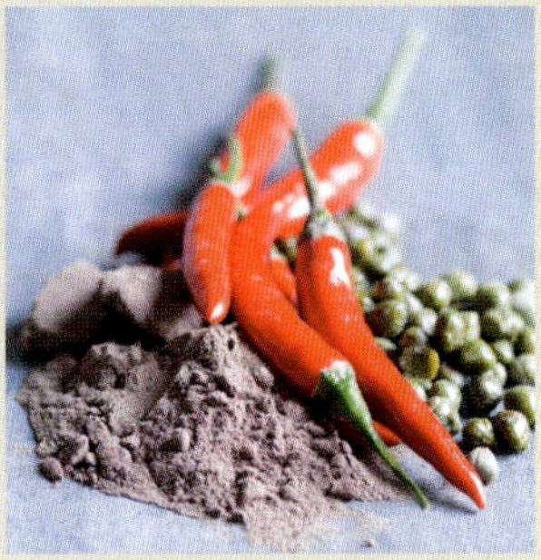

Les bienfaits de la quercétine

La quercétine est l'un des nombreux pigments responsables de la couleur des fruits et légumes. Elle appartient à la famille des flavonoïdes, des antioxydants capables notamment d'accélérer le métabolisme des substances cancérigènes, c'est-à-dire leur destruction. La quercétine est reconnue comme le plus actif des flavonoïdes. C'est l'un des plus puissants antioxydants contre le cancer.

Albert Szent-Gyorgyj a reçu un prix Nobel en 1937 pour l'étude des propriétés chimiques de la vitamine C et des flavonoïdes, qui auraient notamment la capacité de réduire la fragilité et la perméabilité des vaisseaux sanguins. La quercétine est chimiquement liée à la vitamine C, dont elle augmente l'absorption et retarde l'élimination. Il a été démontré que le scorbut était causé par une déficience combinée en vitamine C et en flavonoïdes.

La quercétine présente, outre son activité antioxydante, des propriétés anti-inflammatoires et antiallergiques.

Les aliments source de quercétine

La quercétine se trouve en grande quantité dans les oignons (surtout les oignons rouges), la livèche, les pommes avec leur peau, les piments forts jaunes, les câpres et le cacao. Le thé, le vin rouge, le sarrasin, l'aneth frais et les haricots en contiennent également en quantités plus modestes.

Il existe des compléments alimentaires de quercétine, mais leur utilité n'est pas prouvée. La supplémentation de quercétine n'a fait l'objet que d'un nombre très limité d'études.

Les propriétés anticancer de la quercétine

Sur des cellules cultivées au laboratoire, la quercétine ralentit le fonctionnement des enzymes qui stimulent le développement des cancers. Par ailleurs, des essais chez l'animal montrent qu'elle empêche la formation de nombreuses tumeurs cancéreuses, principalement au niveau du côlon.

Chez l'homme, sa capacité à réduire l'effet cancérigène du tabac a été démontrée de façon très nette. Ainsi, la consommation fréquente d'aliments riches en quercétine permet de diminuer le risque de cancer du poumon de 50 % et même de 75 % chez les personnes fumant plus de 20 cigarettes par jour. Cependant, les scientifiques appellent encore à une grande prudence. Une étude a montré que la quercétine aggravait les cancers du rein chez des rats de laboratoire, mais cet effet n'a jamais été observé chez l'homme.

Autres bénéfices santé

- Diminution de la réaction allergique : la quercétine inhibe la production d'histamine chez l'animal et en laboratoire. Une consommation importante d'aliments riches en quercétine serait également associée à une réduction du risque d'asthme.
- Inflammation : la quercétine combinée à la broméline, une enzyme, montre des effets plus complets que certains médicaments anti-inflammatoires non stéroïdiens. La quercétine permet de réduire les douleurs liées à une inflammation chronique de la prostate ou aux voies urinaires.
- Protection cardio-vasculaire : une consommation importante d'aliments riches en quercétine serait associée à un risque réduit de troubles coronariens et vasculaires cérébraux, donc peut-être une diminution du risque d'infarctus ou d'accident vasculaire cérébral.

À l'heure actuelle, seuls des effets antioxydants et anti-inflammatoires ont été prouvés chez l'homme.

Crackers de livèche à l'ancienne

préparation 20 min / cuisson 15 min / facile / bon marché

Ingrédients pour 50 petits crackers : *70 g de farine d'avoine • 70 g de farine de blé • 10 cl de yaourt nature au bifidus • 3 cuil. à soupe d'huile équilibrée (p. 226) • 2 g de levure chimique • 2 branches de livèche • 1 jaune d'œuf • 1 cuil. à soupe de graines de lin • 1 cuil. à soupe de courge • 1 cuil. à soupe de pavot • sel et poivre* ***Matériel :*** *saladier • rouleau à pâtisserie • emporte-pièce • plaque pour le four • papier sulfurisé*

■ Dans un saladier, tamiser les farines et la levure, puis ajouter l'huile équilibrée, le yaourt, du sel et du poivre. Bien mélanger cette pâte et former une boule.

■ Hacher finement la livèche et l'ajouter à la boule de pâte, mélanger.

■ Étaler la pâte le plus finement possible, puis y découper à l'aide d'un emporte-pièce des petits disques. Les déposer sur une feuille de papier sulfurisé posée sur une plaque allant au four. Les badigeonner avec le jaune d'œuf.

■ Les parsemer de graines de lin, de courge et de pavot et faire cuire 15 minutes au four à 180 °C (th. 6) : les crackers vont gonfler, dorer, sécher et devenir croustillants.

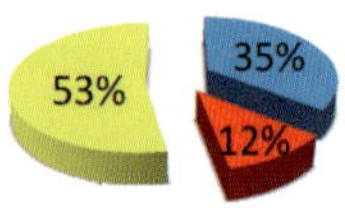

■ VN : 23 kcal/biscuit

Atouts nutritionnels et propriétés anticancer
Une association inédite ! La livèche, plante condimentaire méconnue, est riche en quercétine, le plus puissant des flavonoïdes aux propriétés antioxydantes. À mélanger avec les bons acides gras poly-insaturés des graines de lin, de tournesol, de courge et de pavot.

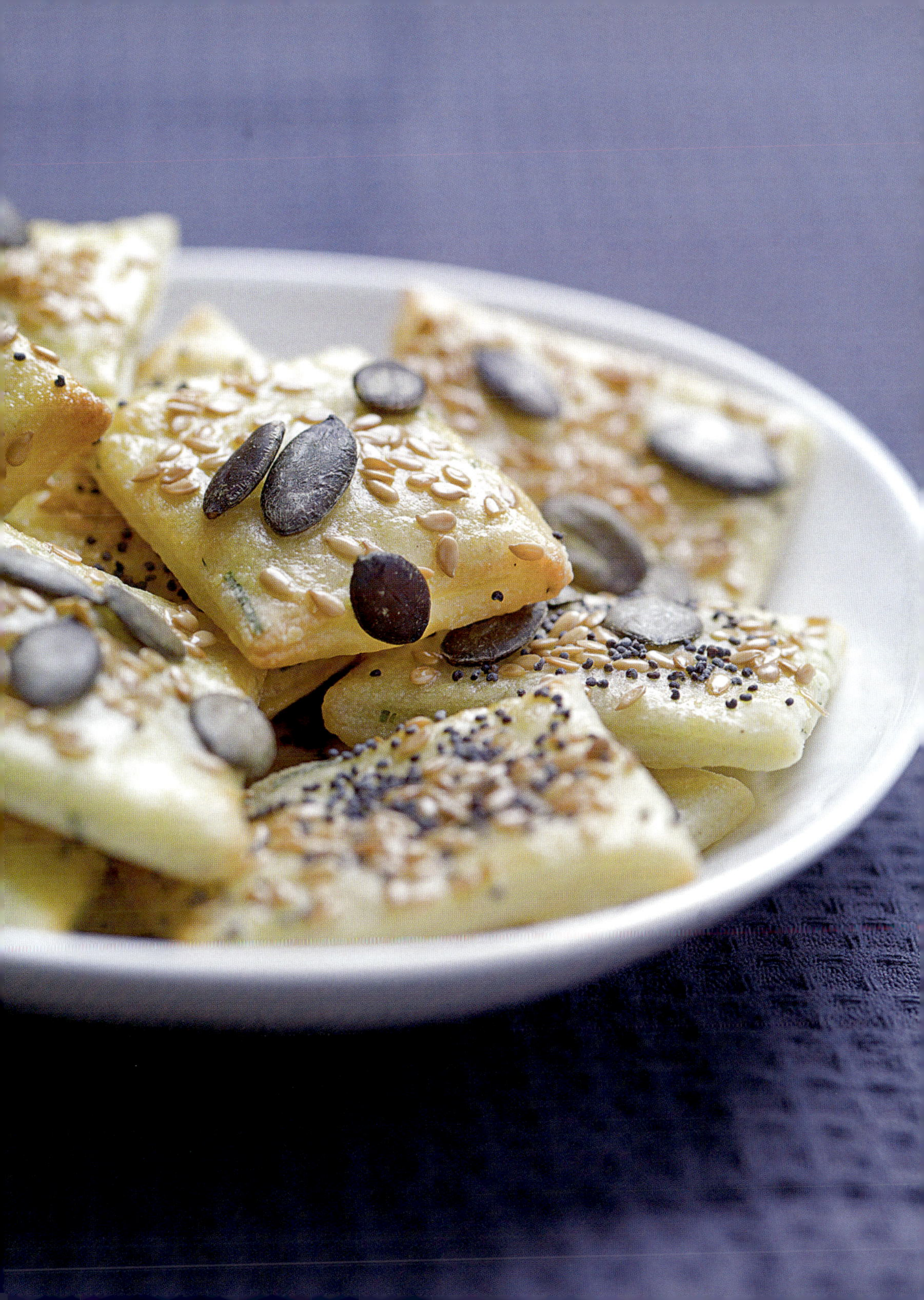

préparation 15 min / cuisson 10 min / facile / raisonnable

Chapelure de jambon blanc, vinaigrette de quinoa et tofu soyeux

Ingrédients pour 4 personnes : *200 g de jambon blanc • 200 g de quinoa • 80 g de tofu soyeux • 5 cl de vinaigrette antioxydante (p. 53) • 1/4 de botte de ciboulette • 1/4 de botte de coriandre • 30 g de câpres • sel et poivre* ***Matériel :*** *casserole • mixeur • saladier*

■ Rincer le quinoa, le faire cuire pendant 10 minutes dans 2 fois son volume d'eau et le laisser gonfler dans la casserole couverte. Assaisonner en sel et en poivre ; laisser refroidir.

■ Dégraisser le jambon, le couper en petits dés puis le mixer pour obtenir une sorte de « chapelure ».

■ Hacher les herbes, le tofu soyeux et les câpres, ajouter le quinoa et un peu de vinaigrette antioxydante. Recouvrir le tout de chapelure de jambon.

Atouts nutritionnels et propriétés anticancer
Le jambon et le tofu sont riches en protéines de bonne qualité et pauvres en matières grasses. Le quinoa est également reconnu comme une très bonne source de protéines végétales. Les câpres contiennent une quantité intéressante de quercétine, puissant flavonoïde. Cette quercétine et les vitamines antioxydantes de la vinaigrette aident l'organisme à lutter contre la production de radicaux libres à l'origine du vieillissement cellulaire et donc de certains cancers.

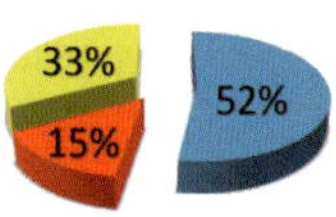

■ VN : 357 kcal/p.

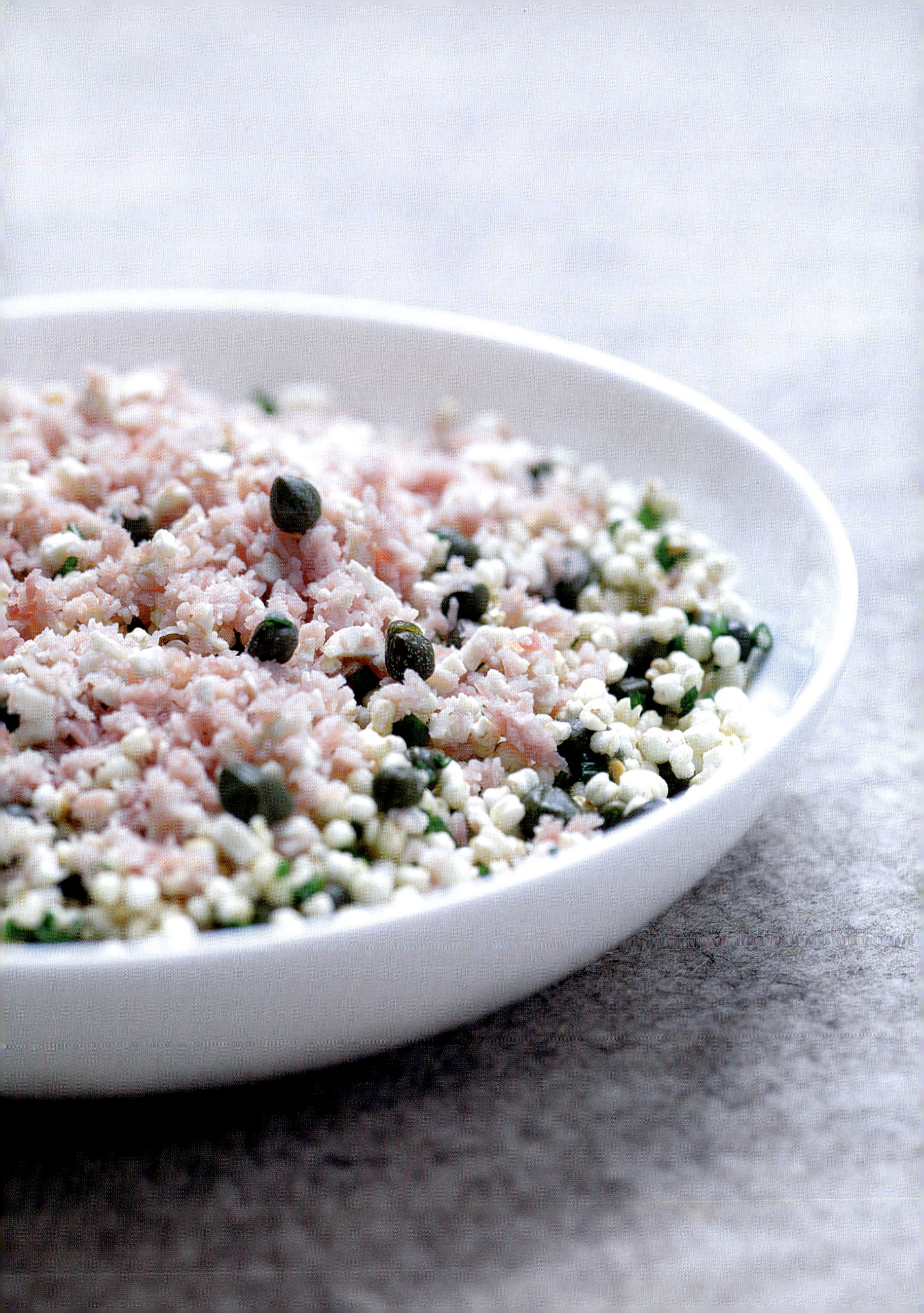

Rillettes de sardines

préparation 10 min / facile / bon marché

Ingrédients pour 4 personnes : *250 g de sardines à l'huile • 200 g de Saint-Môret à 0 % • le jus de 1/2 demi-citron • 1 cuil. à soupe de moutarde forte • 150 g de tofu • 30 g de farine de manioc (facultatif) • 10 g de câpres • sel et poivre* ***Matériel :*** *blendeur • bol*

■ Mixer le tofu pour obtenir une pâte lisse. Ajouter le Saint-Môret, la moutarde, le jus de citron et les câpres hachées. Assaisonner légèrement en sel et en poivre.

■ Incorporer les sardines, à l'aide d'une fourchette, après les avoir bien égouttées et essuyées.

■ Épaissir éventuellement les rillettes avec de la farine de manioc si la texture paraît trop liquide.

Atouts nutritionnels et propriétés anticancer
Les sardines, poissons gras réputés, sont riches en acides gras poly-insaturés, en particulier en oméga-3. Le Saint-Môret et le tofu fournissent tous deux des quantités intéressantes de protéines, alors que la vigueur du citron et des câpres sont respectivement source de vitamine C et de quercétine.
La quercétine des câpres et la vitamine C antioxydante du citron aident l'organisme à lutter contre la production de radicaux libres à l'origine du vieillissement cellulaire et donc de certains cancers.

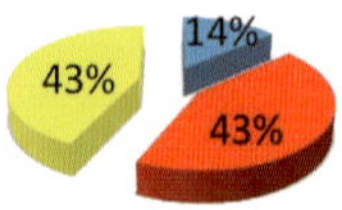

■ VN : 248 kcal/p.

Betterave rouge en croûte de sel, câpres, huile d'olive, oignons nouveaux

préparation 10 min / cuisson 45 min / assez facile / bon marché

Ingrédients pour 4 personnes : *4 betteraves rouges crues d'environ 120 g pièce • 100 g d'oignons nouveaux • 50 g de câpres • 500 g de gros sel • 5 cl de jus de grenade • 10 cl d'huile équilibrée (p. 226)* ***Matériel :*** *plat à four*

■ Laver les betteraves. Mettre un peu d'eau dans le sel et former avec une croûte sur chaque betterave. Enfourner et laisser cuire au four à 200 °C (th. 6-7) pendant 45 minutes environ.

■ Pendant ce temps, hacher les câpres et les oignons nouveaux (vert et blanc compris). Ajouter le jus de grenade. Mélanger le tout à l'huile équilibrée.

■ Ouvrir les betteraves en deux, les déguster à la petite cuillère en y ajoutant le mélange oignons-câpres au fur et à mesure de la dégustation.

Atouts nutritionnels et propriétés anticancer
À sa richesse en vitamine C, la betterave associe l'un des pouvoirs antioxydants les plus élevés parmi les légumes. Dégustée avec une vinaigrette aux câpres et aux oignons nouveaux, très bonnes sources de quercétine, favorisant l'absorption de la vitamine C, cette entrée est un excellent apport en antioxydants.

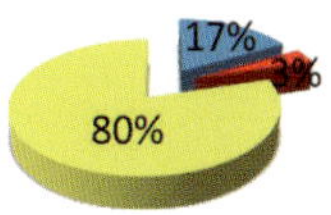

■ VN : 262 kcal/p.

Féroce d'avocat

préparation 20 min / cuisson 15 min / très facile / raisonnable

Ingrédients pour 4 personnes : *3 avocats • 120 g de lieu • 1 citron vert • 5 g de piment frais • 1/4 de botte de coriandre • 30 g de farine de manioc • 5 feuilles de livèche • 10 g de baies de goji • sel et poivre* ***Matériel :*** *cuit-vapeur • saladier*

■ Faire cuire le lieu 8 minutes à la vapeur, laisser refroidir.

■ Peler et dénoyauter les avocats, écraser la chair à la fourchette ; ajouter le lieu, le piment haché, la farine de manioc, le jus de citron vert, la coriandre et la livèche coupées finement. Mélanger le tout à la fourchette, rectifier l'assaisonnement en sel et en poivre, et ajouter les baies de goji.

■ Servir bien frais avec quelques crackers de livèche à l'ancienne (p. 172).

Atouts nutritionnels et propriétés anticancer
Une recette haute en saveurs, riche en gras végétal et en antioxydants, pour réveiller vos papilles. Le poisson apporte des oméga-3, importants pour une bonne santé cardio-vasculaire. Très épicée, cette recette est idéale en verrine pour un apéritif dînatoire, ou à tartiner sur des crackers.
Ce concentré d'antioxydants (citron, avocat, goji, coriandre) aidera l'organisme à lutter contre les effets néfastes du stress oxydant, responsable du développement de certains cancers.

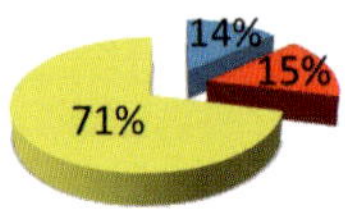

■ VN : 195 kcal/p.

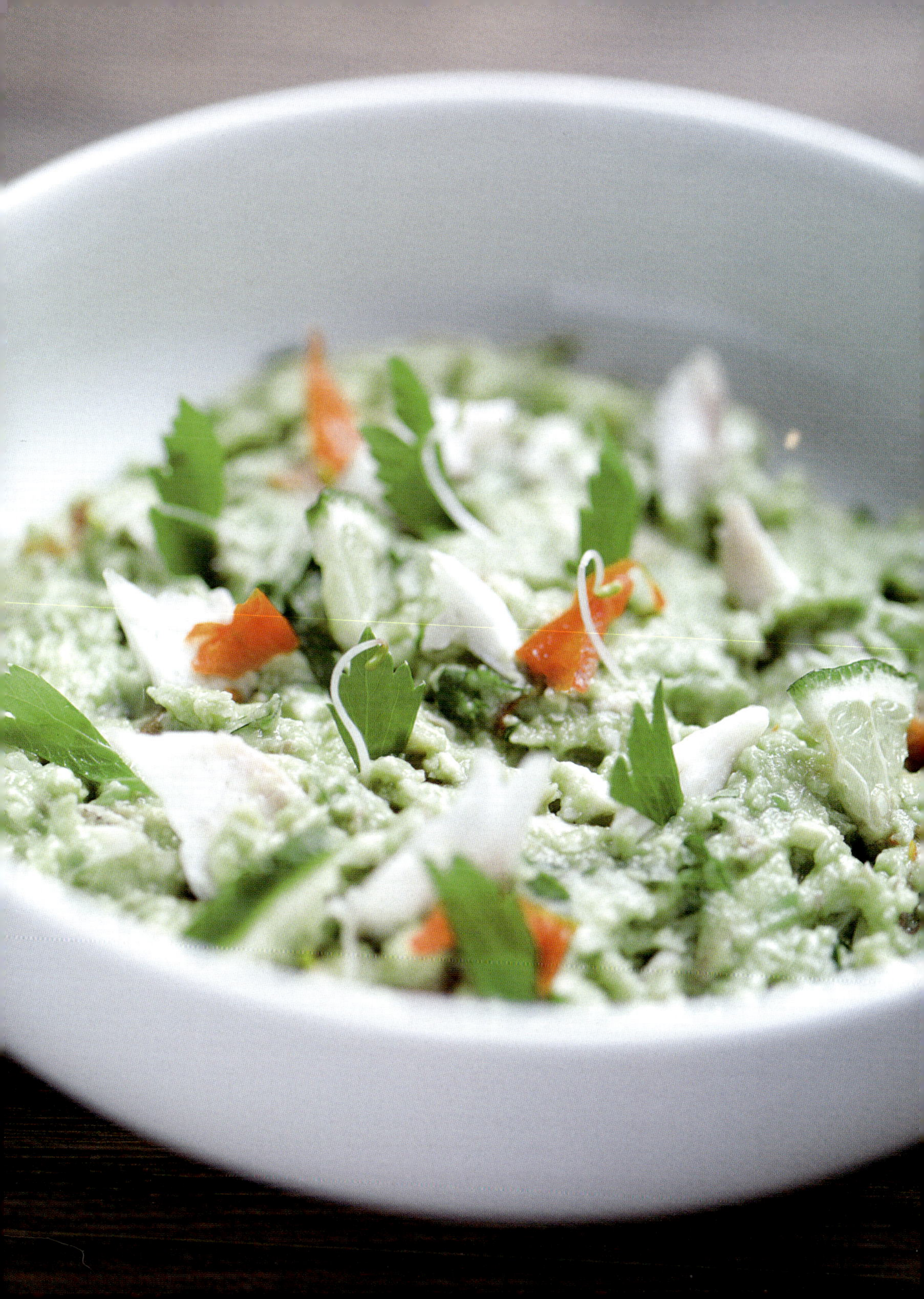

préparation 20 min / cuisson 5 min / assez difficile / raisonnable

Étuvée d'artichauts à cru, huile d'olive et livèche

Ingrédients pour 4 personnes : *5 artichauts camus • le jus de 2 citrons • 5 cl d'huile équilibrée (p. 226) • 12 feuilles de livèche • sel et poivre* ***Matériel :*** *mandoline • poêle*

■ Tourner les artichauts : arracher d'abord la queue pour ôter un maximum de fibres, puis couper le haut des feuilles, et à l'aide d'un petit couteau enlever les feuilles qui entourent le cœur, en tournant, jusqu'à atteindre la chair de couleur jaune : on obtient une forme de galette avec une touffe de foin au milieu que l'on enlève complètement à l'aide d'une cuillère.

■ Citronner aussitôt le cœur de l'artichaut juste tourné pour éviter qu'il ne noircisse, et le plonger dans de l'eau froide citronnée le temps de tourner les autres artichauts.

■ Les tailler en morceaux pas trop fins à la mandoline et les poêler aussitôt à l'huile équilibrée.

■ Assaisonner et ajouter la livèche coupée finement. Cette opération est très rapide et les artichauts restent un peu croquants.

Atouts nutritionnels et propriétés anticancer
Les saveurs de l'artichaut, peu calorique et riche en fibres, et du citron, riche en vitamine C, se marient parfaitement. La livèche favorise l'absorption par l'organisme de cette vitamine. L'huile d'olive contenue dans l'huile équilibrée est, quant à elle, une très bonne source d'acides gras mono-insaturés.

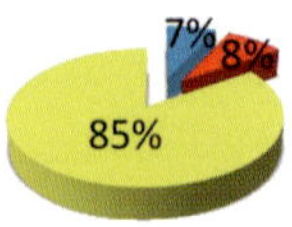

■ VN : 135 kcal/p.

préparation 15 min / cuisson 25 min / facile / raisonnable

Salade d'automne, lentilles vertes, radis noir et champignons de Paris

Ingrédients pour 4 personnes : *150 g de lentilles vertes du Puy • 60 g de radis noir • 50 g de potiron • 50 g de champignons de Paris • 50 g de cébettes • 6 cl de vinaigrette antioxydante (p. 53) • 5 feuilles de livèche • 1 bouquet garni* ***Matériel :*** *casserole • râpe (gros trous)*

■ Laver et plonger les lentilles dans de l'eau froide avec le bouquet garni. Faire cuire pendant 20 minutes après ébullition. Égoutter et laisser refroidir.

■ Laver le radis noir et le râper avec la peau.

■ Peler le potiron et râper également la chair.

■ Couper les champignons de Paris en morceaux et émincer les cébettes finement en biseau, ainsi que la livèche. Mélanger le tout ensemble.

■ Assaisonner de vinaigrette et servir frais ou tiède.

Atouts nutritionnels et propriétés anticancer

Une entrée qui apporte une bonne quantité de protéines végétales grâce aux lentilles et aux champignons de Paris, qui en sont riches. L'alliance de la livèche et des cébettes, très bonnes sources de quercétine, favorise l'absorption de la vitamine C. La vinaigrette vient compléter et enrichir les apports en antioxydants.

Livèche et cébette sont d'excellentes sources de quercétine, laquelle contribue à ralentir le fonctionnement des enzymes stimulant le développement des cancers.

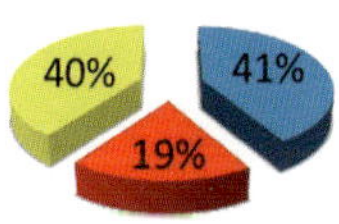

■ VN : 213 kcal/p.

Tartine d'hiver aux poireaux, saveur de campagne

préparation 35 min / cuisson 20 min / assez facile / raisonnable

Ingrédients pour 4 personnes : *4 tranches de pain complet coupées le plus long possible • 250 g de poireaux • 1/4 de botte de cresson • 80 g de mâche • 30 g de citron confit beldi • 40 g de beaufort • 60 g de petits champignons de Paris • 80 g de viande des Grisons • 1 cuil. à soupe de câpres • 20 g de flocons de soja soufflés • 5 cl d'huile équilibrée (p. 226) • 5 cl de vinaigrette antioxydante (p. 53) • sel et poivre* ***Matériel :*** *casserole • grille-pain, toasteur ou four*

■ Faire fondre doucement les poireaux nettoyés et coupés en tronçons dans une casserole avec un filet d'huile équilibrée, assaisonner en sel et poivre.

■ Laver et essorer le cresson et la mâche. Couper le citron confit en petits morceaux. Émincer les champignons.

■ Couper le beaufort en bâtonnets. Tailler la viande des Grisons en tranches très fines.

■ Toaster les tranches de pain. Étaler dessus de la fondue de poireaux encore tiède.

■ Ajouter tous les autres ingrédients sans tasser et disposés harmonieusement. Terminer par les flocons de soja.

■ Arroser d'un filet d'huile équilibrée et de vinaigrette.

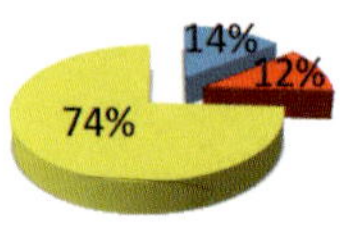

■ VN : 439 kcal/p.

Atouts nutritionnels et propriétés anticancer

Une recette riche et complète puisqu'elle apporte des glucides complexes, des fibres et du calcium grâce au pain complet, aux légumes et au fromage. Les câpres, qui relèvent le goût de ces tartines, y ajoutent de la quercétine, un flavonoïde puissant.

Émincé de bar cru, condiments à la grenobloise, croustillant de pain complet

préparation 20 min / cuisson 5 min / assez difficile / assez cher

Ingrédients pour 4 personnes : *500 g de filet de bar • 30 g de câpres • 1/8 de botte de coriandre • 4 tranches très fines de pain complet • 5 feuilles de livèche • 10 cl d'huile équilibrée (p. 226) • le jus de 1/2 demi-citron • sel et poivre* ***Matériel :*** *plaque pour le four • pinceau*

■ Sur une plaque allant au four, étaler une fine couche d'huile à l'aide d'un pinceau. Poser à plat les tranches de pain et les badigeonner légèrement d'huile. Faire cuire 4 ou 5 minutes au four à 140 °C (th. 4-5) de façon à obtenir des chips croquantes et légèrement colorées.

■ Tailler en fines tranches (carpaccio) le filet de bar, les répartir dans 4 assiettes, donner un léger coup de pinceau d'huile et de jus de citron mélangé.

■ Parsemer de livèche et de coriandre finement coupées, de câpres et de chips de pain, saler et poivrer.

Atouts nutritionnels et propriétés anticancer

Vous apprécierez certainement ce plat aux saveurs délicates. Le bar, poisson maigre, est riche en protéines de bonne qualité. Côté condiments, les câpres et la livèche apportent une bonne quantité de quercétine. Le citron, riche en vitamine C, complète ce cocktail antioxydant. Câpres, livèche et citron apportent à ce plat une bonne quantité d'antioxydants participant à la lutte contre le vieillissement cellulaire et le développement de certains cancers.

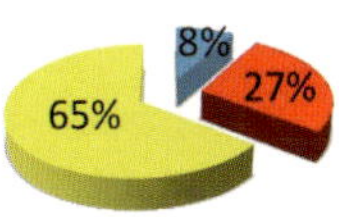

■ VN : 379 kcal/p.

Dos de lieu à la vapeur de livèche, croquant de soja

préparation 10 min / cuisson 6 min / assez facile / raisonnable

Ingrédients pour 4 personnes : *720 g de filets de lieu jaune • 20 feuilles de livèche • 5 cl d'huile équilibrée (p. 226) • 10 g de flocons de soja soufflés • sel et poivre* **Matériel :** *pinceau • cuit-vapeur • film alimentaire spécial cuisson*

■ Tailler le lieu en 4 pavés de 180 g, en ôtant ou non la peau. Assaisonner et déposer 5 belles feuilles de livèche sur chaque portion. Badigeonner d'huile équilibrée avec un pinceau.

■ Envelopper chaque poisson dans un film alimentaire serré. Faire cuire de 4 à 6 minutes (suivant l'épaisseur du pavé) au four à la vapeur ou dans un cuit-vapeur. Compter le même temps pour une cuisson dans un couscoussier.

■ Retirer le film alimentaire après cuisson, parsemer de flocons de soja soufflés et servir de suite.

Atouts nutritionnels et propriétés anticancer
Poisson maigre à la saveur plus raffinée que celle du cabillaud ou du merlu, le lieu est particulièrement riche en protéines. Délicatement cuit à la vapeur entre des feuilles de livèche, ce plat léger vous apportera une bonne quantité de quercétine, antioxydant appartenant à la famille des flavonoïdes.
La capacité de la quercétine à réduire l'effet cancérigène du tabac a été démontrée de façon très nette chez l'homme.

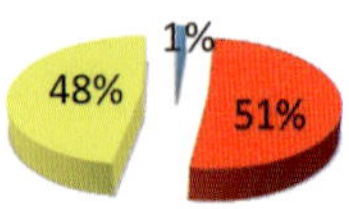

■ VN : 231 kcal/p.

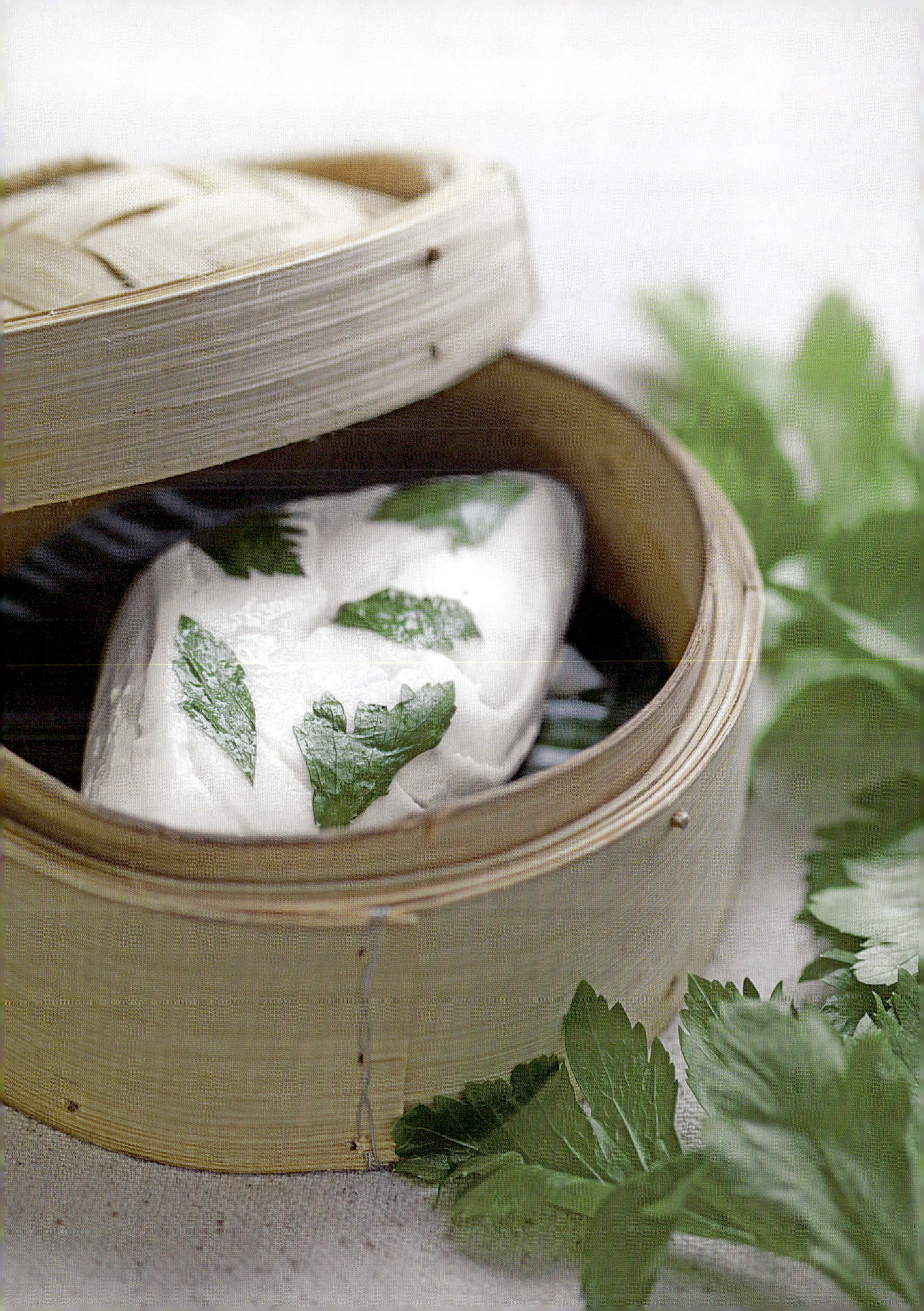

Œufs brouillés aux oursins, parfum de livèche

préparation 20 min / cuisson 10 min / assez difficile / cher

Ingrédients pour 4 personnes : *12 oursins violets ● 8 œufs ● 20 cl de crème d'avoine ● 12 feuilles de livèche ● poivre du moulin*
Matériel : *passoire ● casserole*

■ Ouvrir les oursins à l'aide de petits ciseaux, retirer les langues (orange) à l'aide d'une cuillère à moka et les mettre de côté. Récupérer le jus en le filtrant à la passoire, jeter le reste et laver les coquilles.

■ Faire cuire les œufs avec la crème d'avoine et un peu de jus d'oursin : le temps de cuisson est fonction du goût de chacun. Puis ajouter la livèche coupée finement.

■ Remplir les coquilles d'oursin d'œufs brouillés. Déposer dessus les langues et donner un tour de moulin à poivre.

Atouts nutritionnels et propriétés anticancer
Un mélange de saveurs et une présentation originale pour ces œufs brouillés revisités. La crème d'avoine donne toute sa douceur et son onctuosité à la recette. Elle est également intéressante pour son apport en bêta-glucanes, fibres qui participent à la régulation du taux de cholestérol sanguin. Les feuilles de livèche apportent quant à elles une bonne quantité de quercétine. Et la quercétine contribue à ralentir le fonctionnement des enzymes stimulant le développement des cancers.

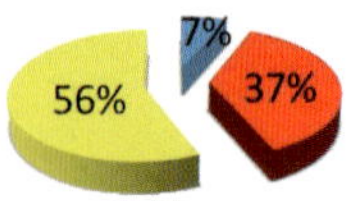

■ VN : 217 kcal/p.

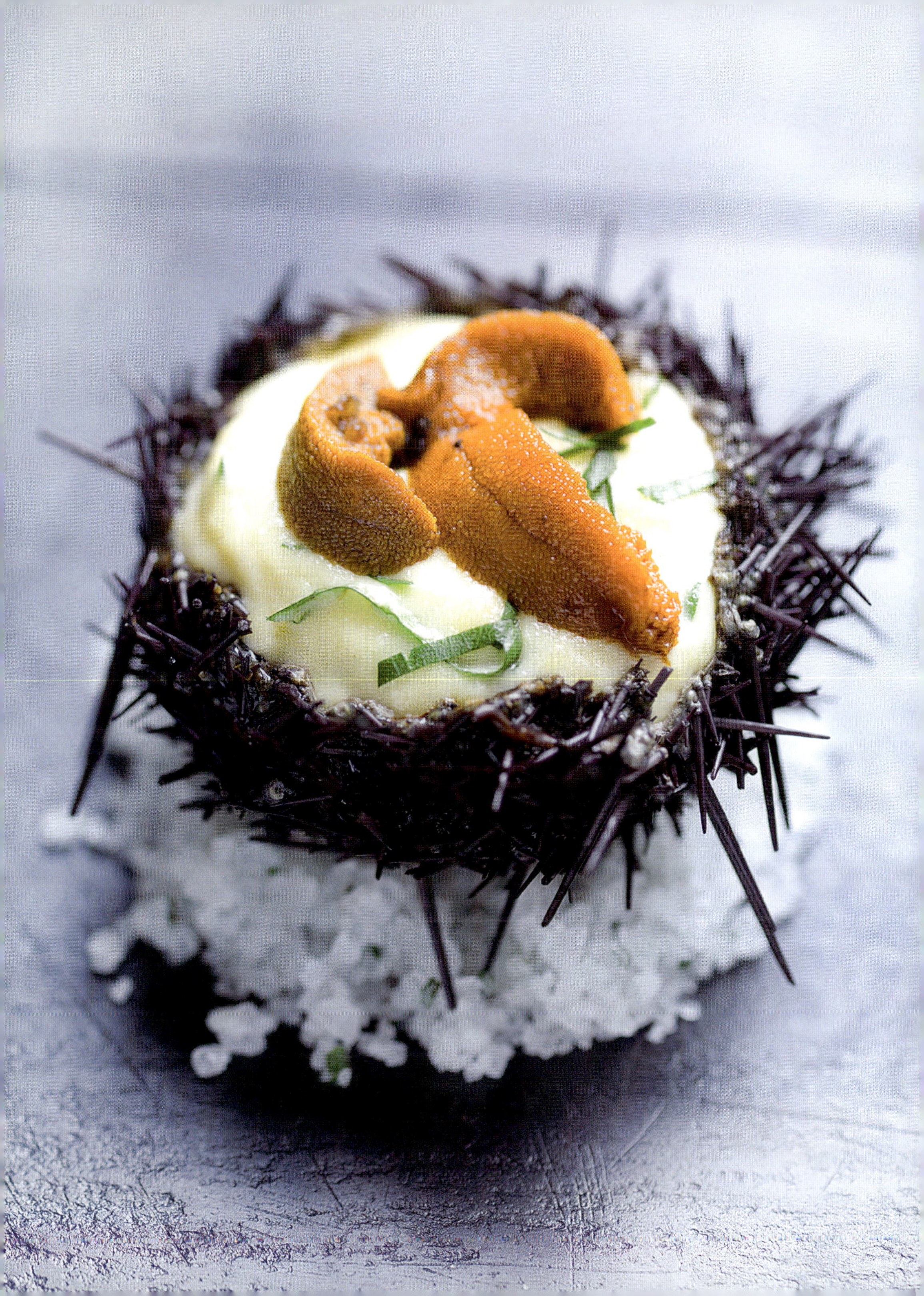

Salade de homard breton, cœur d'artichaut, gruau de sarrasin et anchoïade maison

préparation 35 min / cuisson 45 min / assez difficile / cher

Ingrédients pour 4 personnes : *2 homards bretons de 600 g pièce • 3 artichauts camus • 80 g de gruau de sarrasin • 1/2 botte de ciboulette • 4 cuil. à soupe de sauce anchoïade (p. 50) • 50 g de roquette • 2 cl d'huile équilibrée (p. 226)* ***Matériel :*** *cuit-vapeur • cocotte-minute • film alimentaire*

■ Faire cuire les homards 6 minutes à la vapeur ou 15 minutes au court-bouillon. Les décortiquer, couper chacune des queues en 10 tranches et le reste en petits morceaux.

■ Rompre la queue des artichauts et les faire cuire 35-45 minutes à l'eau bouillante salée ou 20 minutes à la cocotte-minute. Laisser refroidir. Ôter ensuite les feuilles et les réserver au frais couvertes d'un film alimentaire pour une autre utilisation. Retirer le foin et tailler les fonds en dés.

■ Faire cuire le gruau de sarrasin 8 à 10 minutes à l'eau bouillante salée. Égoutter et laisser refroidir. Couper finement la ciboulette.

■ Mélanger délicatement les morceaux de homard et d'artichaut avec la ciboulette et le gruau de sarrasin ; lier le tout avec l'anchoïade. Poser dessus les tranches de queue de homard,la roquette, et arroser d'un filet d'huile équilibrée.

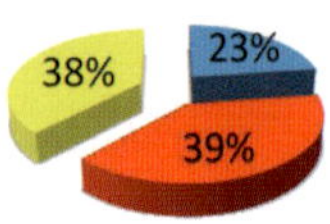

■ VN : 270 kcal/p.

Atouts nutritionnels et propriétés anticancer
Une bonne source de protéines ! Le sarrasin apporte des glucides complexes, de la quercétine et des flavonoïdes aux propriétés antioxydantes.

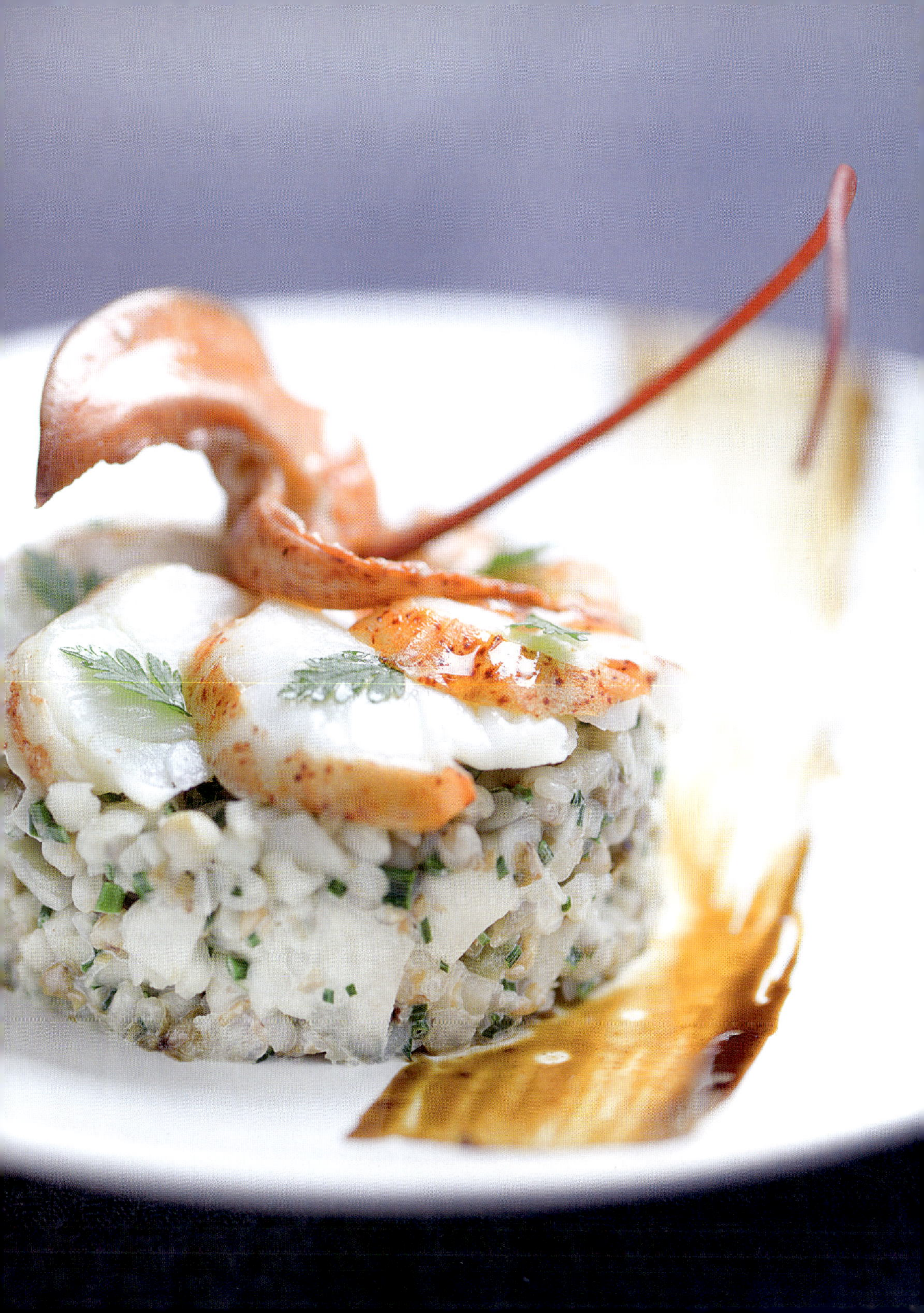

Blanquette de veau au lait d'avoine, livèche, sauge et champignons noirs

préparation 10 min / cuisson 1 h 30 / assez facile / raisonnable

Ingrédients pour 4 personnes : *500 g d'épaule ou de collier de veau • 200 g de carottes • 100 g d'oignons grelots • 150 g de petits champignons de Paris • 50 g de champignons noirs séchés • 100 g de céleri branche • 25 cl de crème d'avoine • 1 cuil. à soupe de Maïzena • 2 feuilles de sauge • 1 branche de thym • 5 feuilles de livèche • sel et poivre* **Matériel :** *grande et petite casseroles*

■ Dégraisser la viande au maximum, puis la couper en cubes de taille moyenne. Saler légèrement et laisser reposer environ 10 minutes afin que le sang sorte. Rincer les morceaux et les déposer dans une casserole d'eau froide ; porter à ébullition. Stopper la cuisson au premier bouillon. Jeter l'eau de cuisson et l'écume.

■ Laver, éplucher les carottes et les oignons grelots.

■ Déposer la viande dans l'eau froide avec les carottes coupées en morceaux, les oignons grelots, la sauge, le thym et le céleri branche. Faire cuire pendant 1 heure. Assaisonner légèrement en sel et en poivre en écumant régulièrement en cours de cuisson.

■ Laisser gonfler les champignons noirs dans un peu d'eau, puis les faire cuire pendant 10 minutes à l'eau. Nettoyer et couper les champignons de Paris en quatre.

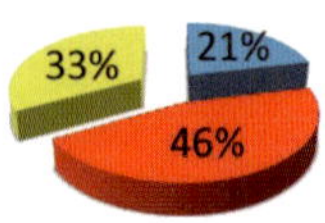

■ VN : 231 kcal/p.

■ Ajouter tous les champignons à la blanquette et laisser cuire encore de 20 à 30 minutes en vérifiant la cuisson de la viande (stopper avant si nécessaire).

■ Égoutter la viande. Récupérer les deux tiers du jus de cuisson, y ajouter la crème d'avoine et faire cuire de 5 à 10 minutes. Goûter et rectifier l'assaisonnement. Pour lier, ajouter la Maïzena petit à petit, jusqu'à obtention d'une sauce bien onctueuse.

■ Remettre à chauffer tous les ingrédients dans la sauce ainsi que la livèche coupée finement au dernier moment.

Atouts nutritionnels et propriétés anticancer

Dans cette recette, la viande de veau, tendre et délicate, est riche en protéines d'excellente qualité. Les carottes sont riches en fibres et en provitamine A qui participe aux mécanismes de la vision et à l'entretien de la peau. Les champignons noirs et de Paris, ainsi que le céleri, gorgés d'eau, contiennent également une bonne quantité de fibres. La sauce, à base de crème d'avoine, pauvre en acides gras saturés, apporte aussi des fibres ainsi que des bêta-glucanes aux propriétés régulatrices du taux de cholestérol sanguin. Enfin, la livèche, plante condimentaire riche en quercétine, vient compléter les apports en antioxydants.

La consommation fréquente d'aliments riches en quercétine, comme la livèche, permet de diminuer le risque de cancer du poumon de 50 % et même de 75 % chez les personnes fumant plus de 20 cigarettes par jour.

Tajine de lapin, olives vertes concassées et livèche, choux de Bruxelles

préparation 40 min / marinade 1 journée / cuisson 40 min / difficile / raisonnable

Ingrédients pour 4 personnes : *800 g de lapin coupé en morceaux • 2 gousses d'ail • 150 g d'oignons • 12 choux de Bruxelles • 30 cl de fond blanc • 4 cl d'huile de tournesol • 6 feuilles de livèche • 40 g d'olives vertes concassées • 10 cl de vin blanc • 4 g d'épices à tagine • le jus de 1 citron* ***Matériel :*** *poêle ou sauteuse • casserole*

■ Mettre le lapin dans un plat avec le vin blanc et le jus de citron et le laisser mariner pendant une journée.

■ Peler les oignons et les émincer, éplucher et écraser les gousses d'ail. Faire dorer les oignons et l'ail dans une poêle ou une sauteuse, ajouter ensuite les épices à tajine pour les torréfier, puis le lapin désossé et coupé en dés.

■ Mettre de côté 6 choux de Bruxelles, nettoyer les 6 autres, les couper en quatre et les ébouillanter 2 minutes. Les ajouter au lapin. Verser le fond blanc et laisser cuire 30 minutes à feu moyen. Bien remuer.

■ Effeuiller les choux de Bruxelles en pétales, les ébouillanter pendant 30 secondes et les laisser croquants. Les ajouter au tajine avant de servir parsemé d'olives concassées et de livèche.

Atouts nutritionnels et propriétés anticancer
La viande de lapin, maigre, est riche en protéines, et les choux de Bruxelles apportent vitamine B9 et fibres. Les olives de la sauce sont riches en acides gras mono-insaturés et les feuilles de livèche en quercétine.

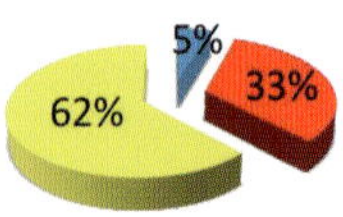

■ VN : 472 kcal/p.

Harissa maison

préparation 10 min / cuisson 20 min / facile / raisonnable

Pour la harissa douce :

Ingrédients pour 4 personnes : *2 kg de poivrons rouges • 200 g de piments forts frais ou secs (mais pas langue d'oiseau) • 25 g d'ail en gousse • 30 cl d'huile équilibrée (p. 226) • sel* ***Matériel :*** *casserole • mixeur • petit pot*

■ Faire cuire pendant 10 minutes ensemble les poivrons et les piments sans la queue à l'eau bouillante salée. Égoutter et laisser refroidir.

■ Les mixer avec l'ail épluché et ébouillanté au préalable et du sel. Ajouter l'huile. Garder au frais. Se conserve longtemps au frais avec un filet d'huile par-dessus.

Pour la harissa forte :

Ingrédients pour 4 personnes : *500 g de piments forts (mais pas langue d'oiseau) • 25 g d'ail en gousse • 5 g de cumin en poudre • 5 g de carvi en poudre • 20 cl d'huile équilibrée (p. 226) • sel*

■ Ôter la queue des piments et les couper en grosses lamelles. Les faire fondre avec 5 cl d'huile équilibrée pendant 20 minutes. Égoutter et laisser refroidir.

■ Les mixer avec l'ail épluché et ébouillanté au préalable, le cumin, le carvi et du sel. Garder au frais couvert du reste de l'huile. Se conserve ainsi longtemps au frais.

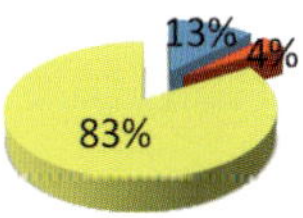

■ VN : 126 kcal/p.

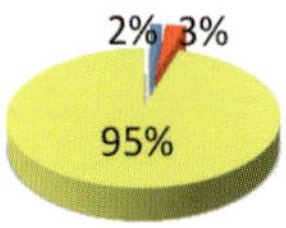

■ VN : 284 kcal/p.

Atouts nutritionnels et propriétés anticancer
Avec une teneur en eau élevée, le poivron et le piment (bonne source de quercétine) sont peu caloriques et riches en vitamines C. À base d'huile d'olive, ces sauces sont riches en acides gras mono-insaturés.

Vinaigrette aux herbes

préparation 15 min / facile / bon marché

Ingrédients pour 4 personnes : *50 cl de vinaigrette antioxydante (p. 53) • 10 g de purée d'herbes (p. 97) • 1/2 botte de ciboulette • 5 feuilles de livèche • 1/4 de botte d'aneth • 1/4 de botte de basilic* ***Matériel :*** *bol*

■ Laver les herbes à l'eau légèrement vinaigrée. Les sécher et les couper finement.

■ Mélanger au tout dernier moment la vinaigrette avec la purée et les herbes émincées.

■ Utiliser cette vinaigrette aussitôt de manière à profiter au maximum des saveurs et de la verdure.

Atouts nutritionnels et propriétés anticancer

Cette vinaigrette originale est réalisée à base de jus de grenade antioxydant, d'huile d'olive et d'huile de pépins de raisin riches en acides gras mono- et poly-insaturés et d'un bouquet d'herbes aromatiques : ciboulette, basilic et feuilles de livèche.

La quercétine de la livèche, la vitamine C de la grenade, de la ciboulette et du basilic et les tanins de la grenade constituent un véritable cocktail antioxydant qui aide à lutter contre la production de radicaux libres à l'origine du vieillissement cellulaire et donc de certains cancers.

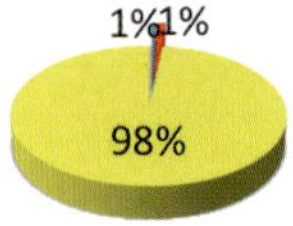

■ VN : 492 kcal/100 g

Gâteau chocolat, crème d'avoine et gingembre confit

préparation 10 min / cuisson 30 min / facile / bon marché

Ingrédients pour 6 personnes : *200 g de chocolat noir • 150 g de sucre en poudre • 20 cl de crème d'avoine • 5 œufs • 1 cuil. à soupe de farine • 30 g de gingembre confit sucré* ***Matériel :*** *casserole • moule à manqué antiadhésif de 20 cm ou 6 petits moules en Teflon*

■ Préchauffer le four à 180 °C (th. 6).

■ Faire fondre au bain-marie le chocolat avec la crème d'avoine. Hors du feu, ajouter le sucre, les œufs un par un, puis la farine.

■ Découper le gingembre en petits morceaux.

■ Verser la préparation dans un moule antiadhésif, décorer avec des morceaux de gingembre et enfourner. Laisser cuire pendant 20 minutes.

■ Ce gâteau est encore meilleur le lendemain (mais il ne doit ne pas aller au réfrigérateur !).

Atouts nutritionnels et propriétés anticancer
Ce dessert aux saveurs exotiques ravira les palais les plus fins. Le gingembre n'a pas que des vertus aphrodisiaques... Il est également riche en fibres et en minéraux (magnésium, potassium, fer, sélénium) et source de vitamine B9. Pour ne rien gâcher, le cacao apporte de la quercétine et la crème d'avoine, des fibres bêta-glucanes, participant à la régulation de la cholestérolémie.

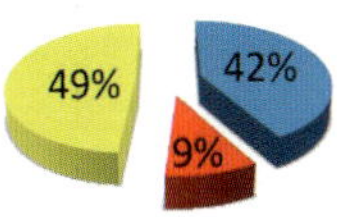

■ VN : 393 kcal/p.

Petit pot au chocolat et lait d'amande

préparation 20 min / cuisson 40 min / assez facile / raisonnable

Ingrédients pour 4 personnes : *50 cl de lait d'amande • 125 g de chocolat Extra-Bitter Barry Guayaquil à 64 % • 85 g de sucre semoule • 1 œuf + 100 g de jaunes* ***Matériel :*** *casserole • ramequins ou petits pots*

■ Faire bouillir le lait d'amande. Ajouter le chocolat cassé en morceaux et le faire fondre. Laisser refroidir à température ambiante.

■ Fouetter les jaunes et l'œuf entier avec le sucre semoule jusqu'à ce que le mélange blanchisse. Mélanger ensuite avec le lait d'amande chocolaté et laisser reposer pendant 1 nuit.

■ Enlever la mousse formée à la surface.

■ Verser dans des petits pots et faire cuire dans un bain-marie placé dans le four pendant 40 minutes à 90 °C (th. 3).

Atouts nutritionnels et propriétés anticancer

Entre la vitamine E, les phytostérols du lait d'amande et la quercétine apportée par le cacao, ces petits pots de crème au chocolat sont un dessert à la fois gourmand et gorgé d'antioxydants. La vitamine E aide l'organisme à lutter contre la production de radicaux libres à l'origine du vieillissement cellulaire et donc de certains cancers.

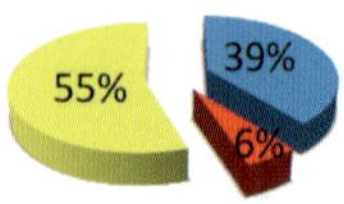

■ VN : 352 kcal/p.

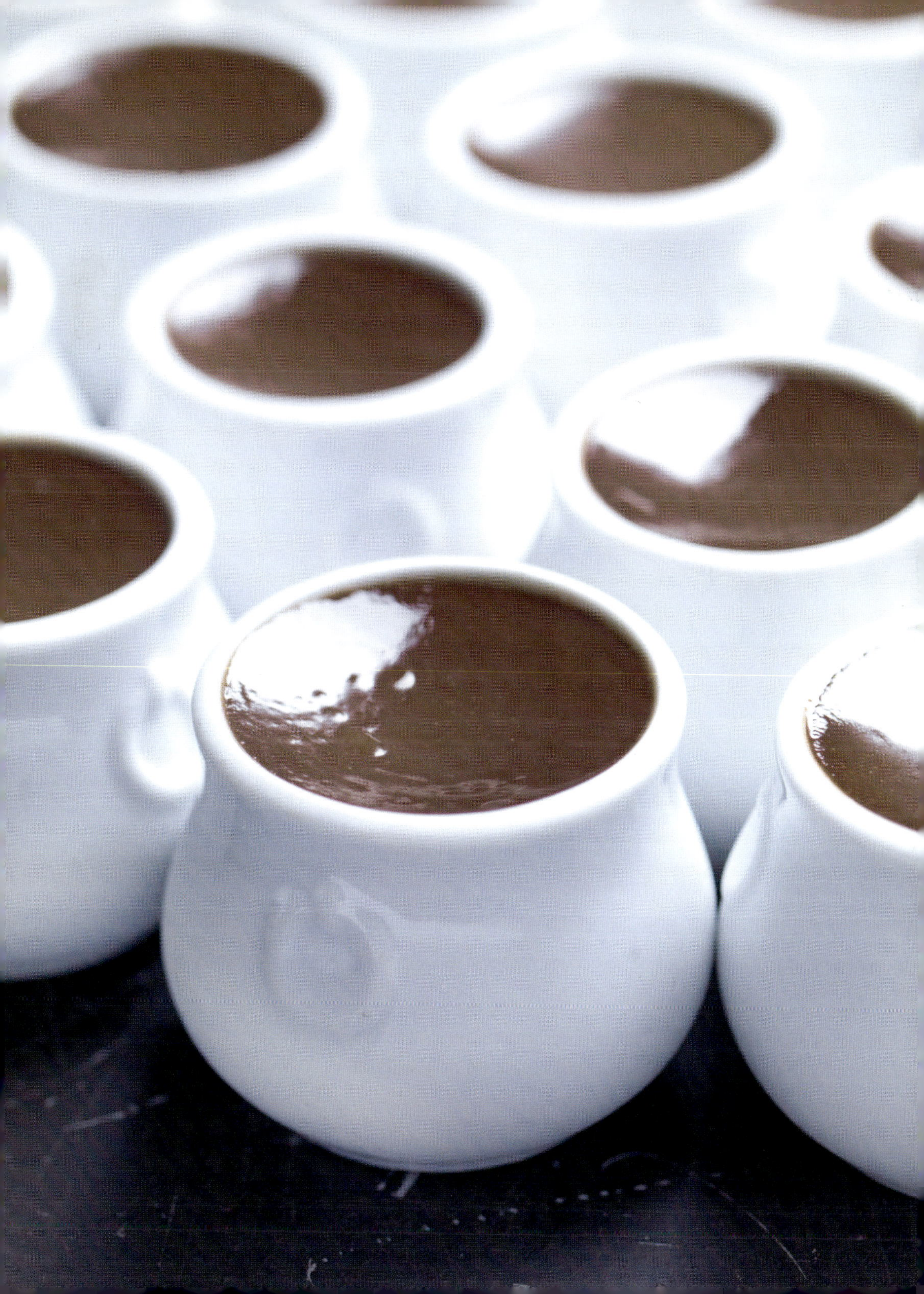

autour des

graines, fibres et algues

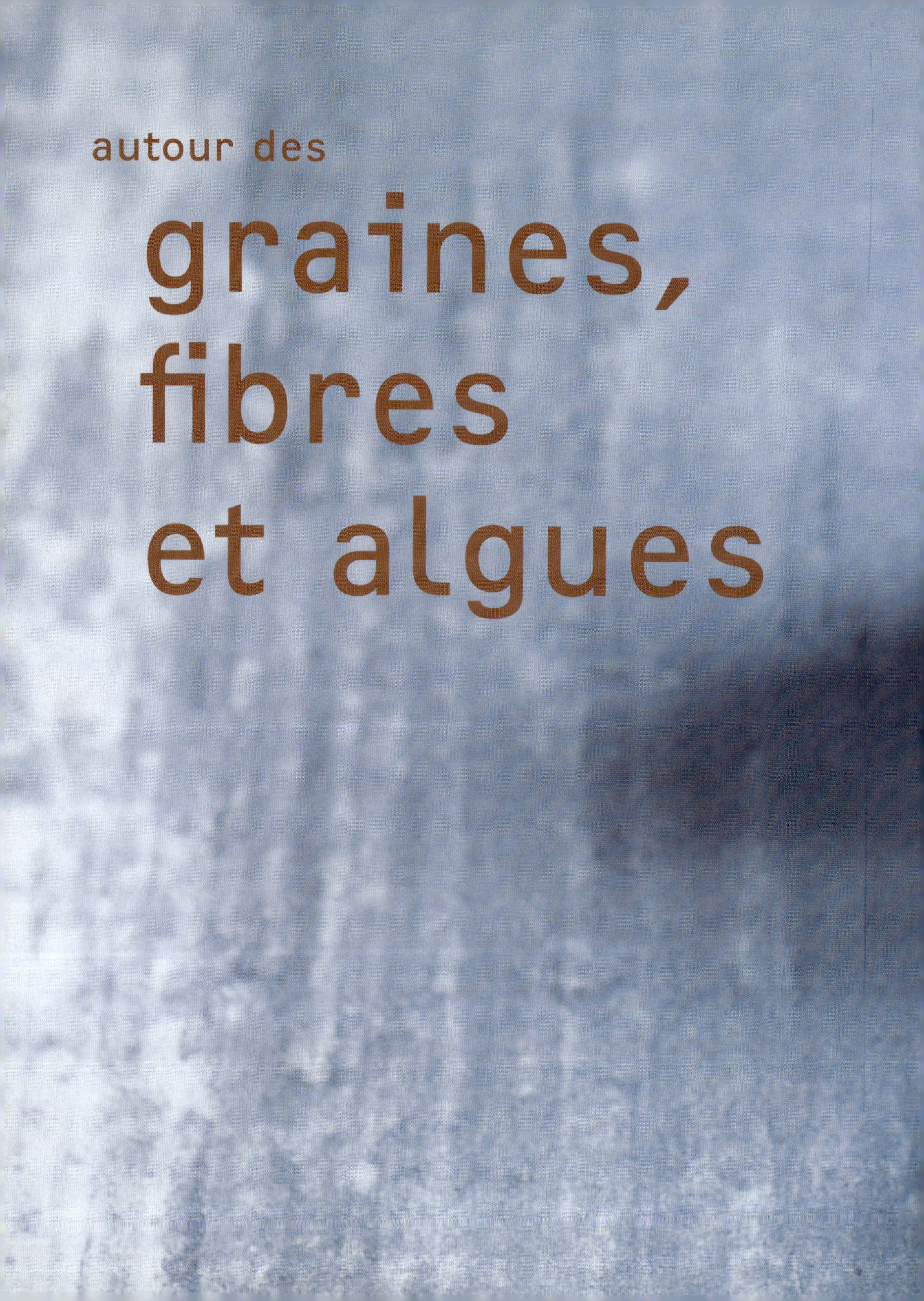

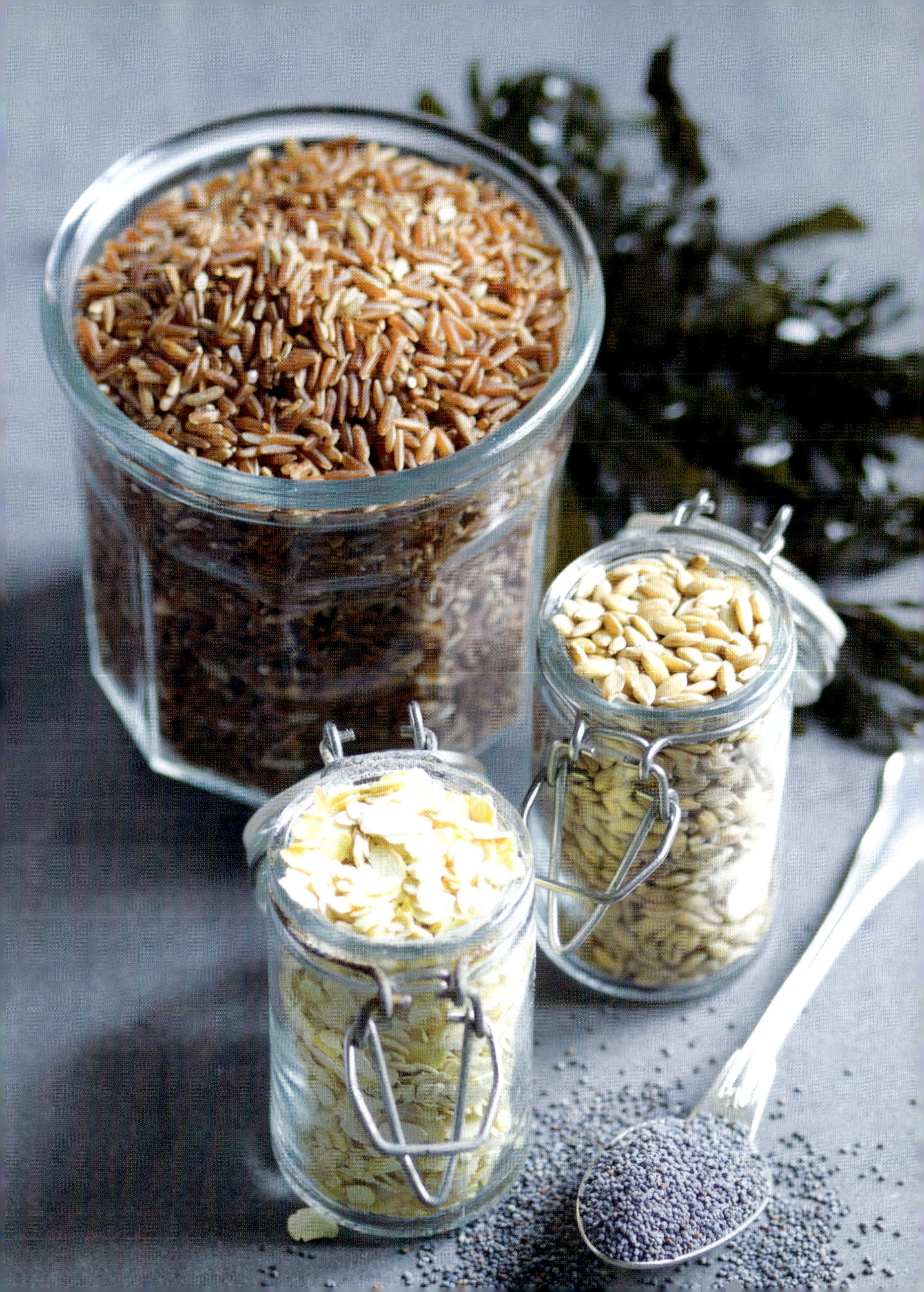

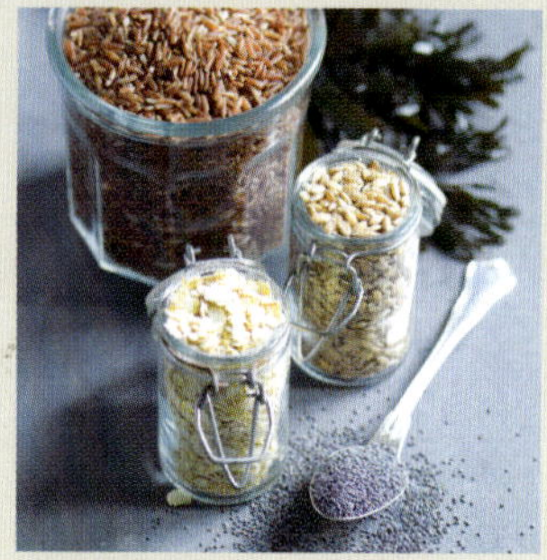

Les bienfaits des graines

Les graines sont à la base de la reproduction des plantes. Cités dans la pharmacopée chinoise dès le IIe siècle, ces organes de réserve fournissent au corps énergie, vitamines et minéraux.

Il existe toutes sortes de graines à acheter en magasin ou à faire germer chez soi pour bénéficier de toutes leurs propriétés :

- des céréales (blé, épeautre, seigle, maïs...) ;
- des pseudo-céréales (quinoa, amarante, sarrasin) ;
- des légumineuses (alfalfa, lentilles, pois chiches) ;
- des crucifères, alliacées...

Leurs atouts nutritionnels

Les graines germées sont des graines complètes apportant les bénéfices de l'enveloppe externe et du germe, souvent riches en vitamines et en minéraux. Il est difficile de dresser un profil nutritionnel général car chaque famille de graines présente des intérêts nutritionnels différents. Il est donc important de les varier.

Prenons l'exemple du haricot mungo germé (pousse de soja). Il est source de cuivre, antianémique car il favorise l'absorption du fer, mais il fournit également de la vitamine C aux vertus antioxydantes et de la vitamine B1, vitamine du système nerveux. Sa richesse en vitamine B9 est intéressante : 100 g de haricots mungo germé permettent de couvrir 44,5 % des besoins journaliers en vitamine B9.

Choisir et consommer les graines germées

Choisissez de préférence des graines germées issues de l'agriculture biologique. Vous pouvez les servir en salade ou en accompagnement d'un plat. En plus de leur valeur nutritive élevée, les graines germées apportent une jolie touche décorative.

Des mélanges de graines déjà prêts existent en magasin pour réussir les meilleures associations. Il est recommandé de s'assurer que les graines germées sont réfrigérées chez le commerçant ; elles sont à placer au réfrigérateur dès l'arrivée à la maison.

Si l'on achète des germes en vrac, il faut utiliser des pinces ou des gants de même qu'il est préférable d'éviter les germes noircis, ramollis, moisis ou dont la date de péremption est expirée.

Il est recommandé de manger les graines germées crues afin d'éviter la dégradation des vitamines et des enzymes. Cependant, certaines légumineuses et céréales à enveloppe plus dure peuvent être parfois difficiles à digérer, dans ce cas il est possible de les chauffer à feu doux (à 40 °C maximum).

En raison des risques de contamination bactérienne, l'Anses recommande aux femmes enceintes, aux personnes à risques et aux enfants d'éviter les graines germées.

Faire germer des graines

Deux règles essentielles rendent la germination inratable : les graines doivent toujours être humides sans être noyées et doivent être rincées deux fois par jour afin d'éviter la prolifération des moisissures. Les graines se conservent quelques jours au réfrigérateur dans un récipient non hermétiquement fermé. Il est recommandé de les rincer avant consommation et de toujours se laver les mains avant et après les avoir manipulées.

Propriétés anticancer des graines germées

Les graines comestibles concentrent des vitamines et minéraux aux propriétés antioxydantes qui permettent à l'organisme de bloquer la propagation des radicaux libres responsables du « stress oxydatif » et donc de certains cancers. Les polyphénols qu'elles renferment viennent renforcer leur pouvoir antioxydant. Les graines germées sont également riches en fibres et en sélénium, particulièrement recommandé aux hommes et aux femmes préménopausées.

Les graines germées montrent également des effets bénéfiques spécifiques. Sur des cellules cultivées en laboratoire, l'addition d'extrait de graines de fenugrec entraîne une stimulation de l'apoptose des cellules cancéreuses, c'est-à-dire leur suicide spontané, et un ralentissement de leur croissance. Une étude a même montré que la consommation quotidienne de 1 g de graines germées de luzerne (alfalfa) permettait de réduire le risque de cancer de la glande thyroïde.

Valeurs nutritionnelles (pour 100 g d'alfalfa)

Énergie (kcal)	23
Eau (g)	92,8
Protéines (g)	3,99
Glucides (g) Dont sucres (g)	2,1 0,2
Lipides (g)	0,7
Fibres (g)	1,9

Minéraux	
Sodium (mg)	6
Magnésium (mg)	27
Phosphore (mg)	70 (10 % des AJR*)
Potassium (mg)	79
Calcium (mg)	32
Manganèse (mg)	0,2 (10 % des AJR*)
Fer (mg)	0,96 (6,9 % des AJR*)
Cuivre (mg)	0,16
Zinc (mg)	0,92 (9,2 % des AJR*)
Sélénium (µg)	0,6

Vitamines	
Bêta-carotène (µg)	87 (11 % des AJR*)
D (µg)	0
E (mg)	0,02
C (mg)	8,2 (10 % des AJR*)
B1 (mg)	0,08
B2 (mg)	0,13
B3 (mg)	0,5
B5 (mg)	0,6
B6 (mg)	0,03
B9 (µg)	36
B12 (µg)	0

Source : Valeurs nutritionnelles base USDA, alfalfa.
*AJR : apports journaliers recommandés.

Valeurs nutritionnelles (pour 100 g de haricots mungo)

Énergie (kcal)	30,2
Eau (g)	90,4
Protéines (g)	3,04
Glucides (g) Dont sucres (g)	4,13 4,13
Lipides (g)	0,18
Fibres (g)	1,9

Minéraux	
Sodium (mg)	6
Magnésium (mg)	21
Phosphore (mg)	77
Potassium (mg)	149
Calcium (mg)	19,5
Manganèse (mg)	0,18 (9 % des AJR*)
Fer (mg)	1,5 (10,7 % des AJR*)
Cuivre (mg)	0,16 (16 % des AJR*)
Zinc (mg)	0,41
Sélénium (µg)	0,6

Vitamines	
Bêta-carotène (µg)	16,7
D (µg)	0
E (mg)	0,05
C (mg)	13,2 (16,5 % des AJR*)
B1 (mg)	0,21 (19,1 % des AJR*)
B2 (mg)	0,12 (8,5 % des AJR*)
B3 (mg)	0,74
B5 (mg)	0,38 (7,6 % des AJR)
B6 (mg)	0,08
B9 (µg)	89 (44,5 % des AJR*)
B12 (µg)	0

Source : Valeurs nutritionnelles base CIQUAL, haricot mungo germé.
*AJR : apports journaliers recommandés.

Les bienfaits des fibres

Les fibres sont des éléments végétaux de notre alimentation qui ne sont pas dégradables par les enzymes du système digestif. Elles proviennent en particulier des parois mais aussi des cellules des végétaux et sont constituées de mélanges complexes de glucides (sucres).

Il n'existe pas de définition internationale des fibres, mais la plupart des auteurs incluent l'ensemble des glucides non digestibles et les lignines, des composés qui apportent de la rigidité aux végétaux. On distingue les fibres solubles (pectines, mucilages...) et les fibres insolubles (cellulose, hémicelluloses, lignine...), toutes indispensables au bon fonctionnement du système digestif. Elles favorisent la sensation de satiété. De par leur consistance et leur pouvoir de rétention de l'eau, elles augmentent le volume du bol alimentaire et améliorent la digestion. Les scientifiques recommandent d'en consommer quotidiennement 25 g.

Les aliments source de fibres

Les fruits et légumes ainsi que les céréales complètes et les aliments fabriqués à partir de celles-ci, comme le pain ou les pâtes, sont les principales sources de fibres. Leur introduction doit se faire progressivement, car le passage trop rapide d'une alimentation pauvre en fibres à une alimentation qui en contient beaucoup risque de causer des troubles digestifs déagréables. La consommation de fibres doit être associée à une consommation importante d'eau.

Propriétés anticancer

Les fibres alimentaires sont très importantes comme prébiotiques et parce que non digérées, elles accélèrent le transit intestinal et donc diminuent le temps de contact entre la muqueuse intestinale et les produits potentiellement cancérigènes contenus dans l'alimentation.... Mieux vaut aussi privilégier les aliments riches en fibres lorsqu'on surveille son poids, car le surpoids et l'obésité sont des facteurs majeurs de risque de cancer.

Les fibres, facteur de prévention

Les fibres alimentaires réduisent faiblement mais de façon indiscutable le risque de cancer du côlon. Les femmes préménopausées comme les femmes après la ménopause, notamment, doivent veiller à les consommer en quantité suffisante en raison des risques de cancer du côlon (nombre croissant de cas observés depuis quelques années). Notons qu'une augmentation de la consommation quotidienne de produits complets de 50 g chez l'homme permet une diminution du risque de cancer du côlon de 15 % et une diminution du risque de cancer rectal de 10 %.

Une étude montre que le cas de cancer du gros intestin pourrait diminuer de 30 % dans le monde si les Occidentaux augmentaient leur consommation de fibres de 70 %.

Une étude britannique de 2007 a montré que les fibres des produits céréaliers à base de grains entiers participeraient à la prévention du cancer du sein chez les femmes de moins de 50 ans. Les femmes préménopausées consommant 30 g de fibres par jour diminuent de moitié le risque d'avoir un cancer du sein, comparativement à celles qui en mangent moins de 20 g. Les fibres des produits céréaliers seraient les plus efficaces, suivies des fibres des fruits et légumes. Cela serait dû à une réduction du taux d'œstrogènes sanguins associé à une alimentation riche en fibres.

Les fibres solubles seraient également associées à un risque amoindri de cancer de la prostate. Une étude portant sur 1700 hommes âgés de 46 à 74 ans a montré que le risque de cancer de la prostate était légèrement réduit chez ceux consommant plus de fibres. Les hommes dont l'apport en fibres provenait surtout des légumes voyaient leur risque de cancer de la prostate diminuer de 18 % comparativement aux petits consommateurs de fibres. Les fibres insolubles ne sont pas associées à une réduction du risque, contrairement aux fibres solubles.

Certaines fibres hydrophobes (comme la lignine) absorbent des substances cancérigènes et des acides biliaires promoteurs de cancer. La modification de la flore bactérienne induite par la présence de fibres pourrait jouer un rôle dans cet effet protecteur.

Autres bénéfices santé

- Amélioration du transit et de la digestion.
- Prévention de l'obésité en favorisant la satiété.
- Limitation de l'absorption de cholestérol.

Les bienfaits des algues

Les algues constituent un grand groupe de plantes vivant en eau douce ou en mer. Ces légumes aquatiques appartiennent à la culture culinaire des Amérindiens et des Esquimaux ainsi que des peuples des côtes de la Chine, du Japon, d'Hawaii, du Royaume-Uni, de l'Islande et de la Sibérie. En Chine, au VIe siècle, les algues étaient considérées comme un mets raffiné, digne de figurer au menu des empereurs. Ressource naturelle toujours disponible, elles représentaient une source alimentaire importante pendant les périodes de famine sur les rives de l'Arctique. Aujourd'hui encore, les algues sont au cœur de la cuisine japonaise, où elles représentent environ 10 % des apports alimentaires quotidiens.

Très appréciées en Asie comme condiment, elles sont encore peu employées en Occident, en dépit de leur qualité nutritionnelle exceptionnelle. En revanche, on les utilise depuis très longtemps en tant qu'additifs : les gélifiants des bonbons et des crèmes et les épaississants des flans sont fabriqués à partir d'algues.

Il existe trois catégories d'algues : brunes, vertes et rouges. Parmi les nombreuses variétés, seules douze sont autorisées à la consommation en France : laitue de mer, haricot de mer, dulse, porphyra (ou nori), wakamé, kombu, aramé, cheveux de mer, mousse d'Irlande, hijiki, varech, laminaires... Quatre-vingt-dix pour cent des algues commercialisées proviennent de l'algoculture qui s'est développée dès la fin du XVIIe siècle dans la baie de Tokyo.

Atouts nutritionnels

Les algues, peu caloriques, permettent de diversifier l'alimentation tout en maîtrisant le poids. Un programme européen, Sea-Health, a pour objectif de déterminer leur rôle antioxydant.

Les algues renferment de nombreux éléments minéraux et oligo-éléments, notamment l'iode, qu'elles puisent dans la mer. Ce sont les algues brunes, avec les laminaires et les fucales, qui en contiennent le plus. Elles contiennent aussi des vitamines. Pour ces divers éléments, les teneurs varient en fonction des espèces et des saisons. Ainsi, le wakamé, riche en cuivre et manganèse, est source de magnésium, calcium et fer, mais aussi de vitamines A et B2. Une portion de 100 g de wakamé couvre les besoins de la journée en folates.

Les algues sont riches de nombreux antioxydants : caroténoïdes (lutéine et zéaxanthine), flavonoïdes (catéchines) et acides phénoliques (tanins). Leur composition et leur capacité antioxydante dépendent de la profondeur à laquelle elles poussent et de leur degré d'exposition aux rayons du soleil.

Les algues brunes contiennent notamment des caroténoïdes : fucoxanthine, bêta-carotène et violaxanthine. Les principaux caroténoïdes des algues rouges sont le bêta-carotène, l'alpha-carotène, la zéaxanthine et la lutéine. Les principaux caroténoïdes des algues vertes sont le bêta-carotène, la lutéine, la violaxanthine, l'anthéraxanthine, la zéaxanthine et la néoxanthine.

Cuisiner et consommer des algues

Les algues peuvent être consommées fraîches, en salade ou séchées, dans les plats en sauce ou en soupes.

Les algues fraîches se conservent plusieurs jours au réfrigérateur ; elles doivent être rincées sous l'eau froide pendant quelques

Où les acheter ?

Il est recommandé de ne pas ramasser les algues directement sur les plages, car certaines espèces ne sont pas comestibles. De plus, elles peuvent être contaminées par des métaux lourds très cancérigènes. On peut en trouver sur les marchés ou dans les épiceries fines, de même que dans les grandes surfaces. Les algues vendues dans le commerce subissent des contrôles très stricts, notamment concernant les risques de contamination.

minutes afin d'éliminer l'excédent de sel. Ajoutées au moment de la cuisson des légumineuses, elles améliorent leur goût et leur digestibilité et diminuent leur temps de cuisson, avantage sans doute dû à leur teneur en glutamate.

Les algues possédant un effet laxatif, l'organisme peut avoir besoin d'un certain temps pour s'y habituer. Il est donc recommandé de les inclure de manière progressive dans l'alimentation. En raison de leurs taux d'iode et de sodium élevés, il est également recommandé de les consommer avec parcimonie ; à savoir environ une à deux fois par semaine, pas plus.

Propriétés anticancer des algues

Chez l'animal, plusieurs algues ont la capacité de s'opposer au développement de cancers du sein et d'entraîner la mort des cellules cancéreuses cultivées en laboratoire. Ainsi, la fucoxanthine, un caroténoïde extrait du wakamé, diminue la viabilité de cellules cancéreuses du côlon en laboratoire. Plusieurs études ont démontré les propriétés antioxydantes des caroténoïdes algaux et le rôle qu'ils jouent dans la prévention de plusieurs pathologies liées au stress oxydatif.

Certaines algues combattent les effets néfastes des œstrogènes et pourraient donc avoir un effet protecteur contre les cancers hormono-dépendants comme ceux du sein ou de la prostate. Le fucoïdane, extrait des algues brunes, provoque le suicide naturel des cellules leucémiques humaines en laboratoire. Il pourrait augmenter l'efficacité des traitements de chimiothérapie utilisés traditionnellement pour détruire les cellules cancéreuses. Le fucoïdane lui-même permet de détruire des cellules cancéreuses du sein en laboratoire.

Les fibres des algues, en plus de participer à la prévention du cancer du côlon comme tous les autres types de fibres ont des effets spécifiques. Ainsi, le laminarant aurait un effet antitumoral et modulerait les défenses immunitaires. Les fucanes, elles, auraient des propriétés anti-inflammatoires et antivirales.

Autres bénéfices santé

- Prévention cardio-vasculaire : selon SeaHealth, les algues interviendraient dans la prévention de l'athérosclérose chez l'animal.
- Prévention de l'obésité : la fucoxanthine agit sur une protéine spécifique des graisses chez le rat.
- Diminution de la cholestérolémie : les phytostérols des algues permettent de réduire le taux de cholestérol sanguin, particulièrement le LDL-cholestérol (le « mauvais » cholestérol).

Valeurs nutritionnelles (pour 100 g)

Énergie (kcal)	45
Eau (g)	80
Protéines (g)	3
Glucides (g) Dont sucres (g)	9,1 0,7
Lipides (g)	0,6
Fibres (g)	0,5

Minéraux	
Sodium (mg)	872
Magnésium (mg)	107 (28,5 % des AJR*)
Phosphore (mg)	80
Potassium (mg)	50
Calcium (mg)	150 (18,75 % des AJR*)
Manganèse (mg)	1,4 (70 % des AJR*)
Fer (mg)	2,2 (15,7 % des AJR*)
Cuivre (mg)	0,3 (30 % des AJR*)
Zinc (mg)	0,4
Sélénium (µg)	0,7

Vitamines	
Bêta-carotène (µg)	216 (27 % des AJR*)
D (µg)	0
E (mg)	1 (8,3 % des AJR*)
C (mg)	3
B1 (mg)	0,06
B2 (mg)	0,23 (16 % des AJR*)
B3 (mg)	1,6 (10 % des AJR*)
B5 (mg)	0,7 (11,7 % des AJR*)
B6 (mg)	0,002
B9 (µg)	196 (98 % des AJR*)
B12 (µg)	0

Source : Valeurs nutritionnelles base USDA, wakamé.
*AJR : apports journaliers recommandés.

Cappuccino de haricots rouges, émulsion de parmesan, graines de pavot

préparation 20 min / trempage 1 nuit / cuisson 1 h / assez difficile / raisonnable

Ingrédients pour 4 personnes : *200 g de haricots rouges • 1 l de bouillon de volaille • 50 g de parmesan • 3 cl de crème d'avoine (en magasin bio) • 10 cl de bouillon de volaille • 5 g de graines de pavot • piment chipotle (mexicain) à discrétion* ***Matériel :*** *saladier • casserole • mixeur • grande passoire*

■ La veille, mettre les haricots rouges dans un saladier d'eau et les laisser gonfler toute la nuit. Le jour même, les faire cuire doucement dans le bouillon (ne pas faire réduire le liquide) : ils doivent devenir fondants. Les mixer de façon à obtenir une soupe onctueuse et pas trop épaisse. La passer dans une passoire et conserver au chaud.

■ Râper le parmesan, l'ajouter à 10 cl de bouillon de volaille chaud ainsi que la crème d'avoine chaude. Laisser fondre quelques instants et émulsionner le tout à l'aide d'un petit mixeur plongeant en intercalant une cuillère à soupe entre le mixeur et la mousse qui se forme au fur et à mesure.

■ Prendre cette mousse délicatement avec la cuillère, la déposer sur la soupe de cocos façon cappuccino et parsemer de graines de pavot. Assaisonner de piment.

Atouts nutritionnels et propriétés anticancer

Idéal pour compléter les apports journaliers en protéines végétales, en glucides complexes (grâce aux haricots), et en calcium (dans le parmesan).

Les cocos contribuent à l'augmentation des apports en fibres, précieuses lorsqu'on surveille son poids.

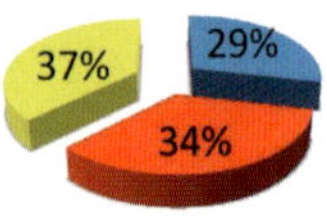

■ VN : 136 kcal/p.

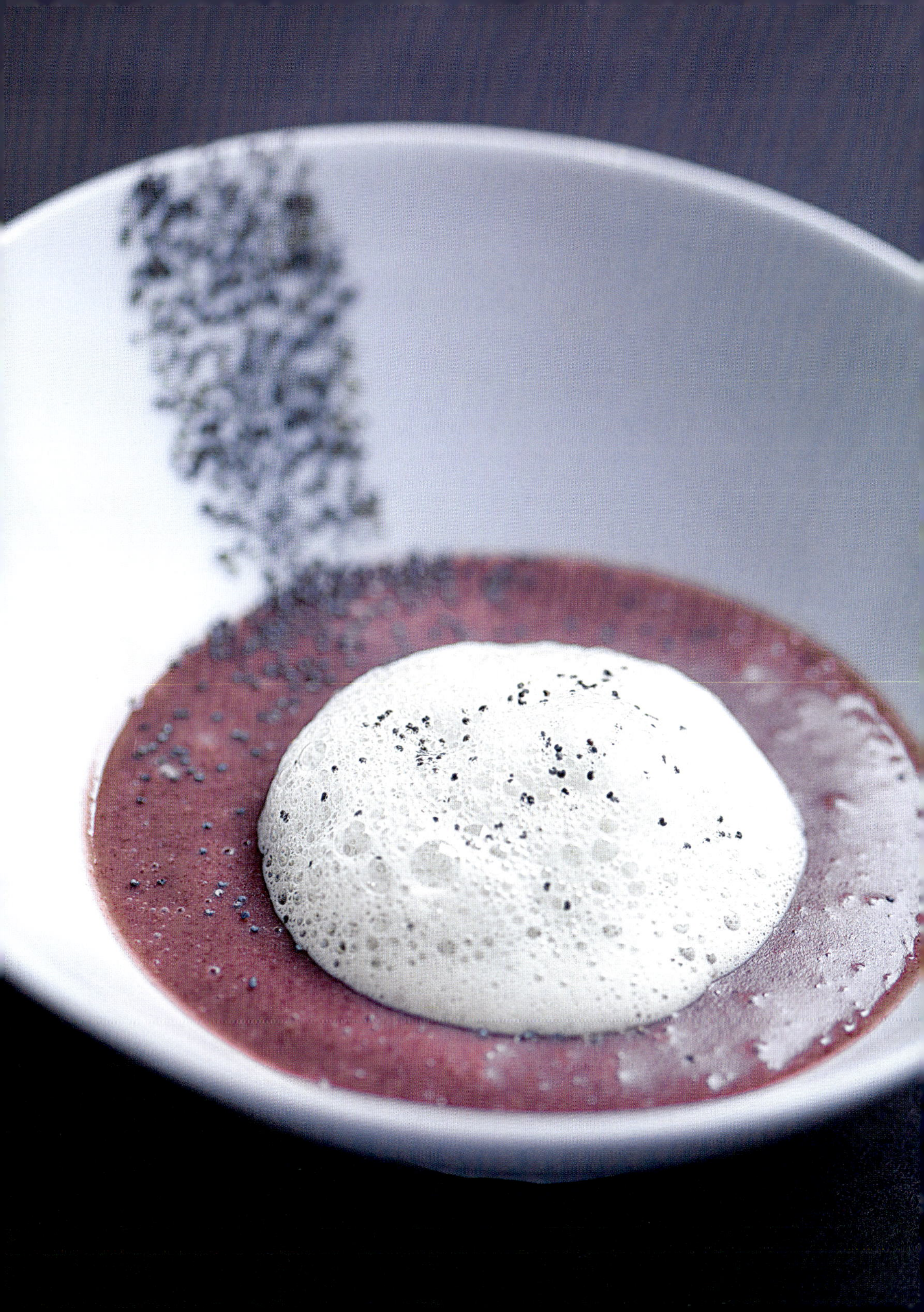

Cake aux deux wakamé et graines de tournesol

préparation 15 min / cuisson 45 min / assez facile / raisonnable

Ingrédients pour 4 personnes : *150 g de farine complète • 100 g de tofu soyeux • 12,5 cl de lait de soja • 3 œufs • 10 cl d'huile équilibrée (p. 226) • 25 g de wakamé vert • 25 g de wakamé rouge • 2 cuil. à soupe de graines de tournesol • 1 sachet de levure chimique • sel et poivre* ***Matériel :*** *saladier • fouet • moule à cake*

■ Préchauffer le four à 180 °C (th. 6). Sortir le tofu soyeux du réfrigérateur et le laisser à température ambiante.

■ Mélanger au fouet dans un saladier les œufs, la farine, la levure, le sel et le poivre. Verser un filet d'huile équilibrée, puis le lait de soja, et enfin ajouter le tofu soyeux. Incorporer au mélange les deux sortes d'algues.

■ Verser le tout dans un moule à cake à revêtement anti-adhésif et décorer de graines de tournesol. Enfourner et laisser cuire pendant 45 minutes.

Atouts nutritionnels et propriétés anticancer
Craquante, fondante et exotique, cette recette végétale apporte des caroténoïdes, des flavonoïdes et des tanins, aux propriétés antioxydantes reconnues. Le wakamé est une algue dont la teneur en antioxydant varie. Elle a également l'atout d'être riche en cuivre et en manganèse, oligoéléments participant à l'élimination des radicaux libres.

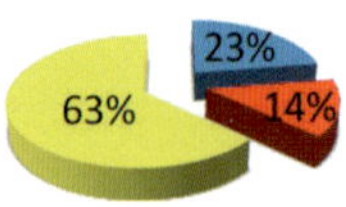

■ VN : 475 kcal/p.

Salade de champignons, wakamé et graines de sésame noir

préparation 15 min / cuisson 10 min / facile / raisonnable

Ingrédients pour 4 personnes : *300 g de champignons de Paris ● 300 g de champignons shiitakés ● 50 g de wakamé ● 2 cuil. à soupe de vinaigrette antioxydante (p. 53) ● 1 cuil. à soupe d'huile équilibrée (p. 226) ● 2 cuil. à soupe de graines de sésame noir ● sel et poivre* ***Matériel :*** *saladier ● poêle*

■ Couper finement les shiitakés et les poêler à l'huile équilibrée. Assaisonner en sel et en poivre. Réserver.

■ Bien laver les champignons de Paris à l'eau froide. Les couper finement et les laisser crus.

■ Mélanger les shiitakés, les champignons de Paris, la vinaigrette et la moitié du wakamé.

■ Dresser dans un plat et décorer avec le wakamé restant et les graines de sésame noir.

Atouts nutritionnels et propriétés anticancer
Cette entrée aux notes asiatiques est un véritable concentré d'oligoéléments et antioxydants. Son autre atout est son apport en fibres, à l'action bénéfique sur la santé digestive et le transit intestinal.
Le shiitaké contient une substance, le lentinane, reconnu pour son action antitumorale.
Cette entrée équilibrée offre un bon apport de glucides complexes, lipides, oligoéléments et antioxydants.

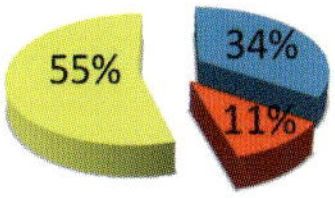

■ VN : 147 kcal/p.

Cake multigrain

préparation 15 min / cuisson 45 min / facile / raisonnable

Ingrédients pour 4 personnes : *150 g de farine complète • 12,5 cl de lait de soja • 100 g de tofu soyeux • 3 œufs • 10 cl d'huile équilibrée (p. 226) • 2 cuil. à soupe de graines de lin • 2 cuil. à soupe de graines de sésame blond • 2 cuil. à soupe de graines de sésame noir • 2 cuil. à soupe de graines de pavot • 2 cuil. à soupe de graines de tournesol • 1 sachet de levure chimique • 1 pincée de piment d'Espelette en poudre • sel et poivre* ***Matériel :*** *saladier • fouet • moule à cake*

■ Préchauffer le four à 180 °C (th. 6). Sortir le tofu soyeux du réfrigérateur et le laisser à température ambiante.

■ Mélanger au fouet dans un saladier les œufs, la farine, la levure, le sel et le poivre. Verser un filet d'huile, puis le lait de soja et ajouter enfin le tofu soyeux. Ajouter les différentes graines à la préparation, ainsi que le piment d'Espelette.

■ Verser le tout dans un moule à cake à revêtement antiadhésif. Enfourner et laisser cuire pendant 45 minutes.

Atouts nutritionnels et propriétés anticancer

Moelleux et craquant caractérisent à merveille cette recette. Grâce aux graines oléagineuses, cette préparation a une teneur intéressante en acides gras essentiels, en fibres, sans oublier son apport en protéines d'origine végétale.
Ce cake énergétique composera idéalement un plat complet, avec une salade verte.

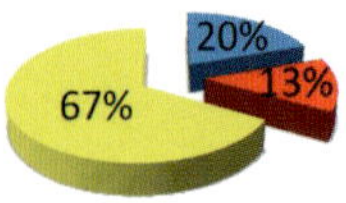

■ VN : 575 kcal/p.

Pâte sablée à la châtaigne

préparation 10 min / cuisson 30 min / facile / bon marché

Ingrédients pour 4 personnes : *100 g de farine complète • 100 g de farine de châtaigne • 100 g de margarine végétale • 6 cl d'eau • sel*

■ Mélanger les farines et les disposer en fontaine sur le plan de travail. Ajouter une pincée de sel et la margarine ramollie au centre, mélanger du bout des doigts.

■ Disposer à nouveau en fontaine et verser l'eau, petit à petit, jusqu'à obtention d'une pâte non collante.

■ Laisser reposer au minimum 30 minutes au frais recouvert d'un film alimentaire.

Atouts nutritionnels et propriétés anticancer

La farine de châtaigne est l'aliment idéal pour pallier le manque de tonus en hiver. Elle est riche en amidon et bien pourvue en fibres, combinaison favorisant une bonne satiété.

La combinaison de la farine complète et de la farine de châtaigne, toutes deux bien pourvues en fibres, confère à cette recette des effets bénéfiques sur le transit intestinal et la digestion.

Vous pouvez utiliser cette pâte gourmande pour faire des tartes aux fruits frais.

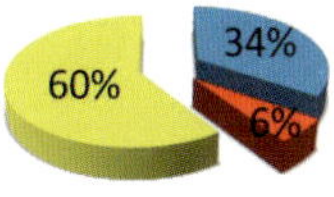

■ VN : 322 kcal/p.

Tarte au potiron, graines de courge et de tournesol

préparation 15 min / cuisson 20 min / assez facile / raisonnable

Ingrédients pour 4 personnes : *300 g de pâte sablée à la châtaigne (p. 215) ● 500 g de potiron ● 150 g de tofu ● 12 cl de crème d'avoine ● 2 cuil. à soupe de graines de courge ● 2 cuil. à soupe de graines de tournesol ● 5 cl d'huile équilibrée (p. 226) ● sel et poivre* ***Matériel :*** *poêle ● moules à tartelette*

■ Préchauffer le four à 160 °C (th. 5-6).

■ Peler le potiron, couper la chair en morceaux et les poêler à l'huile équilibrée jusqu'à ce qu'ils deviennent fondants. Les mélanger avec le tofu coupé en cubes et la crème d'avoine, saler et poivrer.

■ Étaler la pâte, la déposer dans des moules à tartelettes, faire cuire à blanc, c'est-à-dire sans rien dessus, au four à 160 °C pendant 10 minutes.

■ Remplir les fonds de tarte avec le potiron. Décorer de graines de tournesol et de courge, puis enfourner et laisser cuire 10 minutes.

Atouts nutritionnels et propriétés anticancer
Cette tarte automnale à la couleur orangée et aux saveurs sucrées-salées vous apportera du bêta-carotène (antioxydant), des protéines végétales, des acides gras essentiels, de la vitamine E, mais aussi des fibres.
L'action des antioxydants (bêta-carotène présent dans le potiron) est renforcée par les polyphénols contenus dans les graines.
Cette recette gourmande peut être complétée par une salade verte.

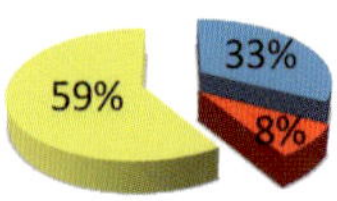

■ VN : 568 kcal/p.

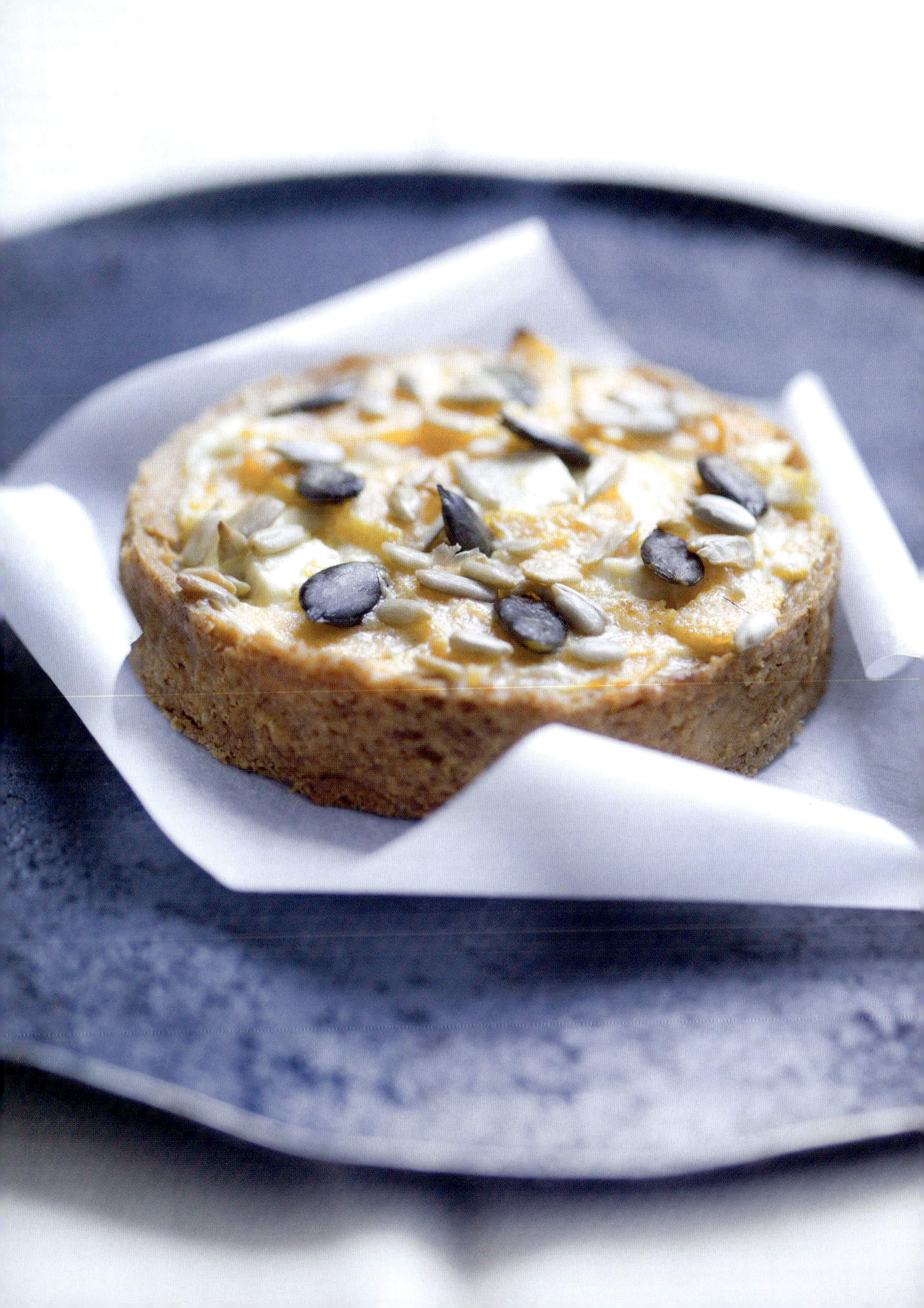

Fondant de chou et wakamé gratiné au soja soufflé sur une huître de Belon

préparation 30 min / cuisson 45 min / un peu difficile / assez cher

Ingrédients pour 4 personnes : *500 g de chou frisé • 50 g de margarine végétale • 10 cl de bouillon de volaille • 50 g de wakamé cuit • 16 huîtres de Belon n° 0 • 40 g de flocons de soja soufflés • sel et poivre du moulin* ***Matériel :*** *casserole • cocotte • plaque pour le four*

■ Laver les feuilles de chou. Les émincer et les plonger 2 minutes dans l'eau bouillante salée. Bien égoutter, puis faire revenir légèrement dans une cocotte pendant 20 minutes avec la margarine végétale. Verser le bouillon de volaille et faire cuire doucement jusqu'à ce que le chou soit très fondant et qu'il n'y ait plus de liquide.

■ Préchauffer le four à 160 °C (th. 5-6).

■ Tailler les algues wakamé en morceaux. Les mélanger au chou, saler et poivrer. Ouvrir les huîtres. Enlever la chair, la mettre de côté au frais. Nettoyer et sécher les coquilles, et les remplir de farce de chou. Couvrir de flocons de soja.

■ Faire cuire au four à 160 °C (th. 5-6) jusqu'à ce que la farce soit chaude et gratinée. Poser dessus la chair des huîtres froides et donner un tour de moulin à poivre.

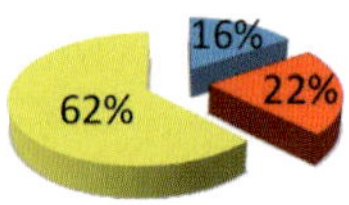

■ VN : 194 kcal/p.

Atouts nutritionnels et propriétés anticancer
Les huîtres, riches en oligoéléments (cuivre, zinc), se combinent à la richesse en vitamine C du chou. Leurs propriétés antioxydantes jointes à celles du wakamé protègent les cellules des effets néfastes des radicaux libres.

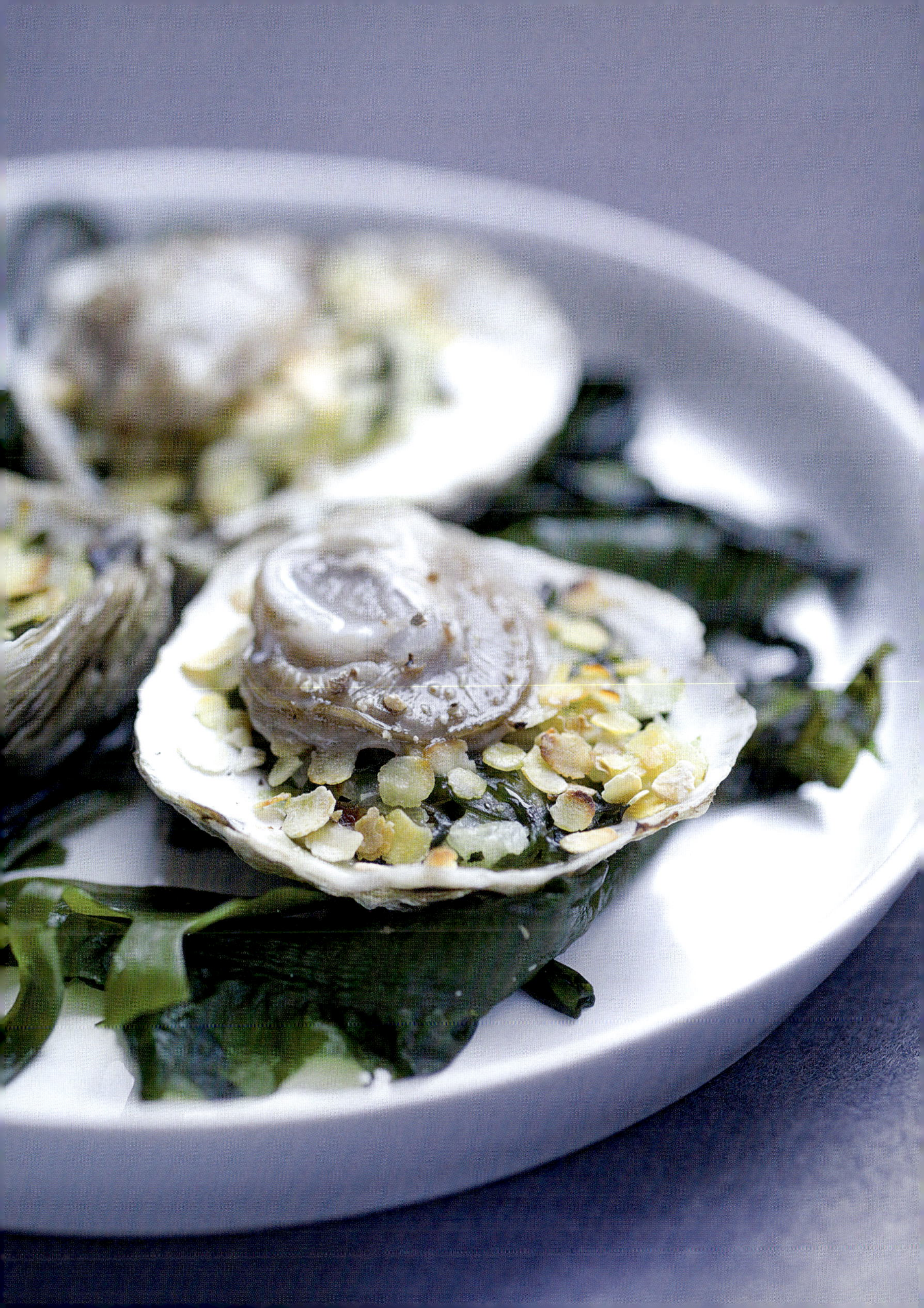

Filet de dorade en viennoise de tournesol

préparation 25 min / réfrigération 2 à 3 h / cuisson 10 min / un peu difficile / bon marché

Ingrédients pour 4 personnes : *700 g de filets de dorade ● 40 g de graines de tournesol ● 40 g de mie de pain ● 80 g de margarine végétale fondue ● sel et poivre* ***Matériel :*** *mixeur ● saladier ● fouet ● papier sulfurisé ● plaque pour le four*

■ Préchauffer le four à 180 °C (th. 6).

■ Passer au mixeur les graines de tournesol et la mie de pain pour obtenir une chapelure. La mélanger à la margarine fondue en fouettant. Assaisonner en sel et en poivre et laisser refroidir.

■ Étaler cette préparation entre deux feuilles de papier sulfurisé, sur une épaisseur de 2 mm. Déposer le tout bien à plat au réfrigérateur. Laisser cette viennoise au frais pendant 2 ou 3 heures.

■ Ôter la peau des filets de dorade ainsi que les parties brunes. Suivant la grosseur des filets, les couper ou non en portions. Retirer délicatement le papier de la pâte viennoise, puis la tailler de la même forme que les filets de dorade.

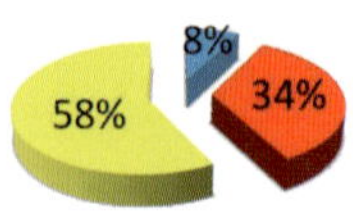

■ VN : 369 kcal/p.

■ Faire cuire au four à 180 °C (th. 6) sur une plaque légèrement huilée. Y poser les filets, puis les recouvrir de pâte. Compter de 6 à 10 minutes suivant la grosseur du poisson.

■ Accompagner d'une purée d'artichaut ou d'une purée de brocoli (p. 154).

Atouts nutritionnels et propriétés anticancer

La dorade, poisson maigre, est riche en protéines, en phosphore, en fer et en vitamine B12. Riches en fibres, les graines de tournesol ont une action bénéfique sur le transit.

Ce plat équilibré offre un bon apport de protéines et acides gras insaturés, bénéfiques au bon fonctionnement cardio-vasculaire.

Tartare de bar et dorade aux graines et aux germes

préparation 20 min / cuisson 5 min / facile / assez cher

Ingrédients pour 4 personnes : *300 g de filet de dorade • 300 g de filet de bar de ligne • 1 cuil. à soupe de graines de tournesol • 1 cuil. à soupe de graines de lin • 2 cuil. à soupe de graines de sésame • 1 barquette de germes de radis verts • 1 citron vert non traité • 5 cl d'huile équilibrée (p. 226) • fleur de sel et poivre*
Matériel : *poêle • film alimentaire*

■ Demander au poissonnier de lever les filets des poissons. Les hacher grossièrement au couteau.

■ Dans une poêle, faire dorer à sec les graines de sésame, de tournesol et de lin à feu doux pendant 5 minutes. Dès qu'elles sont froides, les mélanger au poisson et conserver au réfrigérateur sous film alimentaire.

■ Râper le zeste d'une moitié de citron vert et le mettre de côté. Presser l'autre moitié de citron vert.

■ Préparer une vinaigrette avec l'huile équilibrée et le jus du citron vert, saler et poivrer. La verser sur le tartare de poisson avec le zeste, mélanger et dresser dans quatre assiettes.

■ Déposer un peu de germes de radis verts sur chaque tartare.

Atouts nutritionnels et propriétés anticancer
Cette recette associe deux poissons riches en protéines, en phosphore et en iode, qui se combinent à merveille avec le croquant des graines. Ces dernières apportent une quantité non négligeable de fibres, agissant sur la réduction des risques de cancer.

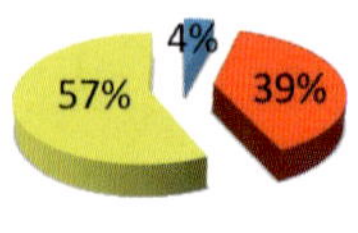

■ VN : 311 kcal/p.

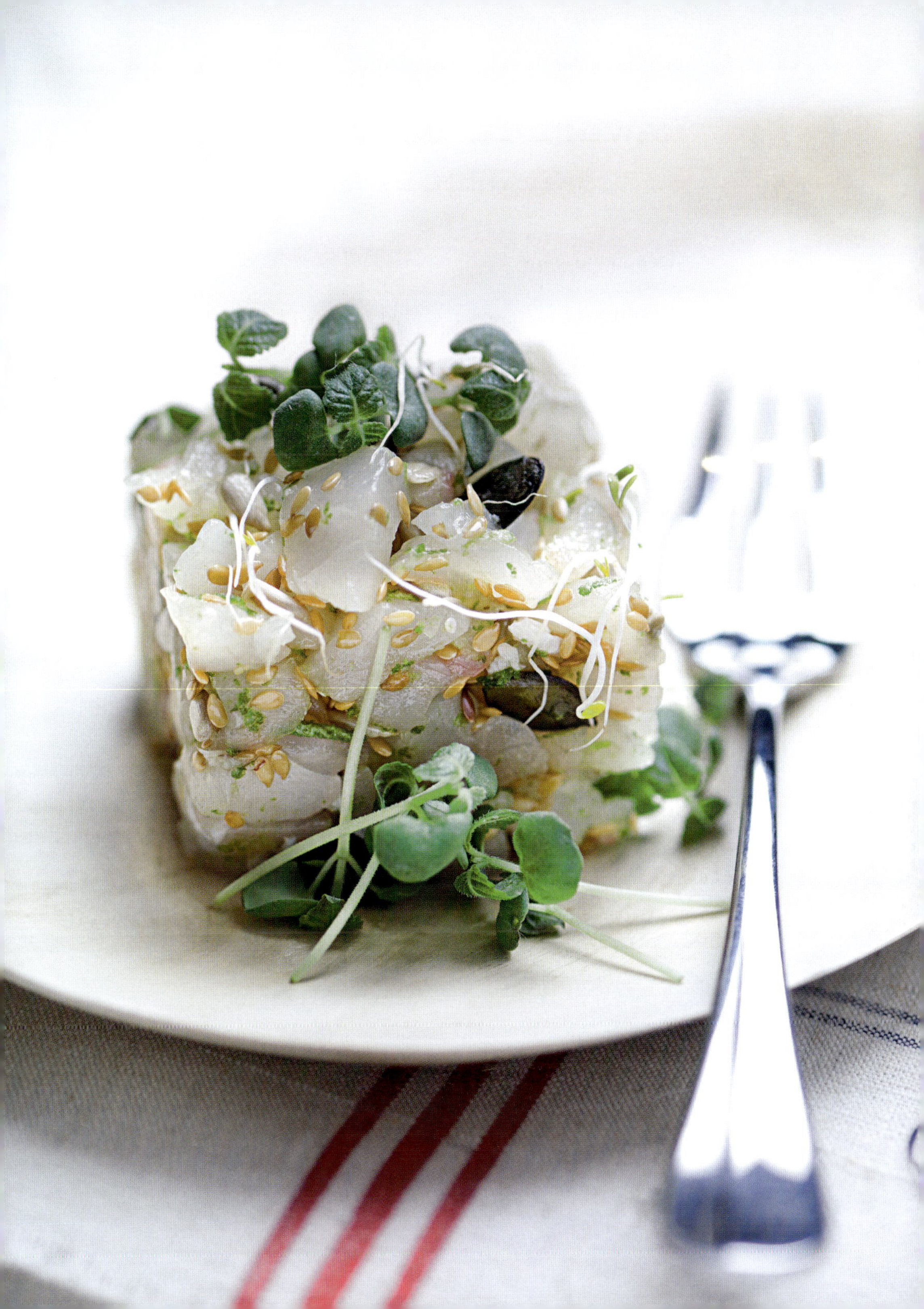

Tournedos de cabillaud et wakamé, croquant de sésame et de nigelle

préparation 35 min / cuisson 10 min / assez difficile / assez cher

Ingrédients pour 4 personnes : *700 g de filet de cabillaud (soit 2 petits filets) ● 80 g d'algues wakamé cuites ● 20 g de graines de sésame ● 20 g de graines de nigelle ● 3 cl d'huile équilibrée (p. 226) ● sel et poivre* ***Matériel :*** *papier sulfurisé ● ficelle de cuisine ● poêle*

■ Ouvrir les filets de cabillaud en deux, en les taillant partiellement. Les poser à plat sur une feuille de papier sulfurisé, dans le sens de la longueur, de manière à obtenir un rectangle plat de chair. Les assaisonner en sel et en poivre, parsemer dessus les algues coupées en fins bâtonnets.

■ Rouler uniformément le rectangle de chair sur lui-même. Le rouler ensuite dans la feuille de papier sulfurisé bien tendue. Fermer aux extrémités avec de la ficelle de cuisine, puis ficeler comme un rôti en démarrant au milieu du boudin, puis au milieu des deux parties et ainsi de suite : attention, le rôti doit être uniforme du début à la fin.

■ Le couper en 4 tranches assez épaisses.

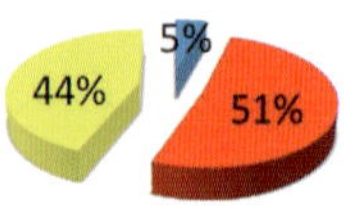

■ VN : 194 kcal/p.

■ Tremper un côté de chacune dans les graines de sésame et l'autre dans celles de nigelle.

■ Faire cuire les tournedos à la poêle, des deux côtés, dans très peu d'huile. Attention de ne pas les laisser brûler. Laisser reposer 2 ou 3 minutes. Retirer le papier et la ficelle ; servir avec une salade d'algues à la japonaise.

Atouts nutritionnels et propriétés anticancer
Cette recette marine constitue une excellente source d'iode, de sélénium et de phosphore !
Le sélénium est un puissant antioxydant qui aurait une activité importante dans la prévention du cancer.
Ce tournedos de cabillaud constitue un plat léger, riche en protéines, en vitamines, en minéraux et en oligoéléments.

Huile équilibrée

préparation 5 min / facile / bon marché

Ingrédients pour 10 cl d'huile : *5 cl d'huile de pépins de raisin • 2 cl d'huile de tournesol • 2 cl d'huile de courge • 1 cl d'huile d'olive* ***Matériel :*** *petite bouteille en plastique ou en verre*

■ Mélanger toutes les huiles, les verser dans une petite bouteille en plastique ou en verre opaque, propre et sèche. Fermer soigneusement.

■ Conserver dans un endroit sec et à l'abri de la lumière.

Atouts nutritionnels et propriétés anticancer

Ce mélange d'huiles est la base idéale pour vos assaisonnements et vos cuissons à température modérée. Il associe les vertus nutritionnelles de l'huile d'olive et de l'huile de pépins de raisin, connues pour leur richesse en acide gras mono-insaturés, à celles de l'huile de tournesol et de courge, riches en acides gras poly-insaturés.

Cette huile doit être conservée à l'abri de la lumière. Il est conseillé de la consommer rapidement pour éviter le phénomène de rancissement.

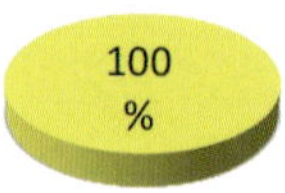

■ VN : 900 kcal/100 g

« Panais-cake », gingembre, noisettes et cannelle

préparation 10 min / cuisson 50 min / facile / raisonnable

Ingrédients pour 6 personnes : *275 g de farine complète • 275 g de panais râpés • 250 g de cassonade en poudre • 1 sachet de levure chimique • 1 cuil. à café de cannelle en poudre • 2 cuil. à café de gingembre en poudre • 2 cuil. à soupe de noisettes en poudre • 30 cl d'huile équilibrée (p. 226) • 1 cuil. à café d'extrait de vanille • 4 œufs* ***Matériel :*** *saladier • moule à manqué anti-adhésif*

■ Préchauffer le four à 180 °C (th. 6).

■ Mélanger tous les ingrédients secs dans un saladier, ajouter l'huile équilibrée et remuer.

■ Ajouter les panais râpés et mélanger. Ajouter ensuite les œufs un à un et bien mélanger après chacun. Incorporer l'extrait de vanille.

■ Verser dans un moule antiadhésif et faire cuire pendant 50 minutes au four à 180 °C. Vérifier la cuisson en plantant la lame d'un couteau à cœur : elle doit ressortir bien sèche.

Atouts nutritionnels et propriétés anticancer
Une recette sucrée-salée aux notes épicées qui remet au goût du jour le panais, bonne source de fibres et de vitamines C et B9. La cannelle et le gingembre apportent une quantité intéressante d'antioxydants, idéaux pour la lutte contre les radicaux libres, à l'origine du vieillissement des cellules.

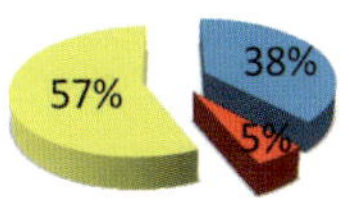

■ VN : 846 kcal/p.

Cake au gingembre confit, à l'ananas et au cumin

préparation 20 min / cuisson 45 min / facile / raisonnable

Ingrédients pour 6 personnes : *160 g de farine complète • 1/2 ananas Victoria • 170 g de sucre semoule • 3 œufs • 150 g de beurre demi-sel • 1/2 sachet de levure chimique • 30 g de gingembre confit • 1/2 cuil. à café de cumin en poudre • beurre et farine pour le moule* ***Matériel :*** *fouet • saladier • casserole • blendeur • moule à cake*

■ Préchauffer le four à 180 °C (th. 6).

■ Éplucher et couper l'ananas en morceaux.

■ Fouetter ensemble les œufs et le sucre dans un saladier, puis ajouter la farine et la levure. Faire fondre le beurre et le verser dans la préparation. Mélanger.

■ Mixer la moitié de l'ananas et incorporer la purée obtenue à la pâte. Remuer délicatement, puis ajouter le reste de l'ananas coupé en petits cubes, le gingembre confit et le cumin en poudre.

■ Verser le tout dans un moule beurré et fariné, enfourner et laisser cuire pendant 45 minutes.

■ Entailler, à mi-cuisson, le dessus du cake à l'aide d'un couteau.

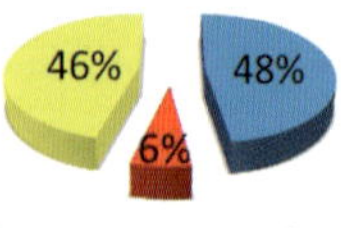

■ VN : 472 kcal/p.

Atouts nutritionnels et propriétés anticancer

Cette recette exotique aux saveurs d'Asie, apporte du bêta-carotène, des antioxydants et des fibres. L'ananas apporte des polyphénols et des flavonoïdes aux propriétés antioxydantes. Cru, il contient également des enzymes favorisant la digestion, dont la broméline qui aurait aussi un effet antitumoral.

Clafoutis à la crème d'avoine, aux prunes de saison et aux flocons d'avoine

préparation 30 min / cuisson 25 min / facile / raisonnable

Ingrédients pour 6 personnes : *100 g de farine • 40 cl de crème d'avoine (en magasin bio) • 3 œufs • 5 g de flocons de soja soufflés • 20 g d'aspartame • 20 g de beurre • 750 g de prunes (quetsches, mirabelles...)* ***Matériel :*** *saladier • ramequins individuels*

■ Préchauffer le four à 180 °C (th. 6).

■ Mélanger la farine et les œufs, puis ajouter la crème d'avoine et l'aspartame et les flocons de soja. Beurrer les ramequins individuels.

■ Dénoyauter les prunes, les ranger dans les moules et verser dessus la pâte à hauteur des fruits. Faire cuire au four à 180 °C (th. 6) pendant 25 minutes environ selon la taille des moules. Attention, la préparation ne doit pas bouillir en cours de cuisson.

■ À déguster tiède à froid.

Atouts nutritionnels et propriétés anticancer
Cette version revisitée du clafoutis participe à la couverture des besoins journaliers en fibres et en protéines végétales. De plus, les prunes ont l'avantage d'apporter du bêta-carotène, reconnu pour son puissant effet antioxydant.
L'alliance des bienfaits des fibres, des antioxydants, des vitamines et minéraux confère à cette recette un effet bénéfique dans la prévention des cancers.

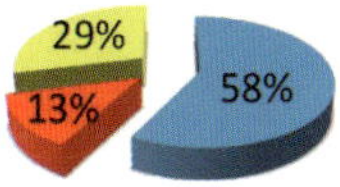

■ VN : 230 kcal/p.

Madeleines citron, châtaigne et miel de montagne

préparation 15 min / cuisson 15 min / facile / bon marché

Ingrédients pour 4 personnes : *120 g de farine de châtaigne • 80 g de farine complète • 180 g de sucre en poudre • 120 g de margarine végétale • 30 g de miel de montagne • 18 cl de lait de soja • 1/2 citron • 1 sachet de levure chimique* ***Matériel :*** *saladier • fouet • moule à madeleines en silicone*

■ Préchauffer le four à 180 °C (th. 6).

■ Faire fondre la margarine, puis ajouter le miel, mélanger.

■ Fouetter dans un saladier les œufs avec le sucre jusqu'à ce que le mélange blanchisse, puis incorporer le lait de soja, les deux farines et la levure tamisées, la margarine fondue, le zeste et le jus du demi-citron.

■ Verser la pâte aux deux tiers du moule en silicone. Faire cuire pendant 5 minutes au four à 220 °C (th. 7-8), puis baisser la température à 180 °C (th. 6) et laisser cuire pendant 10 minutes.

Atouts nutritionnels et propriétés anticancer

Incontournables de la pâtisserie, ces madeleines revisitées sont un véritable concentré d'énergie : des glucides (simples et complexes), des matières grasses végétales et des fibres. Une note sucrée inoubliable au goûter ou en fin de repas. La châtaigne et la farine complète apportent une quantité intéressante de fibres. Elles ont un pouvoir satiétogène important et accélèrent le transit intestinal, ce qui diminue le temps de contact des aliments potentiellement cancérigènes avec la muqueuse intestinale.

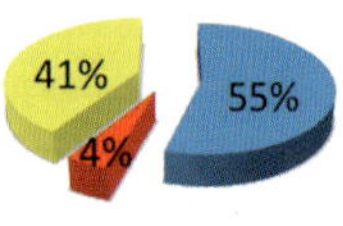

■ VN : 584 kcal/p.

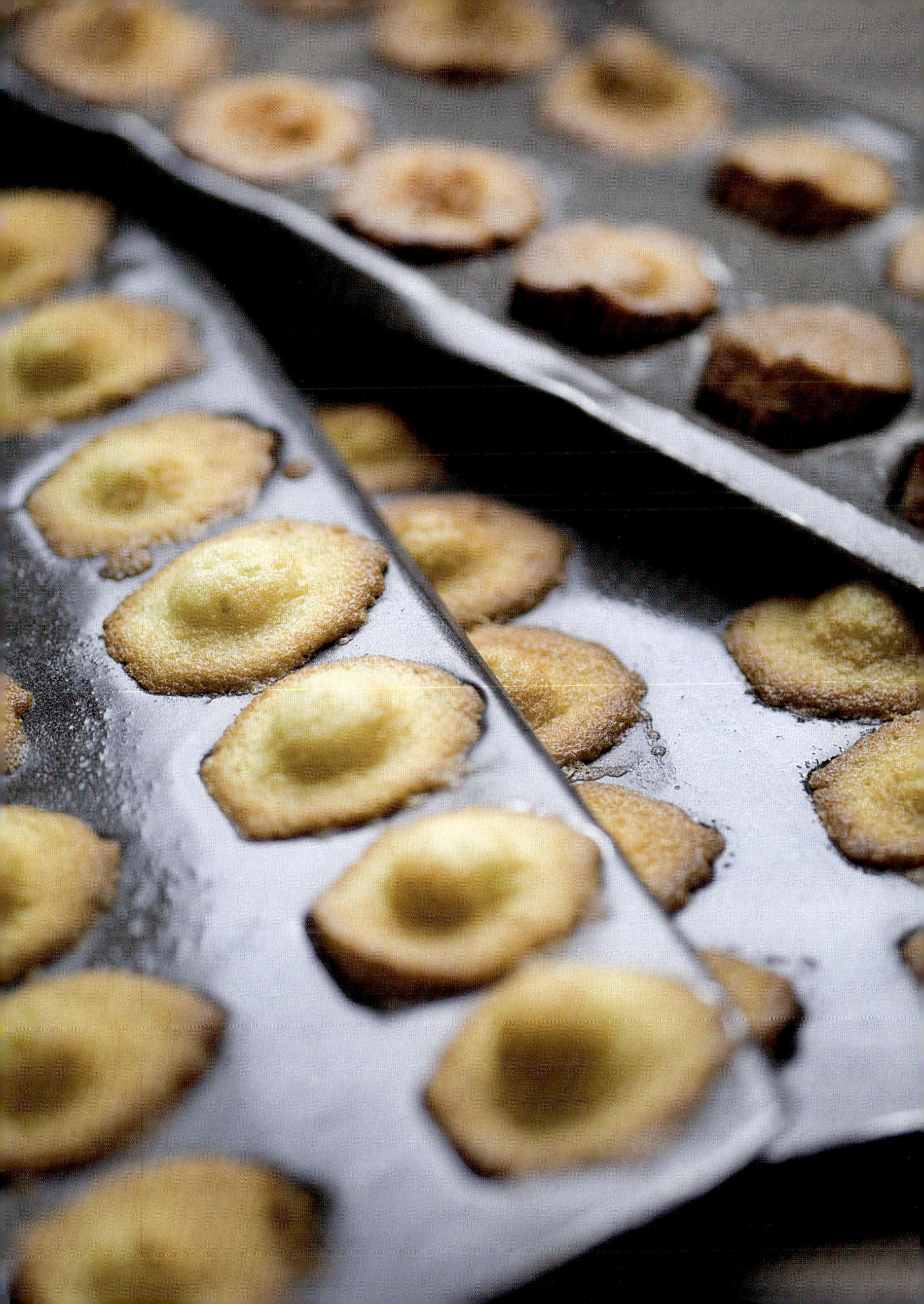

autour des

shots et des boissons

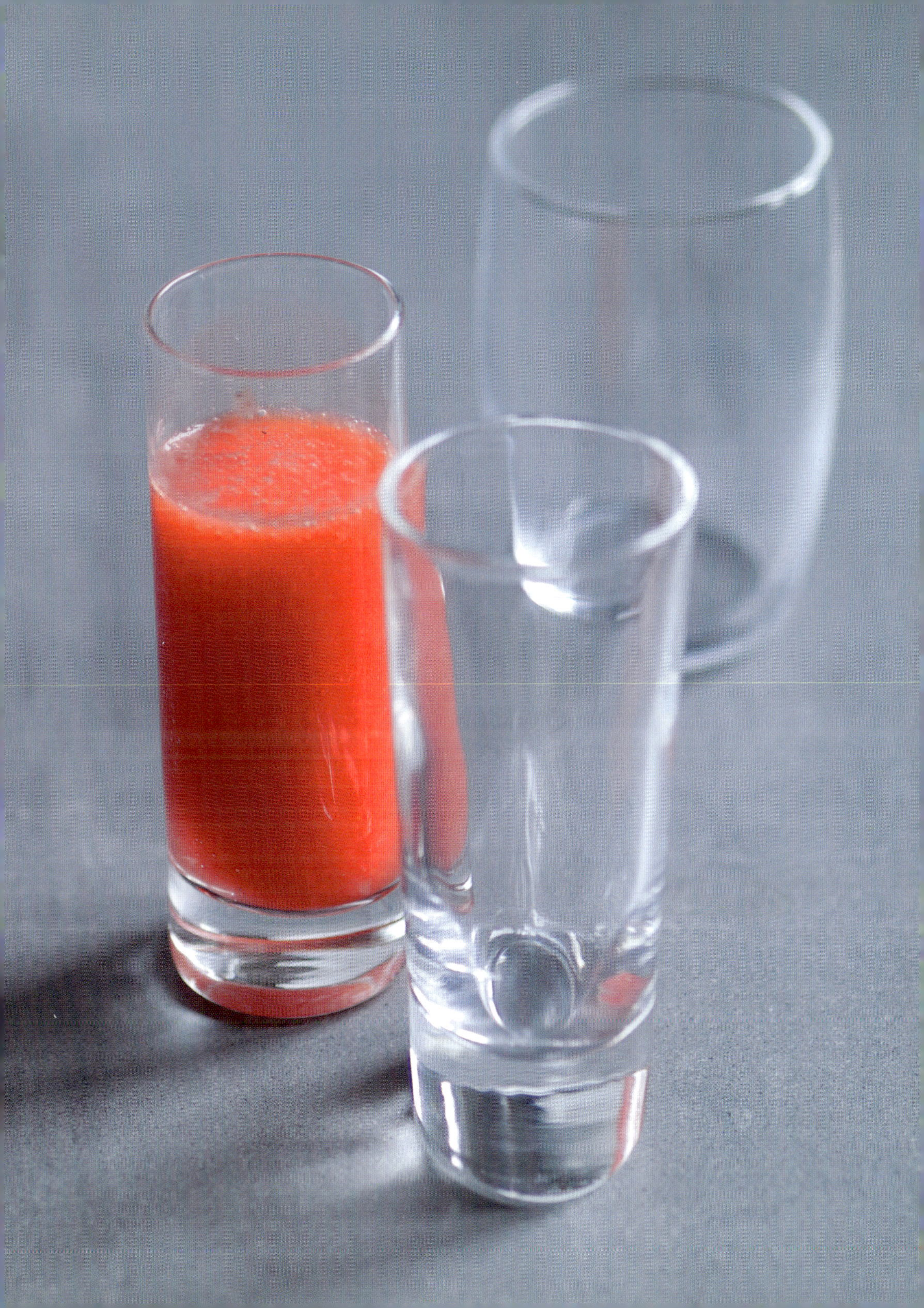

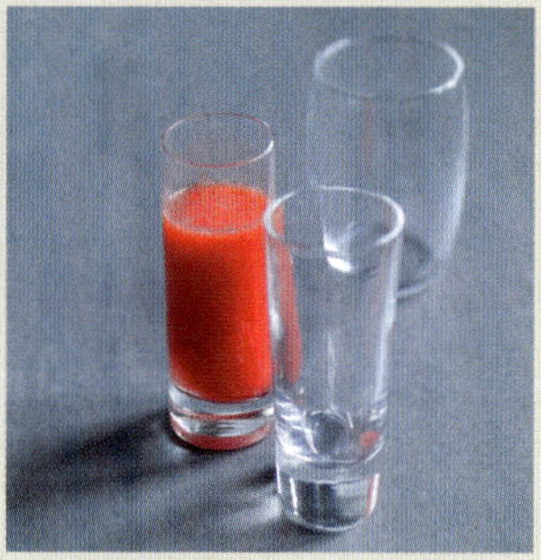

Les bienfaits des boissons

L'eau et les boissons sont indispensables à la vie. Le corps d'un adulte est en effet composé à plus de 65 % d'eau. Ce taux d'hydratation n'est pas fixe et varie d'un individu à l'autre et d'un moment à l'autre au sein d'un même individu. Il dépend de la corpulence, de l'âge et de l'organe considéré. Le sang, le cœur et le cerveau sont les organes les plus riches en eau.

Cette eau n'est pas stockée : elle est renouvelée en permanence, car une partie importante est rejetée dans les urines, la transpiration et la respiration principalement. Les quantités d'eau ainsi éliminées dépendent de la chaleur extérieure et de l'intensité de l'activité physique pratiquée. Ces pertes d'eau doivent être compensées chaque jour par l'alimentation et les boissons, afin de maintenir le taux d'hydratation du corps. Si elles ne le sont pas, l'organisme se déshydrate et « tire la sonnette d'alarme » grâce au signal de soif.

Un adulte a besoin de 2,5 litres d'eau par jour, dont environ 1 litre provient de l'eau contenue dans les aliments et 1,5 litre apporté par les boissons.

Quelle boisson choisir ?

L'eau est la première des boissons, mais il n'y a pas de raison de se priver des multiples bienfaits des jus de fruits naturels ou même du vin rouge, tant que c'est en quantité raisonnable ! Ils participeront, en gourmandise et en bénéfices, à votre hydratation quotidienne. Et c'est une façon originale de consommer les cinq fruits et légumes par jour !

Alliance de minéraux et de vitamines bien préservées quand le jus est fraîchement pressé, les jus de fruits renferment également de multiples substances bénéfiques pour le bien-être et la santé en général : polyphénols, tanins, flavonoïdes... Des cocktails antioxydants pour aider l'organisme à lutter contre les effets néfastes du stress oxydatif. Celui-ci engendre des dommages au sein des cellules, des mutations qui sont parfois à l'origine de certains cancers.

Des goûts et des couleurs

Mais nous ne sommes pas tous égaux devant les cancers. Chaque profil a ses failles et chaque aliment est plus ou moins adapté pour protéger l'organisme en fonction de celui qui le consomme. À chacun ses cocktails, ses goûts, ses couleurs.

Les couleurs des fruits et légumes sont en quelque sorte leur carte d'identité antioxydante. Ce sont les composés à forte activité antioxydante et donc protecteurs pour l'organisme qui donnent leur couleur aux fruits et légumes : anthocyanes pour le bleu, composés indols pour le vert, caroténoïdes pour l'orange, lycopène pour le rouge... Ces phytocomposés sont capables de réparer nos gènes, de stabiliser l'ADN, de détoxifier les substances cancérigènes, de moduler notre système immunitaire... La plupart de ces pigments semblent avoir des propriétés bénéfiques en prévention du cancer en favorisant le suicide spontané des cellules cancéreuses et même en ralentissant leur multiplication. Chaque couleur a ses bénéfices.

Ces couleurs expliquent que les fruits et légumes ne se consomment pas n'importe comment et à n'importe quel moment de la journée. Il est recommandé de consommer les fruits et légumes orange ou jaune orangé le matin : leurs propriétés antioxydantes viennent directement réparer les dommages créés par les oxydants au cours de la nuit. Les verts sont à privilégier le soir, tandis qu'il vaut mieux éviter tous les fruits et légumes violets ou sombres à ce moment-là en raison de leur acidité fréquente. Pour les rouges et les blancs, c'est toute la journée, quand vous le voulez !

Citronnade détox

préparation 10 min

Ingrédients pour 4 personnes : *2 g de gingembre frais • 10 g de citronnelle • le jus et le zeste de 1/2 citron vert • 2 cl d'eau de Perrier ou équivalent • 100 g de glaçons • 5 g de sirop d'érable (à consommer sans sucre si vous ne souhaitez pas doper votre appétit)* ***Matériel :*** *blendeur • chinois*

■ Éplucher le gingembre et couper la citronnelle.

■ Mettre tous les ingrédients dans le blendeur, mixer et passer au chinois. Déguster bien frais.

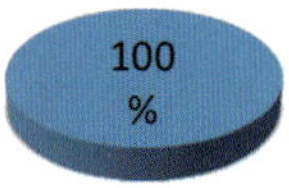

■ VN : 3,5 kcal/pers.

Quantité et moment de consommation : commencez par un petit verre (10 cl) le matin, puis deux dans la journée avant 16 heures.

Bienfaits de la citronnade détox

Les toxines ont tendance à s'accumuler dans l'organisme si on ne fait rien. Elles ont à la fois une origine interne, liée au fonctionnement normal de notre organisme, et une origine externe, en lien avec notre mode de vie et l'environnement qui nous entoure. Le corps humain a la capacité de les éliminer de manière naturelle, mais il arrive parfois qu'il soit débordé et ne parvienne pas à faire face à un excès de toxines. C'est là que la détox prend toute son importance.

Une cure détox commence par la suppression de toutes les sources de toxines néfastes pour l'organisme. Un petit break pour l'organisme donc. Stop aux matières grasses saturées, aux sucres simples, aux colorants, conservateurs et autres additifs ! Peu d'alcool, pas de tabac, peu de café.

En parallèle, la consommation d'aliments sains et peu transformés (fruits et légumes, viande blanche, pains et céréales complets) associée à une hydratation importante qui favorise l'élimination (eau, thé, infusions) permet de stimuler l'élimination des toxines déjà accumulées. Les antioxydants apportés en quantité importante par les fruits et légumes vont détruire les radicaux libres responsables du vieillissement cellulaire et de nombreuses maladies chroniques.

La pratique d'un sport vient accentuer le processus d'élimination en favorisant l'oxygénation et la sudation.

Fraises polyphénols

préparation 10 min / marinade 1 nuit

Ingrédients pour 4 personnes : *500 g de fraises • 30 cl de vin rouge frais • aspartame* ***Matériel :*** *saladier*

■ Laver les fraises, écraser le tiers avec le vin rouge. Ajouter de l'aspartame si besoin (suivant la teneur naturelle en sucre des fraises).

■ Couper le reste des fraises en quatre. Les mettre à macérer au réfrigérateur toute la nuit dans le vin. Servir frais.

■ Choisir un vin un peu tonique et qui se boit frais, de Loire ou d'Anjou, par exemple.

Quantité et moment de consommation : prendre un verre en fin de repas pour accompagner de sa saveur fruitée des madeleines, un quatre-quarts... Ne pas dépasser deux verres de vin par jour pour une femme et trois pour un homme en raison de la présence d'alcool.

Bienfaits des fraises polyphénols
Parmi les polyphénols, le resvératrol contenu dans le vin rouge est doté de propriétés anticancéreuses extraordinaires grâce notamment à son action antioxydante puissante.
Mais attention : si une consommation modérée de vin rouge peut se révéler bénéfique pour la santé, l'abus de vin ou d'alcool est dangereux.

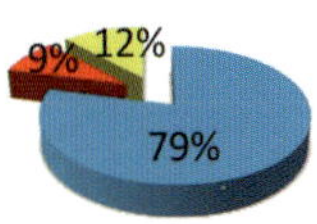

■ VN : 87,2 kcal/pers.

Les bienfaits des shots

Parce que 20 % des cancers sont liés aux hormones (œstrogènes pour le cancer du sein et testostérone pour celui de la prostate), la problématique est différente selon que l'on est un homme ou une femme.

Pour qui ?

Voici 4 boissons que nous vous avons minutieusement élaborées :

• 2 shots pour les femmes (shot vert-blanc pour les femmes avant la ménopause, shot blanc-blanc pour les femmes après la ménopause) ;

• 2 shots pour les hommes (shots rouges, avec des spécificités suivant les âges).

Comment ?

Pour la confection de ces shots, nous avons sélectionné :

• des fruits naturels aux couleurs savamment choisies en fonction de leur composition en phytocomposés. Privilégiez les fruits dont vous connaissez la provenance et pour lesquels vous êtes assuré qu'ils ont été produits avec un minimum de pesticides et dans un environnement peu pollué.

• des vitamines ou minéraux que vous pourrez obtenir en pharmacie, afin de bénéficier des substances actives, même à dose infime. Chacune d'entre elles a des vertus extraordinaires spécifiquement bénéfiques pour, d'une part les femmes avant et après la ménopause et, d'autre part, les hommes avant ou après 50 ans.

préparation 5 min

Shot vert-blanc pour les femmes avant la ménopause

Ingrédients pour 4 personnes : *5 cl de jus d'amande • 5 cl de jus de kiwi • le jus de 1 citron • 16 cl de jus d'ananas • 33 µg de sélénium sous forme d'ampoule* • 60 mg de vitamine E**
Matériel : *blendeur*

- Mixer tous les jus ensemble au blendeur.
- Servez sans attendre.

Quantité et moment de consommation : un cocktail riche en vitamine C à consommer plutôt le matin pour se booster et commencer la journée du bon pied.

Principal apport de substances actives antioxydantes
Kiwi : lutéine et vitamine C, à l'activité antioxydante.
Ananas/citron : bioflavonoïdes et vitamine C antioxydants.
Sélénium : un des rares compléments ayant fait ses preuves anticancer (AJR** de 55 µg par jour pour une femme) – soit un verre = 15 % des apports recommandés.
Vitamine E : antioxydant à privilégier chez la femme ; pas chez l'homme, dans l'attente des résultats des études complémentaires.
AJR pour la femme de 12 mg par jour, soit 1 verre = 15 % des apports recommandés.

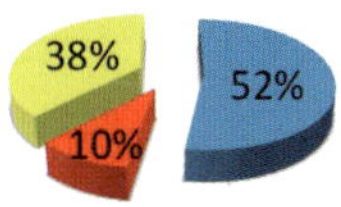

- VN : 120,8 kcal/pers.

** Demandez conseil à votre pharmacien. Évitez tout achat sur Internet ou autre vente par correspondance sans conseils personnalisés.*
*** Apport journalier recommandé*

Shot vert-vert pour les femmes après la ménopause

préparation 5 min / infusion 12 min

Ingrédients pour 4 personnes : *40 g de thé vert • 3 cl de jus de kiwi • 12 g de menthe fraîche • 12 g d'infusion de livèche fraîche • 10 g de miel • 33 µg sélénium organique (sous forme d'ampoule soit 1 ampoule pour 4 verres) • 480 mg de calcium • 1 000 Ui de vitamine D3 (cholécalciférol)* ***Matériel :*** *théière*

■ Préparer les deux infusions : 6 feuilles de menthe fraîche pour 2 dl d'eau chaude et 4 feuilles de livèche fraîche pour 2 dl d'eau chaude. Laisser infuser pendant 12 minutes.

■ Mélanger les deux infusions. Peser le reste des ingrédients et les mélanger à la cuillère dans l'infusion.

Quantité et moment de consommation : un cocktail parfait pour le milieu d'après-midi. Il vous donnera un coup de fouet antioxydant et favorisera votre digestion grâce à l'infusion de livèche, de quoi finir la journée en beauté et avec bonne humeur.

Principal apport de substances actives antioxydantes
Thé vert : de l'épigallocatéchine-3-gallate, un polyphénol, qui a la capacité d'inhiber la croissance des tumeurs.
Kiwi : lutéine et vitamine C antioxydantes.
Menthe fraîche : de nombreux composés phénoliques à l'activité antioxydante.
Calcium et vitamine D : un duo essentiel pour préserver le capital osseux et prévenir l'ostéoporose qui concerne plus d'une femme sur trois (AJR calcium : 800 mg par jour ; AJR vitamine D : 5 µg par jour ; 1 verre = 15 % des AJR en calcium et vitamine D).
Sélénium : un des rares compléments ayant fait ses preuves anticancer (AJR de 55 µg, 1 verre = 1 mg soit 15 % des apports recommandés).

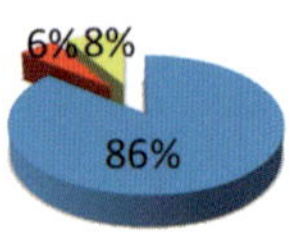

■ VN : 21,2 kcal/pers.

Bienfaits des shots pour les hommes

Nous sommes partis d'une formule commune avec :

• de la grenade : extrêmement riche en puissants antioxydants. La grenade, symbole de fertilité, est un formidable atout pour lutter contre le cancer de la prostate. À consommer sans modération par les hommes, surtout sous forme de jus !

• du sélénium : un des rares compléments ayant fait ses preuves anticancer. L'apport journalier recommandé en sélénium s'élève à 55 µg par jour, soit 15 % avec un verre.

À cela, nous avons ajouté des ingrédients spécifiques suivant les âges.

• Pour les hommes avant 50 ans :

Des baies de goji : source d'antioxydants.

De la banane : un prébiotique, bénéfique pour le transit et la santé du système digestif.

De la goyave : source de lycopène.

Du soja : contient de la génistéine qui est un phytoœstrogène qui pourrait réduire également les risques de cancer de la prostate.

Du zinc, dont les AJR s'élèvent à 10 mg, soit 15 % des apports recommandés pour deux verres. Le zinc joue un rôle important dans le bon fonctionnement du système immunitaire.

• Pour les hommes après 50 ans :

Du curcuma : pigment jaune très fréquemment utilisé comme épice dans la cuisine exotique. Ses effets anticancer sont plus marqués en présence de pipérine.

Du piment de Cayenne : la capsaïcine, qui lui confère sa saveur piquante, est un puissant antioxydant.

De la tomate : Le lycopène permet notamment de réduire le risque de cancer de la prostate de 30 %.

Attention pour les fumeurs : éviter toute source supplémentaire de bêta-carotène et de vitamine A car ils augmenteraient le risque de cancer du poumon chez les fumeurs et anciens fumeurs.

préparation 5 min (chaque shot)

Shot rouge pour les hommes de moins de 50 ans

Ingrédients pour 4 personnes : *40 g de banane ● 11 cl de jus de grenade ● 60 g de glaçons ● 10 baies de goji ● 2 cl de lait de soja ● 6 cl de jus de goyave ● 33 µg de sélénium ● 3 mg de zinc soit une ampoule par verre* ***Matériel :*** *blendeur*

■ Mixer tous les ingrédients au blendeur.

Quantité et moment de consommation : un cocktail tout rouge que vous pouvez consommer à tout moment de la journée. Prenez-en un verre dès le matin pour réveiller votre organisme, puis au moins un autre verre dans l'après-midi.

Shot rouge pour les hommes de plus de 50 ans

Ingrédients pour 4 personnes : *4 cl de jus de grenade ● 4 cl de jus de tomate ● 1 pincée de curcuma ● 1 grosse pincée piment de Cayenne ● 33 µg de sélénium* ***Matériel :*** *blendeur*

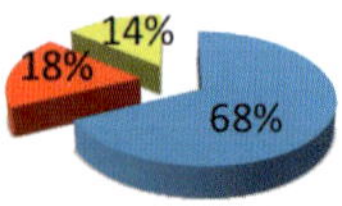

■ VN : 11 kcal/pers.

■ Mixer tous les ingrédients au blendeur.

Quantité et moment de consommation : un cocktail pour le soir, à consommer en entrée avant le dîner ou alors au cours de la soirée en guise de pause détente.

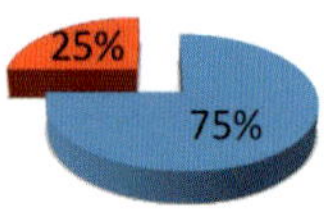

■ VN : 8,5 kcal/pers.

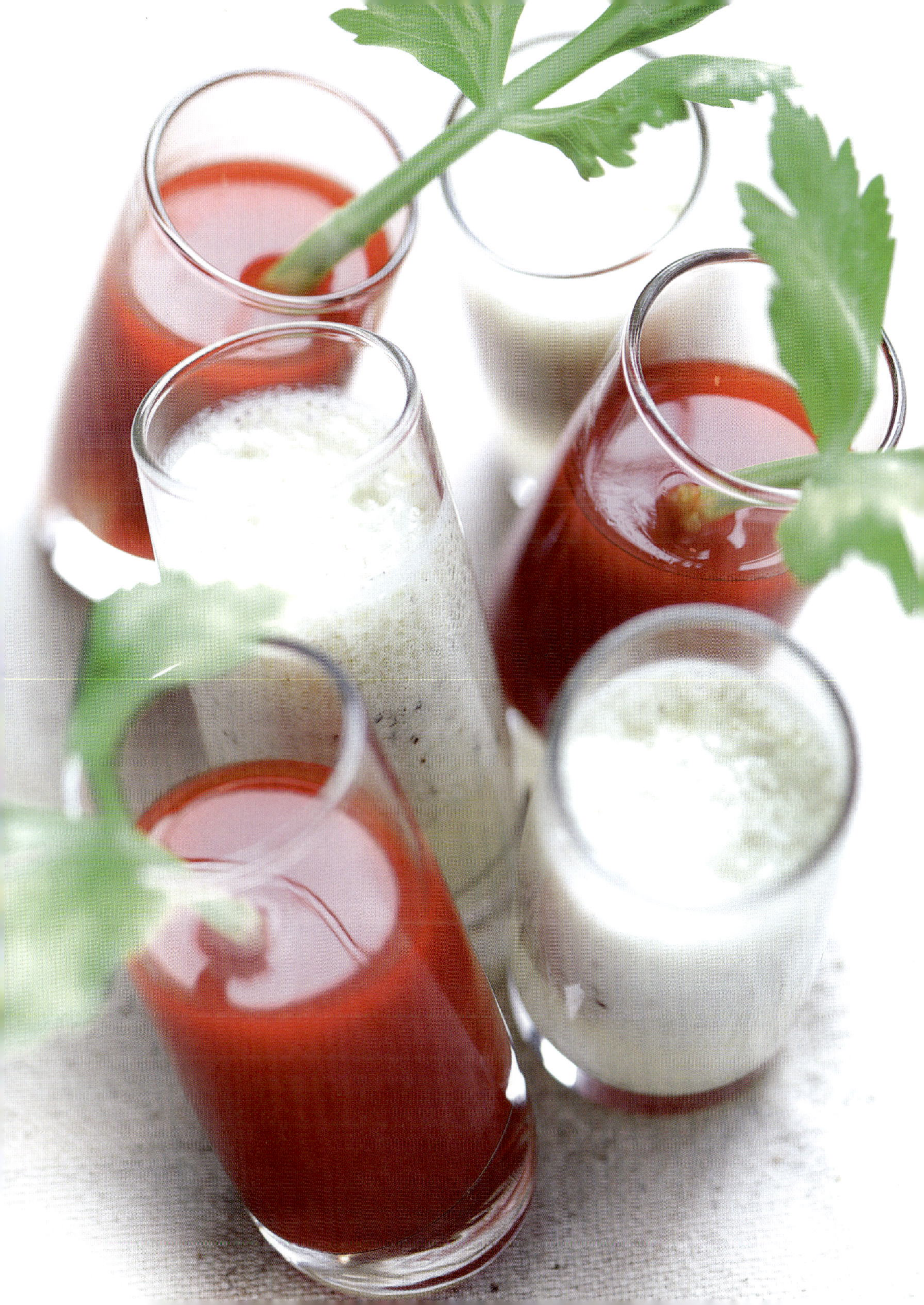

préparation 5 min (chaque smoothie)

Smoothie jaune

Ingrédients pour 6 personnes : *400 g d'ananas ● 120 g de tofu soyeux ● 5 g de baies de goji ● 100 g de glaçons* ***Matériel :*** *blendeur*

■ Mixer au blendeur tous les ingrédients avec 10 cl d'eau. Servir frais.

Smoothie orange

Ingrédients pour 6 personnes : *500 g de goyaves ● 10 cl de lait d'amande ● 80 g de tofu soyeux ● 4-5 g d'aspartame ● 150 g de glaçons* ***Matériel :*** *blendeur*

■ Mixer le tout au blendeur. Servir frais.

Smoothie vert

Ingrédients pour 6 personnes : *450 g de poires ● 160 g de bananes ● 200 g de glaçons ● 5 belles feuilles de basilic ● 9 cl d'eau* ***Matériel :*** *blendeur*

■ Peler les fruits, épépiner les poires.

■ Mixer au blendeur tous les ingrédients avec l'eau. Servir frais.

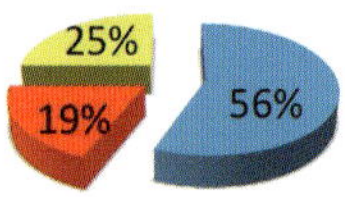

■ VN : 86,8 kcal/pers.

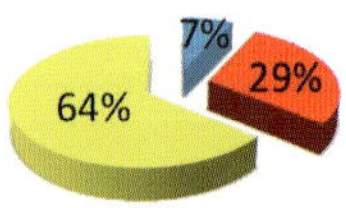

■ VN : 41,7 kcal/pers.

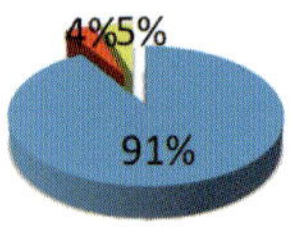

■ VN : 57,8 kcal/pers.

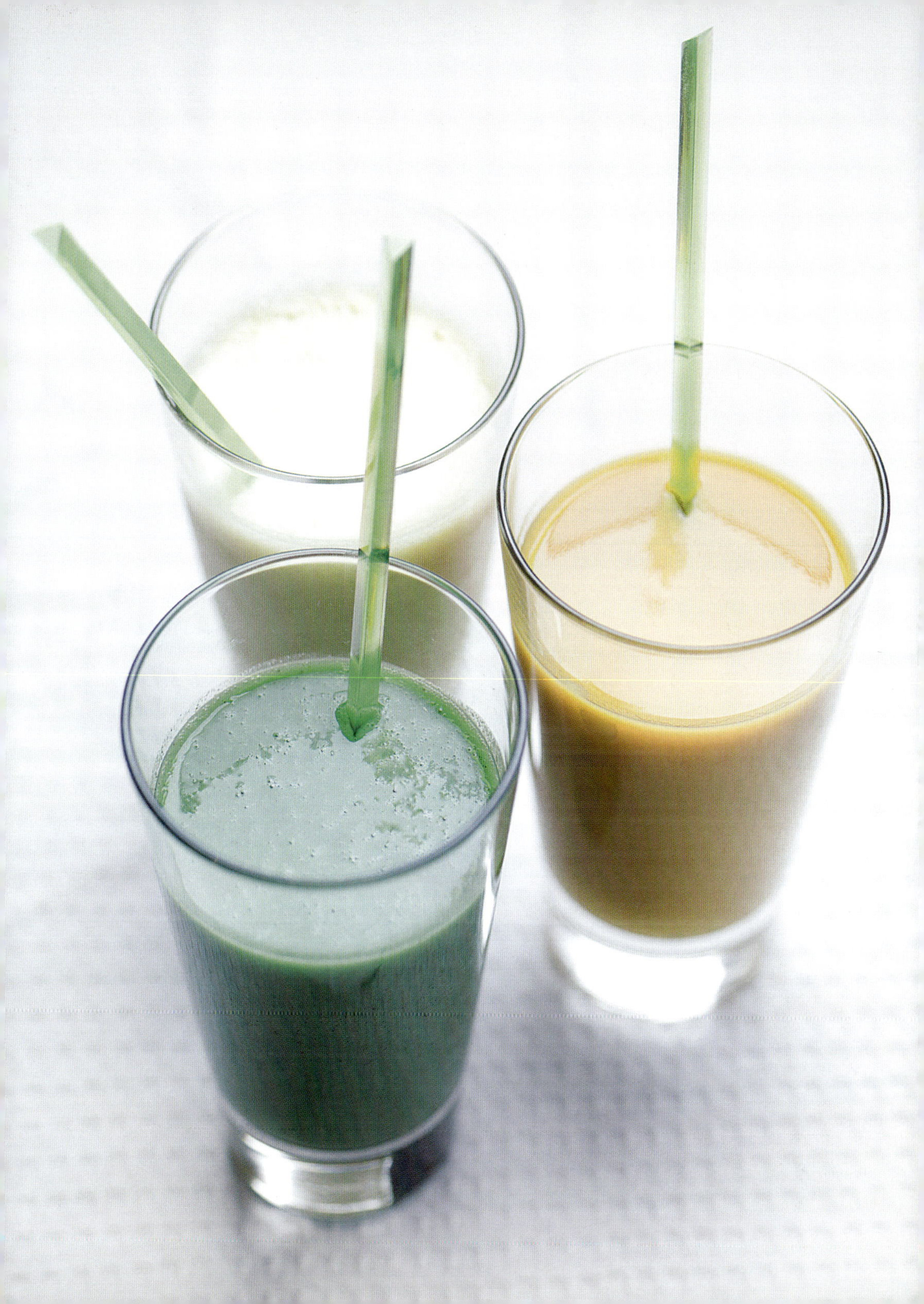

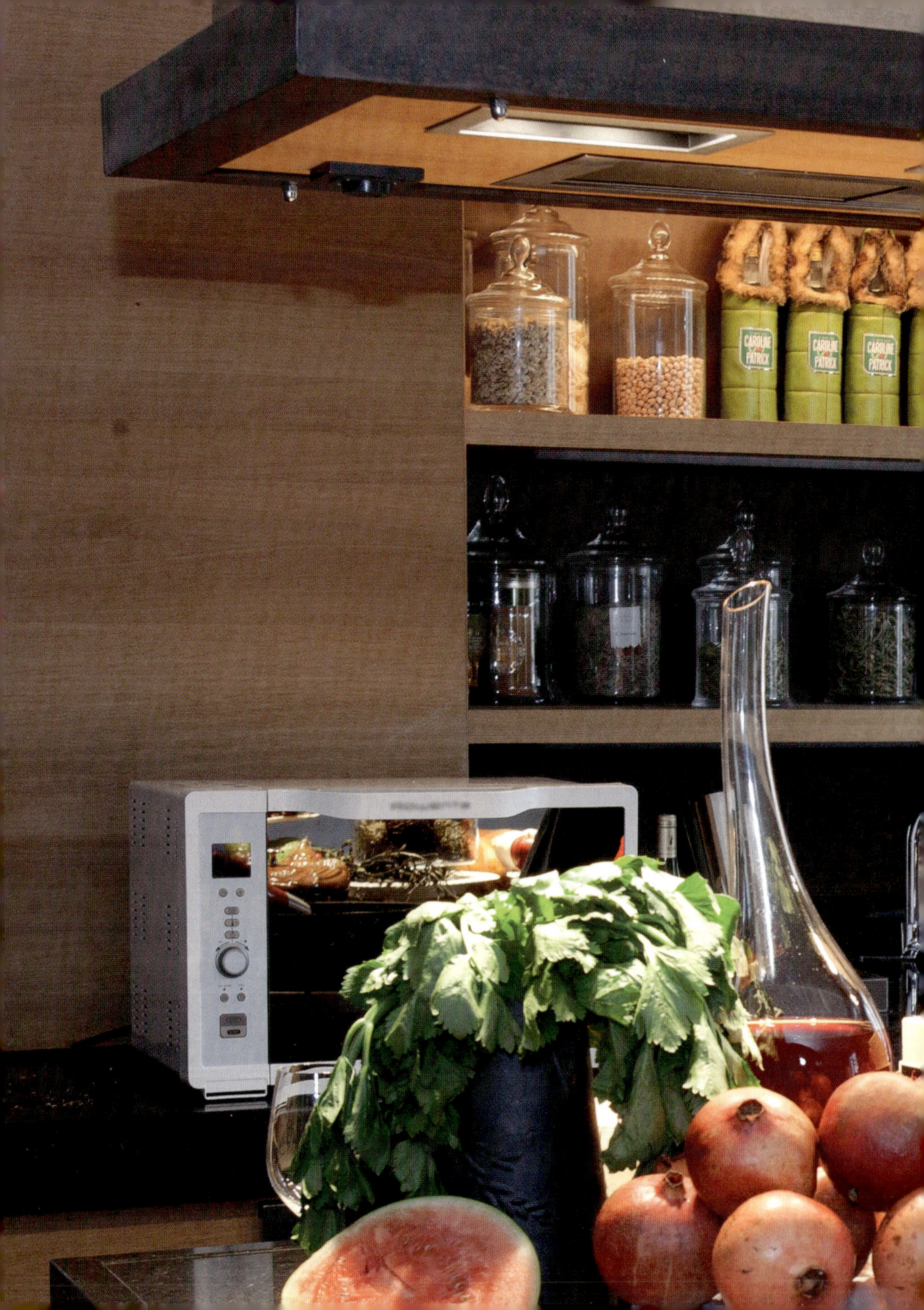
CAROLINE PATRICK
CAROLINE PATRICK
CAROLINE PATRICK

En pratique

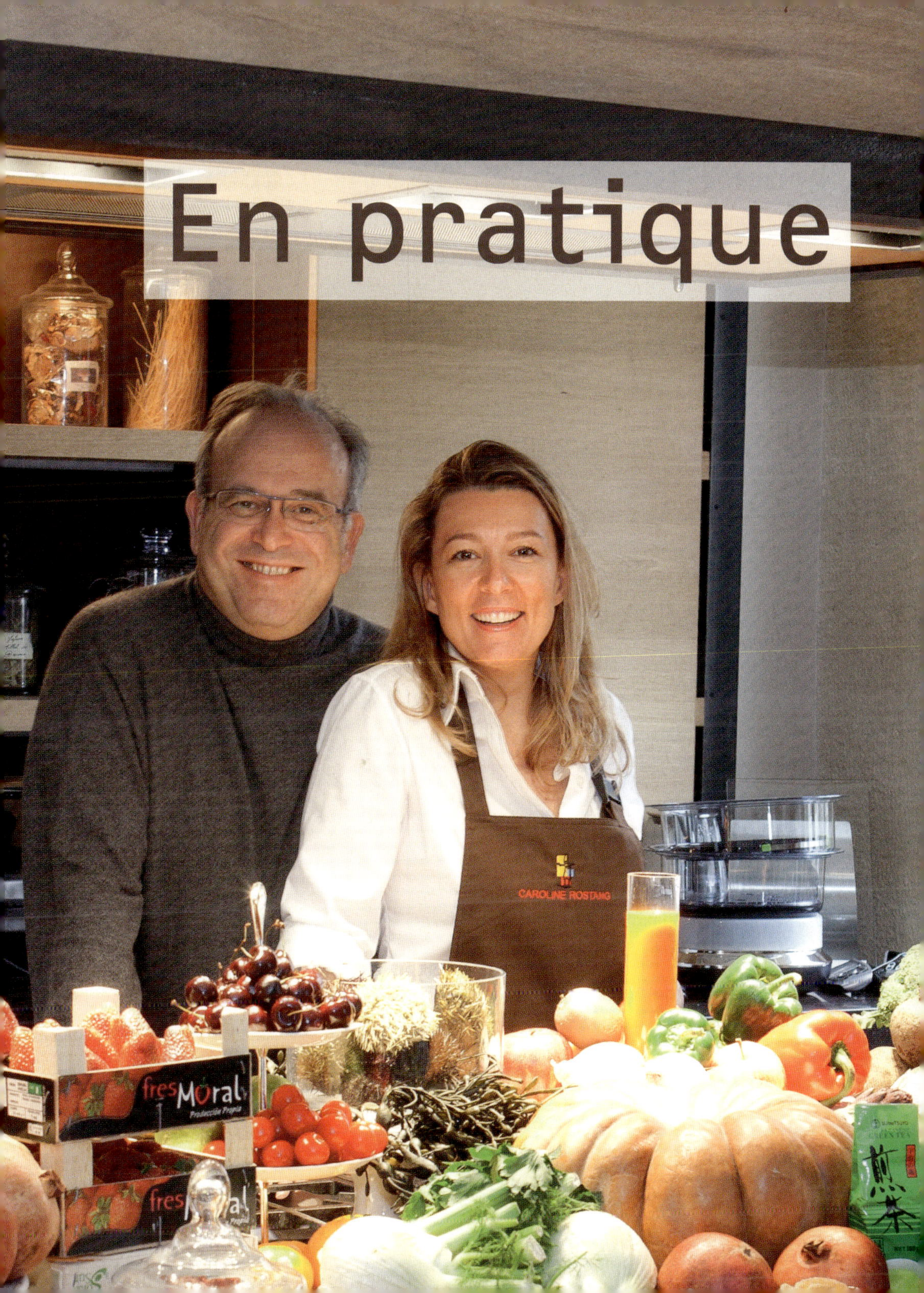

Risques ou bénéfices anticancer des produits de consommation courante

Aliments	Intérêt ou risque	Classement /cancer
Poissons		
Bulots	Souvent contaminés par les métaux lourds et les PCB.	Attention
Cabillaud	Poisson maigre, moins contaminé que les poissons gras.	Bon
Crabe	Parfois contaminés par les métaux lourds et les PCB, surtout l'araignée.	Moyen
Crevettes	Peu contaminée. Pauvre en matières grasses.	Très bon
Flétan	Très souvent contaminé par les métaux lourds et les PCB.	Attention
Huîtres	Riches en sélénium.	Bon
Lieu	Poisson maigre, moins contaminé que les poissons gras.	Bon
Oursin	Riche en iode.	Très bon
Saumon	Très souvent contaminé par les métaux lourds et les PCB.	Attention
Thon	Très souvent contaminé par les métaux lourds et les PCB (surtout le thon rouge).	Attention
Viandes et charcuteries		
Boudin noir	Riche en fer héminique.	Pas bon
Charcuterie très rose	Riche en nitrates (surtout si charcuterie industrielle).	Attention
Foie gras	Riche en fer.	Bon
Grillades	Riches en hydrocarbures polycycliques.	Pas bon
Lardons	Riches en sel et en AGS.	Moyen
Rillettes	Riches en acides gras saturés.	Modération

Viande de bœuf	Essayer d'éviter le sang.	Pas de problème
Viande de gibier	Teneur en acides gras saturés assez faible.	Très bon
Viande de lapin	Quantité intéressante d'acides gras poly-insaturés.	Très bon
Viande de porc	Taux de matières grasses variable selon les morceaux.	Éviter le gras
Viande de poulet	Faible taux de matières grasses. Toujours enlever la peau.	Très bon
Œuf, lait, fromages		
Crème	Riche en matières grasses saturées.	Modération chez l'homme après 50 ans
Crème glacée	Riches en matières grasses, notamment en graisses saturées, et en sucres.	Moyen
Fromage	Riche en calcium et en vitamine D.	Modération chez l'homme après 50 ans
Fromage fondu	Riche en acides gras saturés et en sodium.	Pas bon
Lait	Contient du lactose, contient du calcium et de la vitamine D.	Très bon pour les enfants et les femmes. Modération chez l'homme après 50 ans
Lait concentré	Riche en calcium mais attention au sucre.	Pas bon
Lait fermenté	Riche en probiotiques.	Bon
Œuf	Contient de la lutéine et de la zéaxanthine, deux caroténoïdes.	Très bon
Yaourt	Présence de bactéries vivantes : les probiotiques.	Très bon
Légumes, légumes secs, herbes aromatiques, algues		
Agar-agar (algues rouges)	Gélifiant pouvant avoir une action bénéfique sur la digestion.	Moyen

Ail	Présence de composés sulfurés.	Extraordinaire
Algues	Contient des fucoxanthines et fucoïdanes aux propriétés antioxydantes.	Très bon
Aneth	Stimulant digestif.	Très bien
Artichaut	Contient de l'inuline, un prébiotique.	Très bon
Aubergine	Riche en fibres insolubles.	Bon
Avocat	Riche en acides gras poly-insaturés et en vitamines du groupe B.	Très bon
Basilic	Contient des polyphénols aromatiques aux propriétés antioxydantes et de l'acide ursolique anti-inflammatoire.	Très bon
Betterave	Source d'anthocyanines.	Très bon
Brocoli	Teneur importante en folates.	Excellent
Câpres	Riches en quercétine.	Excellent
Céleri-rave	Contient des polyacéthylènes à effet inhibiteur sur la croissance des cellules cancéreuses.	Attention aux résidus
Champignons	Densité énergétique faible et apport vitaminique intéressant.	Très bon
Chicorée	Riche en inuline, un prébiotique.	Attention à l'acrylamide
Chips	Forte teneur en acrylamide.	Attention
Chou chinois	Source de composés indols.	Très bon
Chou rouge	Contient des anthocyanines.	Bon
Chou-fleur	Caroténoïdes presque absents. Contient des composés indols.	Très bon
Choux de Bruxelles	Présence importante de composés indols.	Très bon
Conserves de légumes	Source de vitamines, minéraux (dépendant du légume). Attention à la teneur en sel des conserves.	Très bon, surtout si tomates
Coriandre	Action détoxifiante des métaux lourds. Contient des polyphénols aromatiques.	Très bon
Courgette	Contient des caroténoïdes.	Bon

Cresson	Source de composés indols.	Bon
Épinards	Riche en caroténoïde et en calcium.	Bon
Fenouil	Source de fibres et de vitamine B9, peu d'apports caloriques.	Très bon
Frites	Forte teneur en matières grasses et en composés toxiques issus du chauffage de l'huile.	Modération Surveiller la qualité de l'huile
Haricots rouges	Source d'anthocyanines.	Bon
Herbes aromatiques	Riches en antioxydants.	Très bon
Laitue	Source de lutéine.	Bon
Lentilles	Bonne source de protéines végétales.	Très bon
Livèche	Riche en flavonoïdes et notamment en quercétine.	Très bon
Menthe	Bon apport en antioxydants. Antidouleur, antiseptique. Stimulant digestif.	Très bon
Navet	Contient des composés indols. Contient des hétérosides soufrés.	Bon
Oignon blanc	Contient du sélénium aux propriétés antioxydantes.	Excellent
Oignon rouge	Source d'anthocyanines.	Excellent
Oignon rose	Source de composés phénoliques.	Excellent
Olives vertes	Moins grasses que les olives noires (12,5 g *vs* 30) et riches en acides gras mono-insaturés. Présence de composés phénoliques.	Très bon
Olives noires	Riches en acides gras mono-insaturés. Présence de composés phénoliques.	Bon
Panais	Contient de l'apigénine, un antioxydant.	Bon
Patate douce	Glucides complexes. Présence d'anthocyanines aux propriétés antioxydantes. Riches en bêta-carotène.	Bon
Persil	Riche en vitamine C et en calcium.	Très bon
Petits pois	Source de lutéine.	Bon

Piment	Source de quescétine.	Très bon
Poivron	Contient des bioflavonoïdes.	Très bon
Pommes de terre	Glucides complexes et vitamine C dans la peau aux propriétés antioxydantes.	Bon
Potiron	Riche en caroténoïdes.	Bon
Radis noir	Contient des composés soufrés.	Très bon
Roquette	Contient des flavonoïdes et en particulier de la quercétine et des caroténoïdes aux propriétés antioxydantes.	Très bon, mangez-en
Rutabaga	Source de composés indols.	Bon
Soja	Contient des phyto-œstrogènes.	Bon
Tofu	Contient des phyto-œstrogènes.	Très bon
Tomate	Source de lycopène.	Excellent, surtout chez l'homme
Tomates séchées dans l'huile	Lycopène très biodisponible.	Très bon
Topinambour	Contient de l'inuline qui possède une action prébiotique.	Bon
Fruits, fruits secs, baies		
Abricot	Riche en bêta-carotène.	Attention aux pesticides
Airelles	Contiennent des tocotriénols et des polyphénols aux propriétés antioxydantes.	Très bon, allez-y
Amandes	Riches en vitamine E.	Bon
Ananas	Contient des bioflavonoïdes.	Bon
Baies de goji	Contiennent du *Lycium barbarum*, un polysaccharide aux propriétés antioxydantes.	Bon
Banane	Riche en fibres prébiotiques.	Très bon
Cassis	Contient des anthocyanines.	Excellent

Cerises	Source d'anthocyanines antioxydantes et de folates.	Bon
Fraises	Contiennent du calcium et du fer, ainsi que des anthocyanines.	Bon
Framboises	Riches en anthocyanines et forte densité minérale.	Bon
Fruits secs	Riches en sucre.	Moyen
Goyave	Source de lycopène.	Bon
Grenade	Contient des ellagitanines, antioxydants puissants.	Très bon
Groseilles	Source d'anthocyanines antioxydantes.	Très bon
Kiwi	Source de lutéine.	Très bon
Mangue	Riche en bêta-carotène.	Bon
Melon	Source de lutéine.	Bon
Mûres	Source d'anthocyanines.	Très bon
Nectarine	Contient des bioflavonoïdes.	Très bon
Noix	Contient des oméga-3.	Bon
Orange	Riche en vitamine C et en calcium.	Bon
Pamplemousse	Source de lycopène.	Très bon
Pastèque	Source de lycopène.	Très bon
Pêche	Riche en bêta-carotène.	Attention aux pesticides
Poire	Contient des bioflavonoïdes.	Attention aux pesticides
Pomme	Contient de la quercétine, riche en fibres.	Attention aux pesticides
Prunes	Source importante de polyphénols.	Bon
Raisin	Contient de nombreux polyphénols, dont le resvératrol.	Très bon

Huiles, matières grasses, sauces		
Beurre noir	Contient beaucoup de péroxydes lipidiques.	Pas bon
Graisse d'oie	Riches en AGS.	Bon
Huile d'arachide	Composée majoritairement d'acides gras mono-insaturés.	Bon
Huile d'olive	Composée majoritairement d'acides gras mono-insaturés.	Très bon
Huile de tournesol	Contient des acides gras poly-insaturés, instables à la lumière et à la chaleur.	Bon
Huile de colza	Contient des acides gras poly-insaturés, instables à la lumière et à la chaleur.	Pas très bon
Ketchup	Riche en lycopène.	Bon
Mayonnaise	Très riche en matière grasse.	Pas bon
Sucre, édulcorants, produits sucrés		
Aspartame	Goût sucré. Zéro calorie.	Pas de problème
Bonbons	Riches en glucides et sans valeur nutritionnelle.	Pas bon
Confiture	Riche en sucres simples et ne présente pas les intérêts des fruits (vitamines, fibres et minéraux).	Attention aux calories
Miel	Riche en fructose.	Très bon
Pâte à tartiner	Concentré de graisses et de sucre.	Pas très bon
Saccharose	Apport calorique élevé (400 kcal au 100 g).	Pas de problème
Sirop d'agave	Pouvoir antioxydant bas, équivalent au sucre.	Sans intérêt
Sorbet	Souvent riche en sucres simples. Privilégiez les recettes maison à base de fruits riches en antioxydants.	Moyen, ne pas abuser
Stévia	Pouvoir sucrant important.	À voir

Céréales		
Épeautre (graines d')	Riche en fibres, en protéines végétales et en magnésium.	Très bon
Lin (graines de)	Riches en lignanes (ne peuvent pas se manger tel quel, il faut les broyer).	Bon
Maïs	Source d'anthocyanines.	Moyen
Müesli	Riche en fibres et source de vitamine E aux propriétés antioxydantes Attention cependant à la teneur en sucres de certaines références.	Bon
Orge	Riche en prébiotiques.	Très bon
Paillettes de levure de bière	Riches en vitamines de groupe B (optimise l'immunité).	Très bon
Pain blanc	Apport en fibres restreint.	Très bon
Pain complet	Riche en fibres et en glucides complexes.	Très bon
Quinoa (graines de)	Très riche en magnésium, en fer non héminique, source de protéines végétales. Riche en fibres.	Très bon
Riz	Riche en glucides complexes.	Très bon
Semoule	Source de protéines et riche en glucides complexes. Privilégier la semoule complète car l'enveloppe contient des composés antioxydants.	Bon
Sésame (graines de)	Riches en protéines et en fibres.	Très bon
Boissons		
Alcools forts	Forte concentration d'éthanol. À consommer avec modération.	Moins de 30 g par jour d'éthanol pur en moyenne
Café	La caféine et les polyphénols du café semblent expliquer ses propriétés anticancérigènes.	Plutôt bien
Eau du robinet	Présence de nitrates, pesticides et d'arsenic selon les zones.	À vérifier avant de boire

Eau embouteillée	Pas de pesticides mais certaines d'entre elles contiennent des polluants comme l'arsenic.	À vérifier avant de boire
Jus d'ananas	Contient une enzyme, la broméline, qui permet une digestion plus rapide des viandes et du poisson.	Plutôt bon
Jus d'orange	Contient des furocoumarines, suspectés d'être impliqués dans le développement du mélanome malin.	Attention à ceux qui s'exposent au soleil ou qui sont à risque de mélanome
Jus de carotte	Riche en bêta-carotène.	Pas bon
Jus de grenade	Extrêmement riche en antioxydants ; plus que le vin et le thé vert.	Le meilleur ! À consommer sans limites
Jus de pomme	Riche en polyphénols antioxydants et en pectine.	Moyen
Jus de raisin	Riche en flavonoïdes.	Bien
Kéfir	Riche en probiotiques.	Bon
Lait de coco	Riche en matières grasses (21 %) et en acides gras saturés (18 %).	Moyen
Sirop de fruit	Riche en sucres.	Pas bon
Smoothie	Riche en antioxydants mais aussi en sucres simples.	Moyen
Sodas	Très riches en sucres simples.	Pas bon
Thé	Contient de l'épigallocatéchine-3-gallate.	Très bon
Verveine, tisane	Intérêt de varier les sources de tisane. Effet tranquillisant et sur la digestion.	Très bon
Vin	Contient du resvératrol, un puissant antioxydant aux propriétés anticancer reconnues.	Très bon. À consommer avec modération
Épices et condiments		
Badiane	Stimulant digestif et action antiseptique.	Très bon
Cannelle	Anti-infectieux.	Bon
Curcuma	Pigment jaune contenant de la curcumine.	Excellent

Chocolat noir	Contient des antioxydants.	Très bon
Gingembre	Teneur intéressante en vitamine C lorsqu'il est frais.	Excellent
Moutarde	Très acide.	Correct
Noix de muscade	Stimulant digestif.	Très bon
Poivre	Contient de la pipérine qui augmente l'efficacité du curcuma.	Excellent
Réglisse	Stimulant digestif, diurétique et hypertenseur.	Attention
Sauce soja	Très salé.	Pas très bon
Sel	Incriminé dans certains cancers de l'estomac.	Modération
Vanille (extrait de)	Antioxydant.	Bon
Vinaigre	Stimulant digestif.	Pas de problème

Produits de la mer à choisir dans l'alimentation

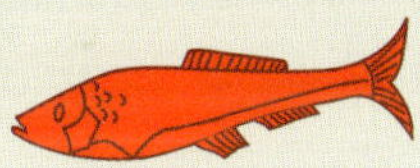

À éviter

- Espadon
- Empereur
- Marlin
- Sirki
- Thon rouge
- Anguilles
- Roussette
- Saumon
- Saumonette
- Bulots
- Araignées

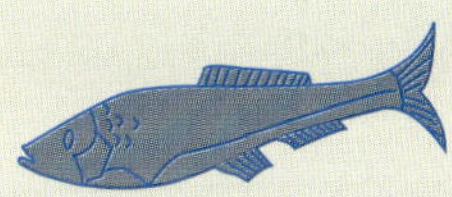

À privilégier

- Maquereau
- Anchois
- Sardine
- Dorade
- Bar
- Sole
- Crevettes
- Coques

Fruits et légumes à privilégier dans l'alimentation

Fruits	Score antioxydant (ORAC/100 g)
Pruneaux	5 770
Raisins secs	2 830
Myrtilles	2 400
Mûres	2 036
Fraises	1 540
Framboises	1 220
Prunes	949
Orange	750
Raisin rouge	739
Cerises	670
Kiwi	602
Pamplemousse rose	483

Légumes	Score antioxydant (ORAC/100 g)
Chou frisé	1 770
Épinards	1 260
Choux de Bruxelles	980
Pousses d'alfalfa	930
Brocoli	890
Betterave	840
Poivron rouge	710
Oignon	450
Maïs	400
Aubergine	390

En savoir plus sur quelques produits

Produits	Description	Où les acheter ?
Ail des ours	Herbe fraîche de la famille des amaryllidacées, à la forte odeur d'ail.	Chez les primeurs en saison.
Alfalfa	Graines germées de luzerne, particulièrement bien pourvues en vitamines. À consommer de préférence crues.	Magasins bio, au rayon frais des grandes ou moyennes surfaces.
Algue wakamé (vert/rouge)	Ce nom vient du japonais *wakame*. Algue de culture (Bretagne) particulièrement riche en fibres solubles. Peut être achetée séchée, en sachets sous vide.	Épiceries fines, magasins ou marchés bio, chez le poissonnier.
Baies de goji	Nom de la baie du lyciet commun, petite baie rouge, poussant dans le nord de la Chine et au Tibet, consommée depuis très longtemps en Asie. Baies vendues séchées ou en jus, très riches en antioxydants.	Magasins bio.
Betterave jaune	Variété ancienne de betterave de forme ovale.	Chez les primeurs ou sur les marchés bio.
Carottes blanche, jaune, sanguine	Variétés anciennes de carottes.	Chez les primeurs ou sur les marchés bio.
Citron combava ou citron kaffir	Petit citron vert très parfumé, aux notes acidulées. Se conserve à température ambiante ou au réfrigérateur. Kaffir est le nom des feuilles du citron.	Épiceries fines, asiatique et en magasins bio.
Citron beldi	Petit citron rond confit aux arômes puissants. Très utilisé dans les cuisines des pays du Maghreb.	Épiceries orientales, marchés.
Crème d'avoine	Flocons d'avoine broyés, cuits puis mélangés avec de la farine ; donne une texture épaisse et onctueuse idéale à cuisiner. Peut être utilisée comme liant.	Magasins bio.

Curcuma	Plante racine de couleur légèrement orangée utilisée pour ses propriétés médicinales depuis des millénaires en Orient. Bien connu sous forme de poudre, il l'est un peu moins sous forme de rhizome, qui peut être râpé et utilisé frais.	Épiceries asiatiques ou sur les marchés de fruits et légumes exotiques.
Farine de manioc	Farine obtenue à partir de racines de manioc broyées.	Magasins bio ou épiceries spécialisées de produits africains.
Feuilles de shizo	Herbe fraîche très parfumée, au goût acidulé de citron, menthe et anis. Cultivée et utilisée en Asie depuis l'Antiquité.	Primeurs, épiceries fines, épiceries asiatiques.
Flocons de soja soufflés	Les flocons de soja sont cuits avant d'être soufflés pour les rendre plus digestes.	Magasins bio.
Flocons de pois chiches	La transformation des pois chiches en flocons a l'avantage de permettre une cuisson rapide tout en conservant leur saveur.	Magasins bio.
Galanga	Parfois appelé gingembre thaï, c'est une plante racine. Se trouve en tranches fraîches ou séchées, entier ou en poudre.	Épiceries asiatiques et orientales.
Germes de brocoli	Les graines germées fournissent une concentration de réserve énergétique et nutritionnelle exceptionnelle. Idéales pour décorer et finaliser un plat.	Magasins bio, au rayon frais des grandes ou moyennes surfaces.
Germes de radis vert	Si elles sont moins connues peut-être que l'alfalfa, les graines germées de radis offrent également des qualités nutritionnelles.	Magasins bio, épicerie fine.
Graines de courge	Graines d'oléagineux, nourrissantes et énergétiques, faciles à utiliser pour finaliser un plat. On peut les griller soi-même après les avoir extraites d'une courge (potiron, potimarron).	Magasins bio.

Graines de lin	Le lin, fibre végétale produite en Europe, est très riche en oméga-3. La saveur des graines rappelle celle de la noix.	Magasins bio
Graines de nigelle	La nigelle est une plante herbacée de la famille des renonculacées. Le cumin noir est l'autre nom de ces graines.	Magasins bio
Graines de pavot	Utilisées séchées, grillées ou moulues, ces graines ont une saveur douce rappelant la noisette.	Magasins bio
Graines de sésame (blond, noir)	Les graines, très riches en minéraux, proviennent du sésame, plante oléagineuse. Peuvent être intégrées à de nombreuses préparations culinaires (pains, pâtisseries, salades).	Magasins bio, épiceries asiatiques, orientales, grandes ou moyennes surfaces.
Graines de tournesol	Les graines issues de la fleur de tournesol sont d'une grande richesse nutritive.	Magasins bio, grandes ou moyennes surfaces.
Gruau de sarrasin	Le sarrasin, ou blé noir, n'est pas une céréale mais provient d'une plante apparentée à la rhubarbe. Le gruau est obtenu à partir de graines concassées et donne une texture très onctueuse.	Magasins bio.
Huile de courge	Cette huile alimentaire, extraite des pépins de courge par pression à froid est riche en acides gras essentiels.	Magasins bio.
Jus de grenade	Le jus est extrait de la grenade, fruit cultivé dans le bassin méditerranéen. Ses propriétés bénéfiques pour la santé sont reconnues par de nombreuses études.	Magasins bio, au rayon frais des grandes ou moyennes surfaces.
Livèche (feuilles, branche)	Plante herbacée vivace qui ressemble à un grand céleri branche, dont elle rappelle l'odeur. Se consomme fraîche comme plante aromatique.	Chez les primeurs en saison.
Piment chipotle	Piment fumé mexicain qui se trouve dans le commerce séché, en poudre, mariné en pâte ou en sauce.	Magasins spécialisés d'épices, épiceries de produits américains.

Ras el-hanout	Mélange de coriandre, curcuma, carvi, cumin, sel, piment fort, farine de riz, fenugrec, fenouil, ail, utilisé dans la cuisine du Maghreb.	En grandes ou moyennes surfaces.
Shiitaké (champignon)	Nom japonais d'un champignon très largement consommé en Chine et au Japon dont la valeur nutritive est excellente. Se trouve sous forme séchée dans le commerce ou frais sur les marchés.	En grandes ou moyennes surfaces, épiceries asiatiques.
Tofu	Pâte de soja cuite à la texture granuleuse et vendue en bloc. Le tofu peut s'utiliser sous différentes formes : seul, coupé en dés, frit ou mélangé dans des salades, soupes, etc. Se conserve au frais. Choisir un tofu fabriqué en France.	En grandes ou moyennes surfaces, magasins bio.
Tofu soyeux	Obtenu également à partir de la cuisson de lait de soja, le tofu soyeux a une texture proche de celle d'un yogourt, parfaite pour les soupes ou les desserts. Se conserve au frais.	En grandes ou moyennes surfaces, magasins bio, au rayon frais.
Vinaigre de câpres	Il s'agit du vinaigre qui se trouve dans les bocaux de câpres vendus dans le commerce.	En grandes ou moyennes surfaces.

Références bibliographiques

Autour de la grenade

Aviram M., Dornfeld L., « Pomegranate juice consumption inhibits serum angiotensin converting enzyme activity and reduces systolic blood pressure », *Atherosclerosis*, septembre 2001, 158 (1), p. 195-198.

Aviram M., Dornfeld L. *et al.*, « Pomegranate juice flavonoids inhibit low-density lipoprotein oxidation and cardiovascular diseases : studies in atherosclerotic mice and in humans », *Drugs Exp. Clin. Res.*, 2002, 28 (2-3), p. 49-62.

Aviram M., Rosenblat M. *et al.*, « Pomegranate juice consumption for 3 years by patients with carotid artery stenosis reduces common carotid intima-media thickness, blood pressure and LDL oxydation », *Clin. Nutr.*, juin 2004, 23 (3), p. 423-433.

Braga L. C., Shupp J. W. *et al.*, « Pomegranate extract inhibits Staphylococcus aureus growth and subsequent enterotoxin production », *J. Ethnopharmacol.*, 2005, 96, p. 335-339.

Esmaillzadeh A., Tahbaz F. *et al.*, « Concentrated pomegranate juice improves lipid profiles in diabetic patients with hyperlipidemia », *J. Med. Food*, 2004, 7 (3), p. 305-308.

Gil M. M. I., Tomas-Barberan F. A., Hess-Pierce B., Holcroft D. M., Kader A. A., « Antioxidant activity of pomegranate juice and its relationship with phenolic composition and processing », *J. Agric. Food Chem.*, 2000, 48 (10), p. 4581-4589.

Haidari M., Ali M., Ward C. S., Madjid M., « Pomegranate (*Punica granatum*) purified polyphenol extract inhibits influenza virus and has a synergistic effect with oseltamivir », *Phytomedicine*, 2009, 16, p. 1127-1136.

Hartman R. E., Shah A. *et al.*, « Pomegranate juice decreases amyloid load and improves behavior in a mouse model of Alzheimer's disease », *Neurobiol. Dis.*, 27 septembre 2006.

Hashemi M., Kelishadi R. *et al.*, « Acute and long-term effects of grape and pomegranate juice consumption on vascular reactivity in paediatric metabolic syndrome », *Cardiol. Young*, 2010, 20, p. 73-77.

Kim N. D., Mehta R. *et al.*, « Chemopreventive and adjuvant therapeutic potential of pomegranate (Punica granatum) for human breast cancer », *Breast Cancer Res. Treat.*, février 2002, 71 (3), p. 203-217.

Loren D. J., Seeram N. P. *et al.*, « Maternal dietary supplementation with pomegranate juice is neuroprotective in an animal model of neonatal hypoxic-ischemic brain injury », *Pediatr. Res.*, juin 2005, 57 (6), p. 858-864.

Malik A., Afaq F. *et al.*, « Pomegranate fruit juice for chemoprevention and chemotherapy of prostate cancer », *Proc. Natl. Acad. Sci. USA*, 11 octobre 2005, 102 (41), p. 14813-1418.

Pantuck A. *et al.*, « Phase II Study of pomegranate juice for men with rising prostate-specific antigen following surgery or radiation for prostate cancer », *Clin. Cancer Res.*, 2006, 2 (13), p. 4018-4026.

Seeram N. P., Adams L. S. *et al.*, « In vitro antiproliferative, apoptotic and antioxidant activities of punicalagin, ellagic acid and a total pomegranate tannin extract are enhanced in combination with other polyphenols as found in pomegranate juice », *J. Nutr. Biochem.*, juin 2005, 16 (6), p. 360-367.

Shukla M., Gupta K. *et al.*, « Consumption of hydrolyzable tannins-rich pomegranate extract suppresses inflammation and joint damage in rheumatoid arthritis », *Nutrition*, 2008, 24, p. 733-743.

Sumner M. D., Elliott-Eller M. *et al.*, « Effects of pomegranate juice consumption on myocardial perfusion in patients with coronary heart disease », *Am. J. Cardiol.*, 15 septembre 2005, 96 (6), p. 810-814.

Autour du curcuma

Aggarwal B. B., Sundaram C., Malani N., Ichikawa H., « Curcumin : the Indian solid gold », *Adv. Exp. Med. Biol.*, 2007, 595, p. 1-75. Review.

Chauhan D. P., « Chemotherapeutic potential of curcumin for colorectal cancer », *Curr. Pharm. Des.*, 2002, 8 (19), p. 1695-706.

Cheng A. L., Hsu C. H. *et al.*, « Phase I clinical trial of curcumin, a chemopreventive agent, in patients with high-risk or pre-malignant lesions », *Anticancer Res.*, juillet-août 2001, 21 (4B), p. 2895-2900.

Dhillon N., Aggarwal B. B. *et al.*, « Phase II trial of curcumin in patients with advanced pancreatic cancer », *Clin. Cancer Res.*, 15 juillet 2008, 14 (14), p. 4491-4499.

Ghosh A. K., Kay N. E., Secreto C. R., Shanafelt T. D., « Curcumin inhibits prosurvival pathways in chronic lymphocytic leukemia B cells and may overcome their stromal protection in combination with EGCG », *Clin. Cancer Res.*, 15 février 2009, 15 (4), p. 1250-1258.

López-Lázaro M., « Anticancer and carcinogenic properties of curcumin : considerations for its clinical development as a cancer chemopreventive and chemotherapeutic agent », *M. Mol. Nutr. Food Res.*, juin 2008, 52 (Suppl. 1), S 103-127. Review.

Moss R., « Curries and cancer rates », *The Moss Reports,* 23 octobre 2002. http://cancerdecisions.com.

Polasa K., Raghuram T. C. *et al.*, « Effect of turmeric on urinary mutagens in smokers », *Mutagenesis*, mars 1992, 7 (2), p. 107-109.

Reuter S., Eifes S. *et al.*, « Modulation of anti-apoptotic and survival pathways by curcumin as a strategy to induce apoptosis in cancer cells », *Biochem. Pharmacol.*, 1er décembre 2008, 76 (11), p. 1340-1351. Review.

Ruhul A. *et al.*, « Perspectives for cancer prevention with natural compounds », *J. of Clinical Oncology,* 2009, 27 (18).

Sharma R. A., Euden S. A. *et al.*, « Phase I clinical trial of oral curcumin : biomarkers of systemic activity and compliance », *Clin. Cancer Res.*, 15 octobre 2004, 10 (20), p. 6847-6854.

Shoba G., Joy D. *et al.*, « Influence of piperine on the pharmacokinetics of curcumin in animals and human volunteers », *Planta Med.*, mai 1998, 64 (4), p. 353-356.

Surh Y. J., Chun K. S., « Cancer chemopreventive effects of curcumin », *Adv. Exp. Med. Biol.*, 2007, 595, p. 149-172.

Autour du thé vert

Cooper R., Morre D. J., Morre D. M., « Medicinal benefits of green tea : part II. Review of anticancer properties », *J. Altern. Complement Med.*, août 2005,11 (4), p. 639-652.

Guohua C., Emin S., Prior R. L., « Antioxidant Capacity of Tea and Common Vegetables », *Journal of Agricultural and Food Chemistry*, 1996 44 (11), p. 3426-3431.

Kris-Etherton P. M., Hecker K. D. *et al.*, « Bioactive compounds in foods : their role in the prevention of cardiovascular disease and cancer », *Am. J. Med.*, 30 décembre 2002, 113 (Suppl. 9B), p. 71S-88S.

Langley-Evans S. C., « Antioxydant potential of green and black tea determine d using the ferric reducing power (FRAP) assay », *Int. J. Food. Sc. Nutr.*, 2000, 51, p. 181-188.

LaSalle M., « Thé vert et chimiothérapie : prudence », 5 février 2009, *PasseportSanté.net* [consulté le 17 *février* 2009] www.passeportsante.net.

Paganga G., Miller N., Rice-Evans C., « The polyphenolic content of fruit and vegetables and their antioxidant activities. What does a serving constitute ? », *Free Radical Research,* 1999, volume 30, n° 2 (10), p. 153-162.

Sun C. L., Yuan J. M. *et al.*, « Green tea, black tea and breast cancer risk : a meta-analysis of epidemiological studies », *Carcinogenesis*, juillet 2006, 27 (7), p. 1310-1315.

Tsao A. *et al.*, « Phase II randomized, placebo-controlled trial of green tea extract in patients with high-risk oral premalignant lesions », *Cancer Prev. Res.* (Phila Pa), 2009, 2 (11), p. 931-941.

Yang C. S., Sang S. *et al.*, « Possible mechanisms of the cancer-preventive activities of green tea », *Mol. Nutr. Food. Res.*, février 2006, 50 (2), p. 170-175.

Autour de la tomate

Basu A., Imrhan V., « Tomatoes versus lycopene in oxidative stress and carcinogenesis : conclusions from clinical trials », *Eur. J. Clin. Nutr.*, 16 août 2006.

Ellinger S., Ellinger J., Stehle P., « Tomatoes, tomato products and lycopene in the prevention and treatment of prostate cancer : do we have the evidence from intervention studies ? », *Curr. Opin. Clin. Nutr.*, novembre 2006, 9 (6), p. 722-777.

Etminan M., Takkouche B., Caamano-Isorna F., « The role of tomato products and lycopene in the prevention of prostate cancer : a meta-analysis of observational studies », *Cancer Epidemiol. Biomarkers Prev.*, mars 2004, 13 (3), p. 340-345.

Frohlich K., Kaufmann K. *et al.*, « Effects of ingestion of tomatoes, tomato juice and tomato puree on contents of lycopene isomers, tocopherols and ascorbic acid in human plasma as well as on lycopene isomer pattern », *Br. J. Nutr.*, avril 2006, 95 (4), p. 734-741.

Gartner C., Stahl W., Sies H., « Lycopene is more bioavailable from tomato paste than from fresh tomatoes », *Am. J. Clin. Nutr.*, juillet 1997, 66 (1), p. 116-122.

George B., Kaur C. *et al.*, « Antioxidants in tomato (Lycopersium esculentum) as a function of genotype », *Food Chemistry*, 2004, 84, p. 45-51.

Giovannucci E., « A review of epidemiologic studies of tomatoes, lycopene, and prostate cancer », *Exp. Biol. Med.*, novembre 2002, 227 (10), p. 852-859.

Giovannucci E. « Tomatoes, tomato-based products, lycopene, and cancer : review of the epidemiologic literature », *J. Natl. Cancer Inst.*, 17 février 1999, 91 (4), p. 317-331.

Heber D., Lu Q. Y., « Overview of mechanisms of action of lycopene », *Exp. Biol. Med.*, novembre 2002, 227 (10), p. 920-923.

Porrini M., Riso P., « What are typical lycopene intakes ? », *J. Nutr.*, août 2005, 135 (8), p. 2042S-2045S.

Rao A. V., Agarwal S., « Bioavailability and in vivo antioxidant properties of lycopene from tomato products and their possible role in the prevention of cancer », *Nutr. Cancer*, 1998, 31 (3), p. 199-203.

Rao A. V., « Processed tomato products as a source of dietary lycopene : bioavailability and antioxidant properties », *Can. J. Diet. Pract. Res.*, 2004, 65 (4), p. 161-165.

Renfroe M. H., Brevard P. B., Montgomery J. R., « Antioxidant content varies in fresh and processed tomato products », *Journal of the American Dietetic Association* 2004, 104 (Suppl. 2), A-49.

Sesso H. D., Liu S. *et al.*, « Dietary lycopene, tomato-based food products and cardiovascular disease in women », *J. Nutr.*, juillet 2003, 133 (7), p. 2336-1341.

Toor R. K., Savage G. P. « Antioxidant activity in different fractions of tomatoes », *Food Research International*, 2005, 38, p. 487-494.

Unlu N. Z., Bohn T. *et al.*, « Carotenoid absorption from salad and salsa by humans is enhanced by the addition of avocado or avocado oil », *J. Nutr.*, mars 2005, 135 (3), p. 431-436.

World Cancer Research Fund, *Food, Nutrition, Physical Activity, and the Prevention of Cancer : A Global Perspective,* Washington (DC), AICR, 2007.

Autour de l'ail et de l'oignon

Bianchini F., Vainio H., « Allium vegetables and organosulfur compounds : do they help prevent cancer ? », *Environ Health Perspect*, septembre 2001, 109 (9), p. 893-902.

Dorant E., Van den Brandt P. A. *et al.*, « Consumption of onions and a reduced risk of stomach carcinoma », *Gastroenterology*, janvier 1996, 110 (1), p. 12-20.

Dorant E., Van den Brandt P. A., Goldbohm R. A., « A prospective cohort study on the relationship between onion and leek consumption, garlic supplement use and the risk of colorectal carcinoma in The Netherlands », *Carcinogenesis*, mars 1996, 17 (3), p. 477-484.

Dorant E., Van den Brandt P. A., Goldbohm R. A., « Allium vegetable consumption, garlic supplement intake, and female breast carcinoma incidence », *Breast Cancer Res. Treat.*, 1995, 33 (2), p. 163-170.

Galeone C. *et al.*, « Allium vegetables intake and endometrial cancer risk », *Public Health Nutr*, septembre 2009, 12 (9), p. 1576-1579.

Galeone C., Pelucchi C. *et al.*, « Onion and garlic use and human cancer », *Am. J. Clin. Nutr.*, novembre 2006, 84 (5), p. 1027-1032.

Gao C. M., Takezaki T. *et al.*, « Protective effect of allium vegetables against both esophageal and stomach cancer : a simultaneous case-referent study of a high-epidemic area in Jiangsu Province, China », *Jpn. J. Cancer Res.*, juin 1999, 90 (6), p. 614-621.

Grant W. B. A., « Multicountry ecologic study of risk and risk reduction factors for prostate cancer mortality », *Eur. Urol.*, mars 2004, 45 (3), p. 271-279.

Griffiths G., Trueman L. *et al.*, « Onions : a global benefit to health », *Phytother. Res.*, novembre 2002, 16 (7), p. 603-615.

Hu J., La V. C. *et al.*, « Diet and brain cancer in adults : a case-control study in northeast China », *Int. J. Cancer*, 3 mars 1999, 81 (1), p. 20-23.

Kawamoto E., Sakai Y. *et al.*, « Effects of boiling on the antihypertensive and antioxidant activities of onion », *J. Nutr. Sci. Vitaminol* (Tokyo), juin 2004, 50 (3), p. 171-176.

Khokar S., Fenwick G. R., « Onions and related crops », *Encyclopedia of Food Sciences and Nutrition*, 2003, p. 4267-4272.

Lombard K., Peffley E. *et al.*, « Quercetin in onion (*Allium cepa L.*) after heat-treatment simulating home préparation », *Journal of Food Composition and Analysis,* 2005, 18, p. 571-581.

Sengupta A., Ghosh S., Bhattacharjee S., « Allium vegetables in cancer prevention : an overview », *Asian Pac. J. Cancer Prev.*, juillet 2004, 5 (3), p. 237-245.

Setiawan V. W., Yu G. P. *et al.*, « Allium vegetables and stomach cancer risk in China », *Asian Pac. J. Cancer Prev.*, juillet 2005, 6 (3), p. 387-395.

Shon M. Y., Choi S. D. *et al.*, « Antimutagenic, antioxidant and free radical scavenging activity of ethyl acetate extracts from white, yellow and red onions », *Food and Chemical Toxicology*, 2004, 42, p. 659-666.

Tache S., Ladam A., Corpet D. E., « Chemoprevention of aberrant crypt foci in the colon of rats by dietary onion », *Eur. J. Cancer*, janvier 2007, 43 (2), p. 454-458.

Yang J., Meyers K. J. *et al.*, « Varietal differences in phenolic content and antioxidant and antiproliferative activities of onions », *J. Agric. Food Chem.*, 3 novembre 2004, 52 (22), p. 6787-6793.

You W. C., Li J. Y. *et al.*, « Etiology and prevention of gastric cancer : a population study in a high risk area of China », *Chin. J. Dig. Dis.*, 2005, 6 (4), p. 149-154.

Autour de la quercétine

Chiu-Lan H. *et al.*, « Quercetin and ferulic acid aggravate renal carcinoma in long-term diabetic victims », *J. Agric. Food Chem.*, 2010, 58 (16), p. 9273-9280.

Lam T. K. *et al.*, « Dietary quercetin, quercetin-gene interaction, metabolic gene expression in lung tissue and lung cancer risk », *Carcinogenesis*, avril 2010, 31 (4), p. 634-642.

Lamson D. W., Brignall M. S., « Antioxidants and cancer, part 3 : quercetin », *Altern. Med. Rev.*, juin 2000, 5 (3), p. 196-208.

Murakami A., Ashida H., Terao J., « Multitargeted cancer prevention by quercetin », *Cancer Lett.*, 8 octobre 2008, 269 (2), p. 315-325 (Epub 7 mai 2008).

Autour des fibres, graines et algues

Astorg P. *et al.*, « Fibres alimentaires et cancer colorectal. Études expérimentales, épidémiologie, mécanismes », *Gastroentérologie clinique et biologique,* octobre 2002, vol. 26, n° 10, p. 893-912.

Cade J. E., Burley V. J. *et al.*, « Dietary fibre and risk of breast cancer in the UK Women's Cohort Study », *Int. J. Epidemiol.*, 2007.

Cann S. A., Van Netten J. P., Van Netten N. C., « Hypothesis : iodine, selenium and the development of breast cancer », *Cancer Causes Control*, février 2000, 11 (2), p. 121-127.

CEVA : Centre d'études et de valorisation des algues, http://www.ceva.fr/fre/

Cumashi A., Ushakova N. A. *et al.*, « A comparative study of the anti-inflammatory, anticoagulant, antiangiogenic, and antiadhesive activities of nine different fucoidans from brown seaweeds », *Glycobiology*, 2007, 17, p. 541-552.

EFSA, communiqué de presse du 26 mars 2010. L'EFSA établit des valeurs nutritionnelles de référence européennes pour les apports en nutriments. Disponible sur : http://www.efsa.europa.eu/fr/press/news/nda100326.htm [consulté le 5 janvier 2011].

Egeberg R. *et al.*, « Intake of wholegrain products and risk of colorectal cancers in the Diet, Cancer and

Health cohort study », *Br. J. Cancer*, 24 août 2010, 103 (5), p. 730-734.

Funahashi H., Imai T. *et al.*, « Seaweed prevents breast cancer ? », *Jpn. J. Cancer Res.*, mai 2001, 92 (5), p. 483.

Funahashi H., Imai T. *et al.*, « Wakame seaweed suppresses the proliferation of 7,12-dimethylbenz(a)-anthracene-induced mammary tumors in rats », *Jpn. J. Cancer Res.*, septembre 1999, 90 (9), p. 922-927.

Horn-Ross P. L., Hoggatt K. J., Lee M. M., « Phytoestrogens and thyroid cancer risk : the San Francisco Bay Area thyroid cancer study », *Cancer Epidemiol. Biomarkers Prev.*, janvier 2002, 11 (1), p. 43-49.

Hosokawa M., Kudo M. *et al.*, « Fucoxanthin induces apoptosis and enhances the antiproliferative effect of the PPARgamma ligand, troglitazone, on colon cancer cells », *Biochim Biophys Acta*, 18 novembre 2004, 1675 (1-3), p. 113-119.

Howe G., Benito G., Castellato R. *et al.*, « Dietary intake of fiber and decreased risk of cancers of the colon and rectum : evidence from the combined analysis of 13 case-control studies », *J. Natl. Canc. Inst.,* 1992, 84 (24), p. 1887-1896.

Jin J. O., Song M. G. *et al.*, « The mechanism of fucoidan-induced apoptosis in leukemic cells : Involvement of ERK1/2, JNK, glutathione, and nitric oxide », *Mol. Carcinog.*, 2010, 49, p. 771-782.

Khayat D., Hutter-Lardeau N., *Le Vrai Régime anticancer*, Paris, Odile Jacob, 2010.

« Les graines germées, un concentré de bienfaits », disponible sur : http://www.gerble.fr/mes-dossiers.php?lang=L0&color=4&clebesoin=111876085038&cle=120455123431 [consulté le 2 janvier 2011]

Okuzumi J. *et al.*, « Inhibitory effects of fucoxanthin, a natural carotenoid, on N-ethyl-N'-nitro-N-nitrosoguanidine-induced mouse duodenal carcinogenesis », *Cancer Lett.*, février 1993, 68 (2-3), p. 159-168.

Pelucchi C. *et al.*, « Fibre intake and prostate cancer risk », *Int. J. Cancer,* 20 mars 2004, 109 (2), p. 278-280.

« Preserving grains'nutritional value », http://recipes.howstuffworks.com/fresh-ideas/healthy-dinners/health-benefits-of-grains-ga2.htm

Shabbeer S. *et al.*, « Fenugreek : a naturally occurring edible spice as an anticancer agent », *Cancer Biol. Ther.*, février 2009, 8 (3), p. 272-278.

Skibola C. F., Curry J. D. *et al.*, « Brown kelp modulates endocrine hormones in female sprague-dawley rats and in human luteinized granulosa cells », *J. Nutr.*, février 2005, 135 (2), p. 296-300.

Slavin J., « Whole grains and human health », *Nutrition Research Reviews*, 2004, 17, p. 99-110.

Teas J., Hurley T. G. *et al.*, « Dietary seaweed modifies estrogen and phytoestrogen metabolism in healthy postmenopausal women », *J. Nutr.*, 2009, 139, p. 939-944.

World Cancer Research Fund, *Food, Nutrition, Physical Activity, and the Prevention of Cancer : A Global Perspective*, Washington (DC), AICR, 2007.

Yamasaki-Miyamoto Y., Yamasaki M. *et al.*, « Fucoidan induces apoptosis through activation of caspase-8 on human breast cancer MCF-7 cells », *J. Agric. Food Chem.*, 23 septembre 2009, 57 (18), p. 8677-8682.

Yan X. *et al.*, « Fucoxanthin as the major antioxidant in *Hijikia fusiformis*, a common edible seaweed », *Biosci. Biotechnol. Biochem.*, 1999, 63, p. 605-607.

Index des recettes par type de plat

Soupes et potages

Entrées

Plats végétariens

Plats de poissons et fruits de mer

Plats de viande

Condiments

Desserts

Boissons

Index général des recettes

Table des matières

Remerciements

Les auteurs remercient :

Nahal Tajadod Carrière, pour le *Canard à la grenade et à la noix (Fesendjan)*, page 46,

Cécile Khayat, pour la *Verrine grenade, framboise et thé vert matcha*, page 58,

La famille Sangoy de L'Hostellerie du château à La Bar-sur-Loup (06) et son chef Lyes Abidi qui a élaboré l'*Effeuillée de cabillaud au thé matcha, compotée de chou rouge, sorbet de grenade*, page 94,

Claire Roussel, pour le *Poulet du dimanche de ma maman à la cocotte merveilleusement simple et délicieux*, page 162,

Yann Lainé, chef exécutif du Groupe Rostang, pour la réalisation de toutes les recettes photographiées dans ce livre.

La société de production Vicq d'Azyr Productions (www.vdaprod.fr) et aux laboratoires MSD-Chibret (www.univadis.fr) pour la réalisation du film sur les mécanismes du cancer avec le Pr Khayat dont le texte page 10 est inspiré.

Caroline Wietzel remercie :

Les boutiques Fleux (www.fleux.com), Fly (www.fly.fr), Geneviève Lethu (www.genevievelethu.fr), Coming B (www.comingb.fr) pour le prêt de la vaisselle.

Tissus et nappes : collection personnelle.

DU MÊME AUTEUR
CHEZ ODILE JACOB

- *Les Chemins de l'espoir*, 2003.
- *Guide pratique du cancer,* avec Odilon Wenger, Dominique Delfieu, 2007.
- *Le Vrai Régime anticancer,* avec Nathalie Hutter-Lardeau, 2010.

Préparation de copie ■ Sylvie Gauthier
Réalisation ■ Claire Rouyer
Infographies (camemberts) ■ Atlantic Santé
Photogravure ■ Nord Compo

Achevé d'imprimer en mars 2011
sur les presses d'IME
(Baume-les-Dames)

N° d'édition : 7381-2615-X

Dépôt légal : avril 2011

Imprimé en France

Cet ouvrage a été imprimé sur du papier 100 % recyclé
chez un imprimeur respectant toutes les normes environnementales.